Interdisziplinäre Langzeitbehandlung der Adipositas- und Metabolischen Chirurgie

Christine Stier · Sonja Chiappetta
(Hrsg.)

Interdisziplinäre Langzeitbehandlung der Adipositas- und Metabolischen Chirurgie

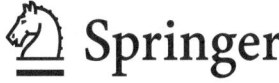

Hrsg.
Christine Stier
Adipositas- und metabolische Chirurgie und
Endoskopie, Sana Adipositaszentrum
Hürth, Deutschland

Sonja Chiappetta
Adipositas- und metabolische Chirurgie
Ospedale Evangelico Betania
Neapel, Italien

ISBN 978-3-662-63704-3   ISBN 978-3-662-63705-0 (eBook)
https://doi.org/10.1007/978-3-662-63705-0

Die Deutsche Nationalbibliothek verzeichnet diese Publikation in der Deutschen Nationalbibliografie; detaillierte bibliografische Daten sind im Internet über http://dnb.d-nb.de abrufbar.

© Der/die Herausgeber bzw. der/die Autor(en), exklusiv lizenziert durch Springer-Verlag GmbH, DE, ein Teil von Springer Nature 2022
Das Werk einschließlich aller seiner Teile ist urheberrechtlich geschützt. Jede Verwertung, die nicht ausdrücklich vom Urheberrechtsgesetz zugelassen ist, bedarf der vorherigen Zustimmung der Verlage. Das gilt insbesondere für Vervielfältigungen, Bearbeitungen, Übersetzungen, Mikroverfilmungen und die Einspeicherung und Verarbeitung in elektronischen Systemen.
Die Wiedergabe von allgemein beschreibenden Bezeichnungen, Marken, Unternehmensnamen etc. in diesem Werk bedeutet nicht, dass diese frei durch jedermann benutzt werden dürfen. Die Berechtigung zur Benutzung unterliegt, auch ohne gesonderten Hinweis hierzu, den Regeln des Markenrechts. Die Rechte des jeweiligen Zeicheninhabers sind zu beachten.
Der Verlag, die Autoren und die Herausgeber gehen davon aus, dass die Angaben und Informationen in diesem Werk zum Zeitpunkt der Veröffentlichung vollständig und korrekt sind. Weder der Verlag noch die Autoren oder die Herausgeber übernehmen, ausdrücklich oder implizit, Gewähr für den Inhalt des Werkes, etwaige Fehler oder Äußerungen. Der Verlag bleibt im Hinblick auf geografische Zuordnungen und Gebietsbezeichnungen in veröffentlichten Karten und Institutionsadressen neutral.

Covergestaltung: deblik, Berlin

Planung/Lektorat: Susanne Sobich
Springer ist ein Imprint der eingetragenen Gesellschaft Springer-Verlag GmbH, DE und ist ein Teil von Springer Nature.
Die Anschrift der Gesellschaft ist: Heidelberger Platz 3, 14197 Berlin, Germany

Geleitwort

Adipositas ist eine weltweit zunehmende Erkrankung, die nicht nur in den entwickelten Ländern ungebremst zunimmt, sondern auch die Schwellenländer besonders stark betrifft. Es ist eine chronische Erkrankung, die eine Vielfalt von Folgeschäden und Erkrankungen erzeugt. Man spricht heute nicht mehr von krankhafter Adipositas, denn sie ist per se eine Erkrankung. Jeder Mensch mit einem Body-Mass-Index von mehr als 30 kg/^{2} ist nach WHO-Definition an Adipositas erkrankt.

Diese Erkrankung führt zu einer Verkürzung der Lebenserwartung und einer Einschränkung der Lebensqualität in den verbleibenden Jahren. Eine kausale Therapie für diese multifaktoriell bedingte Erkrankung existiert nicht. Die Prävention ist die einzig effektive Maßnahme, um die Ausbreitung der Erkrankung vermeiden. Sie wäre eine gesamtgesellschaftliche Maßnahme, die auf viele Widerstände trifft.

Konservative Behandlungsansätze scheitern in den meisten Fällen und fast immer insbesondere dann, wenn es um höhere Grade der Adipositas geht.

Die effektivste Behandlungsmöglichkeit stellt derzeit die operative Intervention dar, die als Adipositas Chirurgie und/oder Metabolische Chirurgie bezeichnet wird. Sie führt zu vielfältigen Veränderungen im Organismus, die sehr komplex sind und auch Nebenwirkungen zeigen können. Durch eine intensive Nachbetreuung können die therapeutischen Effekte verstärkt und negative Nebenwirkungen limitiert oder gar vermieden werden. Diese speziellen Kenntnisse der Nachbetreuung sind für alle praktisch tätigen Ärzte von Bedeutung, denn die Zahlen der Operation werden parallel zur Zunahme der Adipositas immer weiter steigen.

Adipositas ist als Erkrankung häufiger verbreitet als die sehr häufigen Diagnosen Blut-Hochdruck oder Diabetes mellitus. Deswegen ist das keine Aufgabe mehr für Spezialisten, sondern die Tagesaufgabe aller praktisch tätigen Ärzte, insbesondere natürlich für Allgemeinmediziner und Internisten.

Auf der Grundlage langjähriger Erfahrungen in den führenden operativen Adipositaszentren in Deutschland haben die Herausgeberinnen dieses notwendige Wissen in dem vorliegenden Werk zusammengestellt. Es bietet praktische Anleitung für die nach Betreuung von operierten Adipositas Patienten mit oder ohne Krankheits- Symptomen.

Die gemeinsame Tätigkeit in zwei führenden Adipositas Zentren und die wissenschaftliche Bearbeitung der Fragestellungen in klinischen Studien haben zu einem umfangreichen Spezialwissen geführt, dass als praktische Anleitung für jeden interessierten Arzt dienen kann.

Die Nachsorge von Adipositaskranken nach Operationen verlangt spezielle Kenntnisse, denn die auf Gewichtsreduktion und Behandlung von Komorbiditäten ausgerichteten Operationen erzeugen derartig vielfältige und komplexe physiologische Veränderungen, die man nach Studium dieses Buches besser verstehen und im Krankheitsfall auch bchandeln kann. Hauptziel bleibt immer die Vermeidung von Folgeschäden und Komplikationen. Ich möchte den Herausgeberinnen für diese Zusammenstellung ganz herzlich danken.

Professor Dr. Rudolf Weiner
Gründungsvorsitzender der CAADIP
und IFSO-Präsident 2014–2015

Vorwort

Die Weltgesundheitsorganisation WHO hat den Europäischen Staaten bereits im Jahr 2006 empfohlen Adipositas als chronische Erkrankung anzuerkennen.

Nach langem Ringen und Zögern erfolgte dieser Schritt im Jahr 2020. Und dies war ein bedeutender Schritt, denn endlich und absehbar in naher Zukunft werden Patienten, die an der chronischen Erkrankung Adipositas leiden, effektive therapeutische Hilfe leichter erfahren können.

Bisher war es so, dass viele Betroffene, die in einem Adipositaszentrum vorstellig wurden schon investiert hatten, um Diätprodukte zu erwerben, immer in der Hoffnung ihrer Erkrankung Herr zu werden, – eine Behandlung auf wissenschaftlicher Basis erhielten sie kaum. Dafür blühte die „Diät-Industrie" auf.

Dies liegt möglicherweise auch daran, dass noch in den 60er und 70er Jahren des 20. Jahrhunderts nicht viel bekannt war über Ernährung, die Regulation von Hunger, Appetit und Sättigung oder die Physiologie des Magen-Darm-Traktes. Dünne Kinder wurden zu Kuren geschickt, um zuzunehmen – übrigens heute oft Patienten im Adipositaszentrum -, dicke Kinder wurden zu Hungerkuren geschickt. Aus heutiger Sicht nicht mehr nachvollziehbar.

Die Wissenschaft bezüglich des Themas hat sich dann, nicht zuletzt unter dem riesigen gesundheitsökonomischen Druck der weltweiten Zunahme der Adipositas, rasant entwickelt. Heute sprechen wir von der Gut-Brain-Axis, von Inkretinen, von einer adipogenen Umwelt oder von genetischen und epigenetischen Einflüssen.

Allerdings bedürfte die exponentiell steigende Prävalenz der Adipositas eines medizinpolitischen Notfallplanes und dies nicht nur aus sozioökonomischer Sicht.

Adipositas führt zu einer Steigerung der Inzidenz von Diabetes mellitus Typ 2 in einem Maße, dass in den USA bereits von einer Zwillingsepidemie, der sogenannten „Diabesity" gesprochen wird, Adipositas steigert das kardiovaskuläre Risiko, erhöht die Inzidenz von Herz-Kreislauferkrankungen, von Krebserkrankungen, von Infertilität, von Lebererkrankungen, von gastrointestinalen Erkrankungen wie Reflux, von Lungenerkrankungen, von orthopädischen Erkrankungen, von gynäkologischen und vielen anderen Erkrankungen. Nicht zuletzt schränkt es die Lebensqualität der Betroffenen vehement ein.

Dennoch wird Adipositas unnachgiebig häufig immer noch als selbstverschuldet betrachtet, als ein Mangel an Disziplin, als Maßlosigkeit – sie wird sogar in Verbindung gebracht mit Dummheit. Kurz, Patienten mit Adipositas werden stigmatisiert und diskriminiert. In Unkenntnis der Pathogenese wird oft postuliert, dass schlicht weniger zu essen den simplen Weg zur Besserung darstelle.

Wissen bedeutet das bewusste, objektive Auseinandersetzten mit und das Verstehen von Fakten und Tatsachen. Vorurteile dagegen tragen diese Merkmale nicht. Sie stellen meist eine unverrückbare Meinung dar, die nicht auf Fakten beruht und gleichsam verweigert diese zu verstehen.

Daher ist es an uns aufzuklären über Adipositas als chronische Erkrankung, über deren Pathogenese, Begleiterkrankungen, deren Therapie und den daraus resultierenden Therapieaussichten und -erfolgen, möglichen Komplikationen, sowie der, einer chronischen Erkrankung entsprechend notwendigen Nach- und Langzeitbetreuung von adipositaschirurgisch behandelten Patienten.

Dieses Buch soll ein kleiner Beitrag dazu sein mehr Wissen zu schaffen.

Im Sommer 2021

Dr. med. Christine Stier
Dr. med. Sonja Chiappetta

Inhaltsverzeichnis

1 **Adipositas: Essen oder Nichtessen – eine hypothalamische Frage?** 1
   Christine Stier

2 **Historische Entwicklung der Adipositaschirurgie** 9
   Christine Stier

3 **Gegenwärtige adipositaschirurgische Standardverfahren** 23
   Christine Stier

4 **Pathophysiologie: Restriktion, duodenale Exklusion, Malabsorption** 45
   Christine Stier

5 **Nachsorgeintervalle und Schwerpunkte** 55
   Christine Stier

6 **Postoperative Ernährung** 63
   Christine Stier

7 **Postoperative Supplementation** 73
   Christine Stier

8 **Nutritive Mangelerscheinungen** 83
   Christine Stier

9 **Frühe postoperative Beschwerden** 115
   Sonja Chiappetta

10 **Postoperative Gallensteinentwicklung** 121
   Sonja Chiappetta

11 **Postoperative Nierensteinentwicklung** 127
   Christine Stier

12 **Knochenstoffwechsel und Osteoporose** 131
   Sonja Chiappetta

13	**Dumping Syndrom** 139
	Christine Stier

14	**Postoperative Fertilitätssteigerung und Verhütung nach bariatrischer Operation** 159
	Ann-Cathrin Koschker

15	**Schwangerschaft nach adipositaschirurgischer Operation** 165
	Ann-Cathrin Koschker

16	**Medikamentenresorption/Postoperative Anpassung der Dauermedikation**. 177
	Sonja Chiappetta

17	**Gewichtswiederzunahme** 183
	Sonja Chiappetta und Christine Stier

18	**Malnutrition und extreme Gewichtsabnahme** 189
	Sonja Chiappetta

19	**Suchtverschiebung** 195
	Sonja Chiappetta

20	**Endoskopische postoperative Diagnostik und endoskopische bariatrische Eingriffe** 201
	Christine Stier

21	**Seltenere Beschwerden**. 215
	Sonja Chiappetta und Christine Stier

22	**Plastische Wiederherstellung der Körperkontinuität** 227
	Naja-Norina Pluto

Anhang. 237

Stichwortverzeichnis. 251

Autorenverzeichnis

Sonja Chiappetta Adipositas- und metabolische Chirurgie, Ospedale Evangelico Betania, Neapel, Italien

Ann-Cathrin Koschker Oberärztin der Endokrinologie und Diabetologie, Universitätsklinikum Würzburg, Würzburg, Deutschland

Naja-Norina Pluto Fachärztin für Plastische und Ästhetische Chriurgie, Plastische Chirurgie im Medienhafen, Düsseldorf, Deutschland

Christine Stier Adipositas- und metabolische Chirurgie und Endoskopie, Sana Adipositaszentrum, Nordrhein Westphalen, Deutschland

Adipositas: Essen oder Nichtessen – eine hypothalamische Frage?

Christine Stier

Die Adipositas nimmt in allen Industrieländern in epidemischen Ausmaßen zu. Als Ursache hierfür wird häufig schlicht auf die leichte Verfügbarkeit sehr energiedichter Lebensmittel und damit auf eine übermäßige Kalorienaufnahme verwiesen. Die simplifizierte Darstellungsgleichung dafür lautet: Eine Gewichtszunahme entwickelt sich aus einem Ungleichgewicht zwischen Energiezufuhr und Energieverbrauch (Abb. 1.1).

Die regulierenden pathophysiologischen Mechanismen sind jedoch extrem komplex und unterliegen einer hormonellen und neuronalen Steuerung. Die eigentliche Homöostase findet dabei vor allem im Hypothalamus statt und entzieht sich praktisch der willentlichen Beeinflussung. Im Mittelpunkt stehen dabei homöostatische Regulationsmechanismen, die offensichtlich das individuelle Gewicht eines jeden Menschen bestimmen. Eben diese zentralen homöostatischen Regulationsmechanismen halten dagegen offensichtlich aber auch das Körpergewicht vieler Personen bemerkenswert stabil (Abb. 1.2), obwohl auch sie der modernen, adipogenen Nahrungsumgebung ausgesetzt sind.

Somit stellt sich die Frage, wieso im Rahmen der Entstehung der chronischen Erkrankung Adipositas Nahrungsenergie aufgenommen wird, trotzdem der Energieverbrauch die Energiezufuhr nicht übersteigt. Hypothetisch werden im Rahmen der Krankheitsgenese diese homöostatischen Regelmechanismen möglicherweise entkoppelt. Adipositas kann deshalb zunächst als Neuroendokrine Regulationsstörung betrachtet werden. Zudem gibt es sekundäre Formen und genetische Syndrome, die als singulärer genetischer Faktor in diesen Regelkreis einwirken und so unausweichlich zu einer sekundären Adipositas führen.

C. Stier (✉)
Adipositas- und metabolische Chirurgie und Endoskopie, Sana Adipositaszentrum, Nordrhein Westphalen, Deutschland

© Der/die Autor(en), exklusiv lizenziert durch Springer-Verlag GmbH, DE, ein Teil von Springer Nature 2022
C. Stier und S. Chiappetta (Hrsg.), *Interdisziplinäre Langzeitbehandlung der Adipositas- und Metabolischen Chirurgie,* https://doi.org/10.1007/978-3-662-63705-0_1

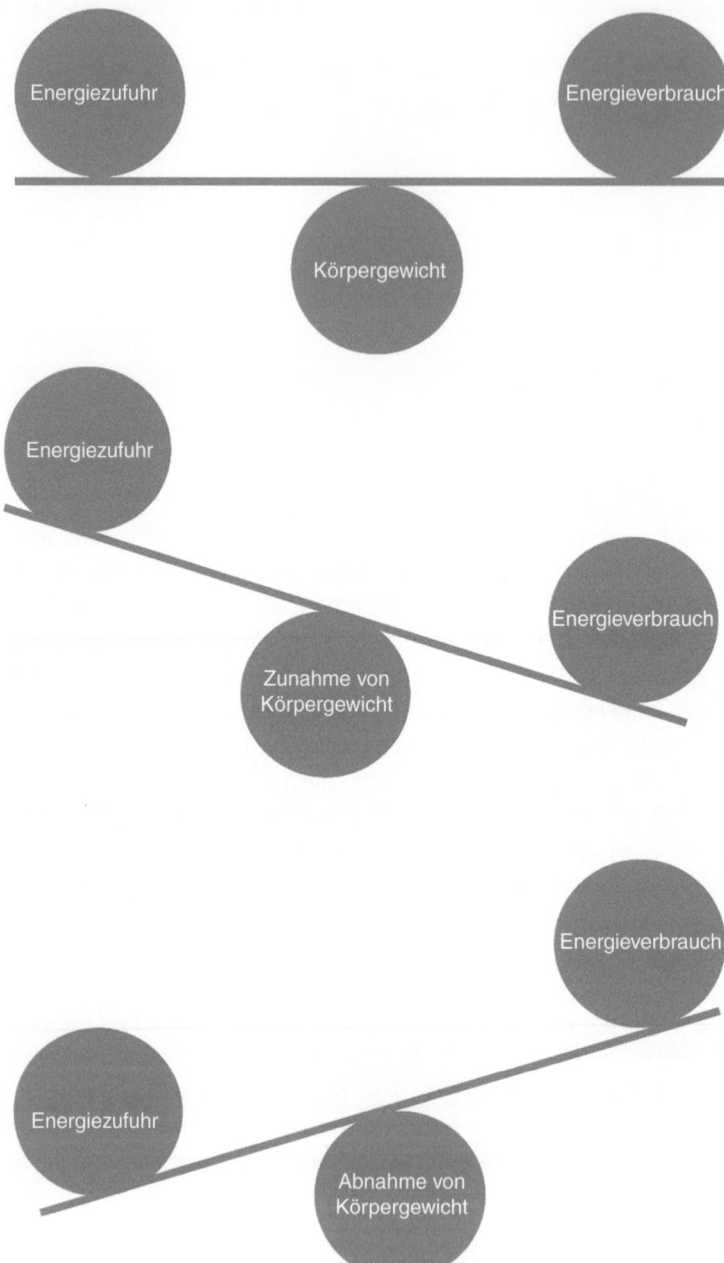

Abb. 1.1 Homöostase-Modell des Körpergewichtes: 1.1. Gleichgewicht von Energiezufuhr und Energieverbrauch hält das Körpergewicht stabil. 1.2. Ungleichgewicht von Energiezufuhr und Energieverbrauch für zur Gewichtszu- oder abnahme

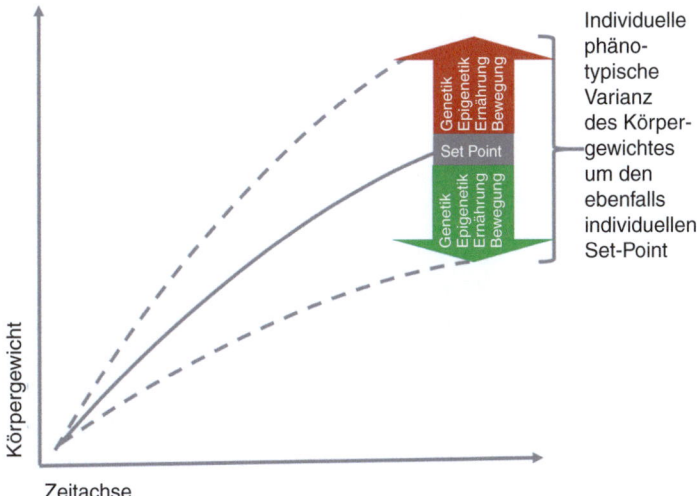

Abb. 1.2 Set Point-Theorie des Körpergewichtes beim Gesunden

▶ Adipositas ist eine chronische Erkrankung und als solche von der WHO bereits seit dem Jahr 2000 anerkannt. Im Jahr 2006 hat die WHO alle Europäischen Mitgliedstaaten aufgefordert Adipositas als solche anzuerkennen. Die Genese dieser chronischen Erkrankung kann als neuroendokrine Dysregulation beschrieben werden.

1.1 Primäre Adipositas

Die Ursachen einer primären Adipositas werden als multifaktorielles Geschehen angesehen. Hier werden als Grundlage der Entstehung und Entwicklung folgende gesicherten Aspekte angeführt, deren Gewichtung im Zusammenspiel allerdings bisher nicht ganz klar ist: Genetik und Epigenetik, Ernährung, Hormone und Metabolismus, körperliche Aktivität, Schlaf, Stress, Immunsystem und Belohnungsverhalten. Zusätzlich interferieren weitere, äußere Faktoren wie Erziehung, Beruf, Lifestyle, sozioökonomischer Status, Ernährungspolitik und Gesundheitswesen.

Unsere schnelllebige Gesellschaft ist außerdem geprägt von steigenden Anforderungen im Alltag und, vor allem von dem fehlenden, aber eigentlich erforderlichen psychischen und körperlichen Ausgleich hierzu. Der Mensch als Ganzes mit Gesundheit von Körper, Geist und Seele rückt ganz offensichtlich in den Hintergrund, und Gefühlsregungen, wie Ängste oder Stress als krankheitsauslösende Faktoren, insbesondere auch der Adipositas, werden nicht wahrgenommen oder berücksichtigt.

Eine kausale Therapie der Adipositas existiert nicht. Auch fehlen bisher überzeugende Präventionsmaßnahmen und die aktuell bekannten Maßnahmen versagen ganz offensichtlich so, dass weltweit aktuell 39 % der Erwachsenen übergewichtig und 13 % adipös sind. Dabei nimmt insbesondere die Zunahme der Adipositas bei Kindern erschreckende Ausmaße an.

▶ **Wichtig**
Die Prävalenz der Adipositas steigt weltweit sowohl in Industrieländer als auch in Schwellen- und Entwicklungsländern rapide an. Sie ist in den Ländern der Europäischen Region der WHO für bis zu 6 % der nationalen Gesundheitsausgaben verantwortlich. Übergewicht und Adipositas sind bei Erwachsenen in der Europäischen Region der WHO jährlich für 80 % aller Typ-2-Diabetes Fälle, 35 % der ischämischen und 55 % der hypertensiven Herzkrankheiten sowie für mehr als 1 Mio. Todesfälle und mehr als 12 Mio. krank verbrachte Lebensjahre verantwortlich. Adipositas betrifft die ärmeren Bevölkerungsgruppen stärker und beeinträchtig so deren Chance ihren sozioökonomischen Status zu verbessern.
Aussagen der WHO 2006.

1.2 Zentrale Regulierung von Hunger, Appetit und Sättigung

Dabei ist diese zentrale Regulierung von Hunger, Appetit und Sättigung vielschichtig und kompliziert und daher sollen zunächst die Begriffe Hunger (Überlebenstrieb) und Appetit (Genuss, Belohnung, hedonisches Essen) definiert werden.

1.2.1 Hedonisches Essen

Ein philosophischer Ausflug zu den alten Griechen soll die ursprüngliche Begrifflichkeit des Hedonismus darstellen und den entsprechenden Hintergrund veranschaulichen. Als Begründer des Hedonismus gilt der Grieche Aristippos von Kyrene (435–355 v. Chr.). Er unterschied drei Seelenzustände und verglich diese in einer Analogie mit Meeresbewegungen. In seiner Lehre entspricht der seelische Schmerz als grundsätzlich widernatürlicher Zustand einem Sturm mit reißenden Wellen, wogegen die Lust am Genuss (Hedonismus) einer sanften Wellenbewegung gleichkommt und damit, der Theorie entsprechend, einem grundsätzlich natürlichen Zustand. Der Hedonismus galt Aristippos als Übergang zur vollkommenen Seelenruhe, dem Glück (Ataraxie). Für den Begründer dieser Theorie gab es dabei keinen Unterschied zwischen den Lüsten am Genuss, die er alle einer einzigen Qualität zugeordnete, nämlich dem natürlichen Zustand des Menschen, und dem Ausweichen von Schmerz auf dem Weg zum Glück. Aristippos entgegnete den Kritikern seiner Lehre mit der Beschreibung seines eigenen Verhältnisses zum Genuss (Hedonie): „Ich bin ihr Herr und nicht ihr Knecht; denn zu gebieten über die Lust am Genuss und ihr nicht zu unterliegen, das ist wahrhaft preiswürdig, nicht sie sich zu versagen" (Diog. Lart. II,8,75), und weiter, „Wäre das verwerflich, so würde es gewiss bei den Göttern nicht zulässig sein" (Diog. Laert. II,8,68). Dies scheint übertragen auf heute allerdings nicht immer ganz so einfach zu sein, gerade bezogen auf den Konsum von Nahrungsmitteln.

Auch die bereits 6000 Jahre alte Lehre der chinesischen Medizin weiß, dass Appetit (hedonisches Essen) und Hunger (Überlebenstrieb) zwei vollkommen verschiedenen körperlichen Zuständen (Yin und Yang) zu zuordnen sind.

Heute unterscheidet man wissenschaftlich – und hier stellen sowohl die chinesische Medizin als auch die Theorie des Aristippos erwähnenswerte Analogien dar – zwischen hedonischem Essen und, im Gegensatz dazu, dem Essen aus rein körperlichem Energiebedarf, dem metabolischen Essen – eben zwischen Appetit und Hunger. Folglich entsteht Appetit aus der Lust am Genuss eines Lebensmittels, bzw. dem Belohnungs- und Glückseffekt, der dadurch im Gehirn generiert wird. Hunger dagegen stellt einen reinen Überlebenstrieb dar, hervorgerufen durch einen akut bestehenden, körperlichen Energiemangel (Berthoud HR et al. 2017).

Entsprechend unterscheiden sich auch das Empfinden von Appetit und Hunger grundsätzlich. Hat man Appetit, so sucht man genau nach dem begehrten Geschmack und dabei scheint der Energiegehalt des Nahrungsmittels nicht von Bedeutung. Vielmehr geht es um den Genuss und die damit verbundene Selbst-Belohnung durch ein spezielles Lebensmittel.

Im altgriechischen Sinn kann hedonisches Essen daher als Versuch des „Weges zum Glück" verstanden werden, und damit vor allem, um sich dadurch besser (glücklicher) zu fühlen und Stress abzubauen. Dies hat sich mit Glaubenssätzen wie „Schokolade macht glücklich" bereits in unserer Sprache manifestiert.

Grundsätzlich wird in der modernen Gesellschaft nicht nur gegessen, wenn metabolischer Hunger besteht, sondern oft ohne Hunger und trotz vorhandener Fettreserven. Dagegen steht beim metabolischen Hunger das Überleben durch Sicherung des Energiehaushaltes im absoluten Fokus. Appetit und damit die wählerische Selektion eines bestimmten Geschmackes oder Lebensmittels spielen keine Rolle. Im Extremfall von hedonischem Essen zeigen einige Personen scheinbar sogar ein suchtähnliches Verhalten gegenüber Lebensmitteln, und so wurden bereits Parallelen zur Drogen- und Alkoholabhängigkeit gezogen, weil bei den genannten Abhängigkeiten die gleichen dopaminergen Hirnareale betroffen sind.

▶ **Wichtig** Dopamin ($C_8H_{11}NO_2$) ist ein biogenes Amin aus der Gruppe der Katecholamine. Es ist überwiegend erregend wirkender Neurotransmitter des zentralen Nervensystems.

Ein entscheidender Unterschied besteht allerdings darin, dass Essen im Gegensatz zu Drogen und Alkohol eine tägliche Notwendigkeit der Lebenserhaltung ist. Man kann sich dem Essen nicht „entziehen".

Trotzdem wird Adipositas – obwohl in der zugrunde liegenden Regulation bisher nicht grundsätzlich verstanden – weiterhin stigmatisiert und als Charakterschwäche und Disziplinlosigkeit der betroffenen Person gewertet. Alkoholismus im Gegensatz dazu wird medizinisch und gesellschaftlich als Erkrankung anerkannt.

▶ **Wichtig** Der mesolimbische Dopaminweg spielt eine primäre Rolle im Belohnungssystem. Daher wird das mesolimbische System mit dem Belohnungssystem gleichgesetzt und besteht aus den wichtigsten Dopaminbahnen des Gehirns. Hierzu zählen das Ventrale Tegmentale Areal (VTA) und der Nucleus accumbens (wird mit Belohnung und Aufmerksamkeit, aber auch mit Sucht assoziiert), die durch diese Dopaminbahnen verbunden sind. Die Neurone des Nucleus accumbens projizieren mit ihren Axonen zu den übrigen Strukturen des limbischen Systems, wie etwa der Amygdala. Hedonisches Essen (Belohnungsessen, Appetit) wird über den mesolimbischen Dopaminweg reguliert.

1.2.2 Metabolisches/Homöostatisches Essen

Das sogenannte „homöostatische" Modell für die Regulierung des Energiehaushalts beschreibt metabolisches Essen bei bestehendem Energiemangel und folglich das Nicht-Essen bei vorhandenen Energiereserven. Daher muss nicht aktiv auf Essen „verzichtet" werden, sondern es besteht Sättigung und deshalb kein metabolischer Anreiz oder Antrieb zu essen.

Im Gegensatz zu diesem, ausschließlich metabolisch bedingten Essen, kann jedes Essen ohne Hunger als „nicht homöostatisch" angesehen werden. Ein ausdrucksstärkerer Begriff für „nicht homöostatisches" Essen ist eben „hedonisches" Essen. Wie oben beschrieben bezieht dies vor allem auch belohnende und damit emotionale Faktoren ein. Dies, so scheint es zumindest zunächst, ist nicht durch ein metabolisch-homöostatisches Feedback reguliert oder kompensiert. Interessanterweise jedoch ist die Ausschüttung des Hungerhormons Ghrelin im Rahmen von hedonischem Essen höher als beim metabolischen Essen, und die entsprechende Sättigungsantwort, vermittelt über Cholecystokinin (CCK) schwächer (Monteleone P et al. 2013). Folglich kann man dementsprechend mit Appetit deutlich mehr essen und es resultiert ein eher verzögertes Sättigungsgefühl.

Das homöostatische Modell kann in der modernen Gesellschaft nicht alleine angewendet werden. Vielmehr besteht ein Mischbild aus hedonischem und metabolischem Essen mit Betonung des hedonischen Essens.

Die entsprechende Kehrseite der Medaille hierzu ist die Anorexia nervosa, die in krankhafter Art und Weise nicht nur den hedonischen, sondern auch den homöostatischen Essenantrieb offensichtlich signifikant abschwächen oder gar ausschalten kann und so zu lebensbedrohlichem Untergewicht führt. Dieser möglicherweise ebenfalls als „neuroendokrine Dysregulierung" zu wertende körperliche Zustand als Opposition zur Adipositas wird bisher als rein psychische Erkrankung im Rahmen einer Essstörungen definiert. Das wird dieser chronischen Erkrankung möglicherweise ebenso wenig gerecht, wie die Ursache einer Adipositas als Charakterschwäche zu beurteilen (Zipfel S et al. 2015).

Im Zusammenhang mit Adipositas konnten bereits viele metabolische Rückkopplungssignale und neuronale Systeme identifiziert werden, die sich hauptsächlich im Hirnstamm und im Hypothalamus befinden und ein „homöostatisches System" darstellen (Abb. 1.3). Die Balance zwischen Essen und Nichtessen findet sich demnach überwiegend im willentlich nicht beeinflussbaren Teil des Gehirns.

Hunger kann daher nicht generell mit Disziplin geregelt werden, denn zusammen mit Durst und Atemnot, stellt er grundsätzlich einen starken Überlebensantrieb dar.

▶ **Wichtig** Hedonisches Essen wird im mesolimbischen System reguliert, metabolisches Essen im Hypothalamus. Beide Systeme sind miteinander verbunden und kognitiv nur unzureichend beeinflussbar.

Dies stellt gleichzeitig das größte Hindernis dar bei Diäten, die zu einer signifikanten Gewichtsreduzierung führen sollen. Zudem scheint übermäßiger Kalorienkonsum den Grundumsatz zu erhöhen, wogegen Fasten und eine kalorienarme Diät den Grundumsatz reduzieren (Molé PA 1990). Dabei nimmt der Grundumsatz den Hauptbestandteil des täglichen Energieverbrauchs ein und kann auch durch Bewegungssteigerung nicht annähernd kompensiert werden.

Eine Reduzierung durch diätetische Kalorieneinschränkung erschwert es daher übergewichtigen Personen Gewicht zu verlieren, mehr aber noch die Gewichtsreduktion zu stabilisieren. Die Gewichtswiederzunahme, basierend auf den beschriebenen physiologischen Regulationsmechanismen, wird dabei als Jo-Jo Effekt bezeichnet.

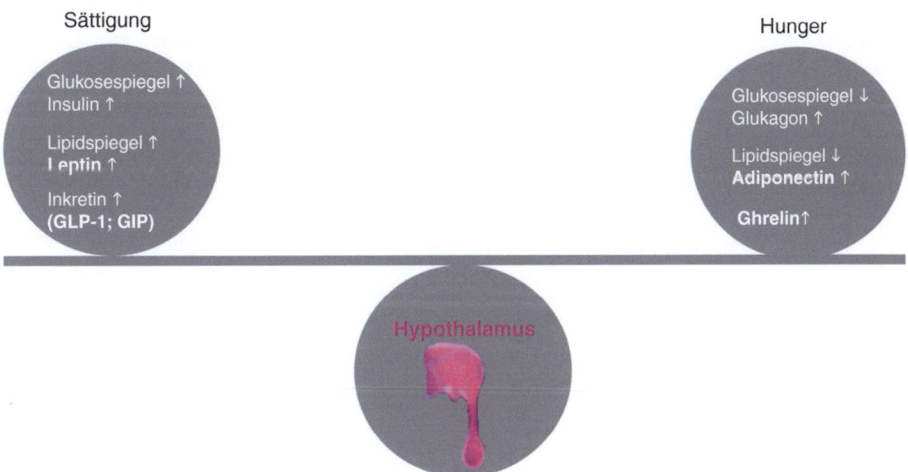

Abb. 1.3 Homöostase Modell Metabolisches Essen

▶ **Praxistipp**
Der Satz „Sie sind zu dick, essen Sie einfach weniger" ist nicht hilfreich bei der Therapie der chronischen Erkrankung Adipositas. Menschen mit Adipositas wissen mit schmerzlicher Sicherheit, dass sie nicht schlank sind und haben in der überwiegenden Mehrheit viele erfolglose und quälende Diäten hinter sich gebracht.

Aktuell ist die bislang einzig verfügbare nachhaltige Therapie der Adipositas und ihrer metabolischen Begleiterkrankungen ein chirurgischer Eingriff mit anatomischer Modifikation des Magen-Darm-Traktes und dadurch resultierenden verändertem neuronalen und hormonellen Einfluss auf die Regulierung von Hunger und Sättigung.

Resümee

- Zukünftige Erkenntnisse über das Zusammenspiel von „metabolischem" mit dem „hedonischen" System werden helfen die Pathophysiologie der Adipositas weiter aufzuklären. Beide Systeme regulieren zusammen Sättigung, Appetit und Hunger zentral im Unterbewusstsein.
- Mit einer signifikanten Gewichtsabnahme sinkt automatisch der Grundumsatz.
- In den folgenden Kapiteln soll auf die einzelnen Standardverfahren und deren historische Entwicklung näher eingegangen werden

Literatur

Berthoud HR, Münzberg H, Morrison CD (2017) Blaming the brain for obesity: integration of hedonic and homeostatic mechanisms. Gastroenterology 152(7):1728–1738

Molé PA (1990) Impact of energy intake and exercise on resting metabolic rate. Sports Med 10(2):72–87

Monteleone P, Scognamiglio P, Monteleone AM, Perillo D, Canestrelli B, Maj M (2013) Gastroenteric hormone responses to hedonic eating in healthy humans. Psychoneuroendocrinology 38(8):1435–1441

Zipfel S, Giel KE, Bulik CM, Hay P, Schmidt U (2015) Anorexia nervosa: aetiology, assessment, and treatment. Lancet Psychiatry 2(12):1099–1111

Historische Entwicklung der Adipositaschirurgie

Christine Stier

Die Ursachen der „Adipositas-Epidemie" sind, wie bereits erläutert, bis dato nicht annähernd vollständig geklärt. Offensichtlich besteht in den meisten Fällen – mit Ausnahme der monogenetischen Syndrome – eine individuelle multifaktorielle Genese, die eine genetische Disposition ebenso wie eine individuelle, persönliche „adipogene Umwelt" einschließt.

Auch wenn Adipositas seit dem Jahr 2000 durch die Weltgesundheitsorganisation als chronische Erkrankung anerkannt wurde und eine Resolution des Europäischen Parlaments vom Februar 2006 seine Mitgliedsstaaten aufforderte „Fettleibigkeit" offiziell als chronische Krankheit anzuerkennen, besteht nach wie vor eine erhebliche Stigmatisierung der Patienten. „Faulheit", „Völlerei", „Maßlosigkeit" und „Disziplinlosigkeit" sind nur einige wenige diskriminierende Attribute, die häufig adipösen Patienten zugeordnet werden. Ein Zusammenhang durch Einflüsse eines seit vielen Jahrhunderten vermittelten, säkularen als auch klerikalenm Weltbildes vom „einfachen Volk", das genügsam zu sein hatte, muss offenbleiben. Dennoch bestehen bis in unsere heutige moderne Welt tief verwurzelte Vorurteile bezüglich Patienten mit Adipositas.

▶ **Wichtig** Durch tief verwurzelte Vorurteile den betroffenen Patienten gegenüber ist das Bewusstsein für die chronische Erkrankung Adipositas bis heute sehr eingeschränkt. Nach wie vor wird Selbstverschulden unterstellt und damit die Therapieverantwortung an die Betroffenen zurückgespielt.

Ähnlich erging es den ersten Chirurgen, die sich mit der operativen Therapie der Adipositas beschäftigten, sie stellten eine Randgruppe innerhalb der Chirurgie dar. Zu

C. Stier (✉)
Adipositas- und metabolische Chirurgie und Endoskopie, Sana Adipositaszentrum,
Nordrhein Westphalen, Deutschland

dieser Zeit gab es keine effektive konservative Therapie und sogenannte „Hungerkuren", selbst für Kinder, waren in den 1960er und folgenden Jahren regelhaft angewendete Therapieansätze. Diese verliefen bekanntermaßen weitestgehend erfolglos und stellten retrospektiv betrachtet eine quälende Tortur dar.

Bereits in der 1950er Jahren gab es daher erste chirurgische Ansätze einer Adipositastherapie. Die Vorstellung einer möglichen Wirkweise war mechanisch schlicht und Kenntnisse über die Physiologie des Dünndarms und insbesondere auch der Leber noch nicht gewonnen.

Es gab und gibt eine Vielzahl an operativen Verfahren, die zur chirurgisch induzierten Gewichtsreduktion Anwendung fanden. Daher soll zunächst ein historischer Rückblick bis zur Entwicklung der heute gängigen Standardverfahren erfolgen.

Dieses und das folgende Kapitel sollen die anatomisch-chirurgische Grundlage ausführlich beschreiben, um so zum Verständnis möglicher Komplikationen nach adipositaschirurgischen Eingriffen beizutragen.

▶ **Wichtig** Die ersten adipositaschirurgischen Operationen entwickelten sich bereits in den 1950er Jahren, weil konservative Therapien nicht zum Therapieerfolg führten. Die damals simplifizierte mechanische Vorstellung entsprach der Vorstellung durch eine chirurgische Modifikation des Magen-Darm-Traktes Einfluss nehmen zu können auf die Quantität der Nahrungsresorption, diese so zu limitieren, und dadurch eine Gewichts Reduktion erreichen zu können.

2.1   Historische malabsorptive Verfahren

Die Diskussion um chirurgische Therapieoptionen zur Behandlung der Adipositas durch Veränderung des Magendarmtraktes – im Gegensatz zur Entfernung von subkutanen, überschüssigen Fettgewebe – fand ihren Beginn bereits in den frühen 50er Jahren des letzten Jahrhunderts (Henrikson 1952) mit der Beschreibung einer Dünndarmresektion von 105 cm mit anschließender Anastomose durch Viktor Henrikson 1952.

Diese Pionierleistung von Henrikson aus Göteborg/Schweden ging der Publikation Kremers – der bereits einen intestinalen Bypass als operatives Verfahren beschrieben hatte – um 2 Jahre voraus. Dies war damit der erste dokumentierte, wenn auch auf lange Sicht bezüglich der Adipositastherapie erfolglose Versuch, eines abdominalchirurgischen Verfahrens mit dem Ziel einen Gewichtsverlust zu erreichen. Henrikson beschrieb dabei nicht die exakte Lokalisation der durchgeführten Resektion. Er erwähnte jedoch, dass die Patientin 14 Monate nach der Operation um 2 kg schwerer war als nach der präoperativen, wegen Erfolglosigkeit abgebrochenen, strikten Diät (Cowan 1994).

Offensichtlich entsprach es der Vorstellung dieser Zeit, dass die übermäßige Nahrungsaufnahme von Patienten mit Adipositas (Hyperphagie, Hyperalimentation) chirurgisch nicht beeinflusst werden könne, und deshalb vielmehr eine signifikante

Reduktion der Resorptionsstrecke der aufgenommenen Nahrung (Malabsorption) im Dünndarm zum gewünschten Therapieziel führen müsse. Auf dieser Vorstellung basierend entwickelten sich zunächst über die Jahre folglich überwiegend sogenannte malabsorptive Verfahren in Form einer Verkürzung des Dünndarms durch ein Bypassverfahren (Abb. 2.1) (Kral 1987).

▶ **Wichtig** Die Hyperalimentation galt als chirurgisch-mechanisch nicht beeinflussbar. Daher entwickelten sich zunächst malabsorptive Verfahren, die quantitativ die Resorption der Nahrungsenergie im Dünndarm reduzieren sollten.

Jejuno-ilealer Bypass
Verschiedene Variationen des jejuno-ilealen Bypasses wurden erstmals in den 1960er Jahren beschrieben. Diese Verfahren wurden in den späten 1960er und frühen 1970er Jahren durchaus häufiger angewandt. Es sollte möglichst wenig von der aufgenommenen Nahrung resorbiert werden, um bei hypothetisch weiterbestehender Hyperalimentation, trotzdem das Gewicht reduzieren zu können. Variable Darmlängen wurden aus der Nahrungspassage ausgeschlossen, die häufig bis zu 90–95 % des gesamten Dünndarms umfassten, mit allen sich daraus ergebenden pathophysiologischen Konsequenzen. Zu dieser Zeit beruhte die Popularität dieser Eingriffe zum einen darauf, dass keine anderen operativen Verfahren verfügbar waren, zum anderen wurden teilweise hochsignifikante Gewichtsverluste erzielt, allerdings eben vergesellschaftet mit erheblicher Morbidität und Mortalität. Die Komplikationen, die diese Eingriffe generierten, umfassten das gesamte Bild eines manifesten Kurzdarm Syndroms mit Elektrolyteingleisungen, Flüssigkeitsverlust, einer exsudativen Enteropathie, Nierensteinbildung und –versagen,

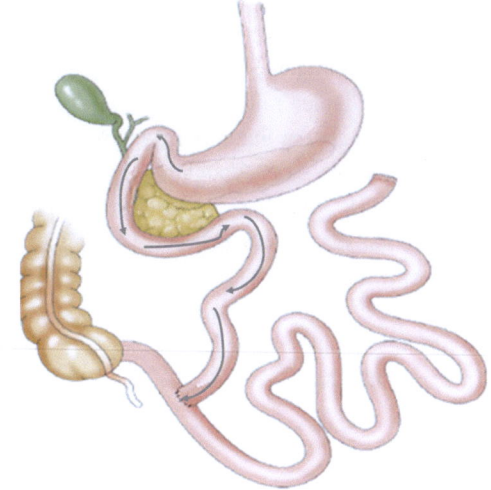

Abb. 2.1 Jejuno-ilealer Bypass: Chirurgisch induziertes Kurzdarm Syndrom zur Induktion von Malabsorption. Aus Elder KA, Wolfe BM. Bariatric surgery: a review of procedures and outcomes. Gastroenterology. 2007 May;132(6):2253–71

Steatorrhoe und häufig auch einem, oft letalen Leberversagen (Gay und Peters 1980). Zudem wurden diese adipositaschirurgischen Eingriffe noch mit offenem chirurgischem Zugang ausgeführt – die Laparoskopie war noch lange nicht etabliert. Dies trug gleichfalls signifikant mit bei zu der hohen Morbidität der Operationen.

Diese Komplikationen beendeten schließlich die Ära des jejuno-ilealen Bypasses als adipositaschirurgisches Konzept, und gleichzeitig auch die Vorstellung, dass eine ausgeprägte Malabsorption den ausschließlichen Ansatz für die chirurgische Therapie der Adipositas darstelle. Dies zeigte abermals, dass bis in die 1980er Jahre weder über die Pathophysiologie der Entstehung einer Adipositas, noch über die Physiologie und Pathophysiologie des Magendarmtraktes ausreichende medizinische Erkenntnisse vorhanden waren.

▶ **Wichtig** Der jejuno-ileale Dünndarmbypass war ein erster, aber komplikationsträchtiger chirurgischer Therapieansatz zur Behandlung der Adipositas. Es wurde iatrogen ein Kurzdarmsyndrom geschaffen.

2.2 Historische Restriktive Verfahren

Die hohe Komplikations- und Mortalitätsrate des jejuno-ilealen Bypasses führte zu neuen Überlegungen. Jetzt dem Dünndarm abgewandt, wurde nun der Magen zum chirurgischen Zielorgan, und es entwickelten sich eine Reihe von neuen Verfahren, die als Therapieoption die Verkleinerung des (funktionalen) Magenvolumens anstrebte.

Gastric Partitioning
Mit der sogenannten Gastric Partitioning sollte der Magen anatomisch modifiziert werden, ohne dass Organteile rezensiert werden (Pace et al. 1979). Zweck dieses Eingriffs war jetzt vielmehr eine Verminderung der Nahrungsaufnahme selbst, anstatt wie vorher deren Resorption im Dünndarm zu limitieren. Hierzu wurde oberhalb einer queren, zweireihigen Staplernaht ein kleiner Magenpouch (Vormagen) gebildet. Da zu dieser Zeit Stapler mit einer vorgefertigten Nahtlücke nicht verfügbar waren, wurden aus den vorfügbaren Staplern (TA90 oder TA 55 von Autosuture®) mittig drei Klammern entfernt, um so einen standardisierten Durchtritt vom Magenpouch zum Restmagen mit 9 mm (18 Frech) zu gewährleisten. Durchgeführt wurde diese quere Staplernaht oberhalb der vasa gastricae brevis (Abb. 2.2).

Schnell stellte sich heraus, dass diese Maßnahme durch häufig auftretende Klammernahtrupturen und -dehnung der voneinander separierten Magenanteile (Gastric Partitioning) sehr störanfällig war und deshalb nicht nachhaltig zum gewünschten Therapieziel führte.

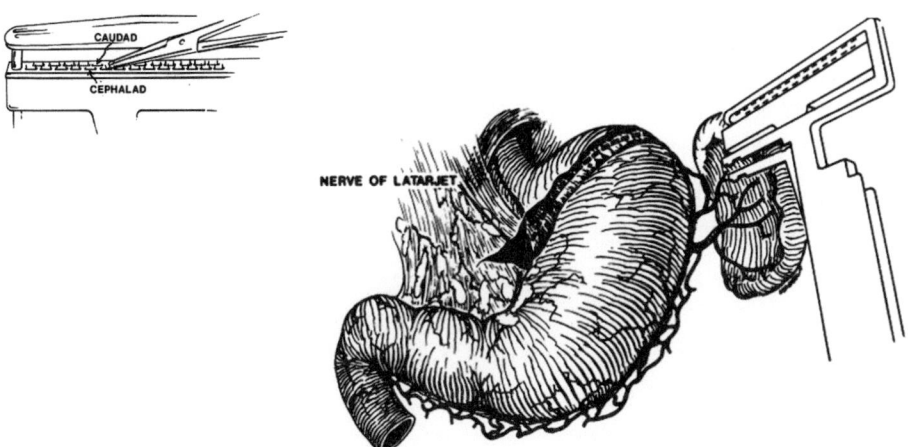

Abb. 2.2 Orginalabbildungen Gastric Partitioning: Entfernung von drei Klammern (9 mm Nahtlücke) aus dem TA90 und anschließend queres "Abstapeln" des Magens oberhalb der Vasa gastricae brevis mit Belassen einer 9 mm Durchtritts von Magenpouch zum Restmagen. Aus Pace WG, Martin EW Jr, Tetirick T, Fabri PJ, Carey LC. Gastric partitioning for morbid obesity. Ann Surg 1979; 190: 392–400

▶ **Wichtig** Die Gastric Partitioning war eines der ersten operativen Verfahren, um durch Limitierung der Nahrungsaufnahme eine Gewichtsreduktion zu erreichen. Hierzu wurde der Magen mit einer Staplernaht quer in einen kleinen oberen (Pouch) und einen großen unteren Anteil segmentiert, verbunden durch einen mittigen, standardisierten Durchlass in der Staplerreihe.

Vertikale Gastroplastie nach Mason
Die folgerichtige Weiterentwicklung führte zur vertikalen Gastroplastie mit Bandverstärkung (Vertical banded Gastroplasty – VBG).

Bei diesem Verfahren wurde zunächst mit einem Zirkularstapler eine mittige Durchstanzung des Magenkorpus durchgeführt. Von dort ausgehend erfolgten in vertikaler Richtung, parallel zur kleinen Kurvatur, undurchtrennte Klammernahtreihen nach kranial bis zum His'schen Winkel. Um die kleine Kurvatur und durch den Zirkularstapler-Durchtritt konnte dann ein verstärkendes Band *oder alternativ* ein Netz eingebracht werden, um so eine alloplastische Stoma- und Wirkverstärkung zu kreieren (Abb. 2.3), mit der Absicht, einer Stoma-Dilatation entgegenzuwirken.

Die VBG, ein adipositaschirurgisches Verfahren, das ausschließlich am Magen erfolgte, wieder mit dem Ziel, die Nahrungsenergiezufuhr zu reduzieren (Restriktion), wurde überwiegend in den 1980er Jahren durchgeführt. Jedoch auch dieses Verfahren zeigte nur ungenügend nachhaltige Ergebnisse bezüglich der Gewichtsreduktion und -stabilisierung, bzw. kam es häufig zu einer Gewichtswiederzunahme. Trotz der vier

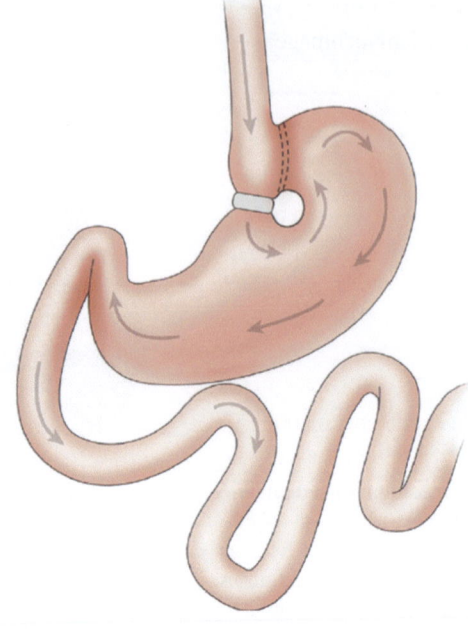

Abb. 2.3 Vertical banded Gastroplasty (VBG) – vertikale Gastroplastie mit Band: vier vertikale Klammernahtreihen mit Stoma-Modifikation am unteren Ende der Nahtreihe und Verstärkung durch ein Band (oder alterativ ein Prolene Netz)

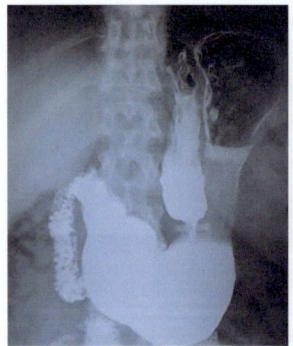 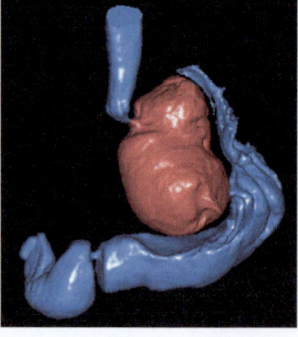 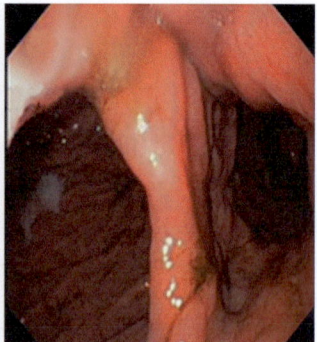

Abb. 2.4 Reguläre Darstellung einer vertikalen Gastroplastie im Schluckröntgen (links). Stenose des Stomas einer VBG (Mitte): Druckerhöhung im Magenpouch mit Dilatation (Dreidimensionale Darstellung mit Computertomographie). Endoskopisch retrograde Ansicht einer VBG (rechts)

applizierten Klammernahtreihen traten häufig Klammernahtrupturen auf. Die ebenfalls nicht selten zu beobachtende Stenose des Stomas – möglicherweise ausgelöst durch den implantierten Fremdkörper – führte zur Erhöhung des intraluminalen Druckes im Magenpouch und stellte damit eine der möglichen Ursachen einer Klammernahtruptur dar. (Abb. 2.4).

▶ **Wichtig** Die vertikale Gastroplastie entspricht einer funtionellen, partiellen Schlauchmagenbildung ohne Resektion von Magenanteilen. Das untere Ende der Nahtreihe wurde durch ein Band oder ein Netz (alloplastisches Material) verstärkt. Diese Operation wurde noch überwiegend mit offenem Zugang ausgeführt.

Steuerbares Magenband
Ein Magenband – platziert im Bereich unterhalb der Kardia des ansonsten operativ unveränderten Magens – war ein weiteres, rein restriktives Verfahren. Erste Magenbandimplantationen erfolgten bereits in den 1960er Jahren. Im Jahr 1986 dann führte Kuzmak das sogenannte steuerbare Magenband in die Adipositas-Therapie ein. Die erste laparoskopische Implantation erfolgte im Jahr 1993 in Belgien durch Belachew. In den 1990er Jahren und den beginnenden 2000er Jahren hatte das steuerbare Magenband seine Hochzeit (Abb. 2.5).

Anfänglich war die Begeisterung groß, insbesondere durch die niedrige perioperative Mortalität (0.1 %) und Morbidität in Kombination mit einem doch signifikant erreichbaren Gewichtsverlust von im Mittel bis zu 22 % (O'Brien et al. 1990). Heute wird die Indikation zur Magenbandimplantation nur noch selten gestellt. Dies begründet sich vor allem in einer dokumentierten hohen Spätkomplikationsrate. Hierzu zählen das sogenannte Slippage (Verrutschen des Bandes) und die Migration (Einwachsen des Bandes in die Magenwand). Beides führt meist zu dessen Explantation.

▶ **Wichtig** Das steuerbare Magenband hatte eine niedrige perioperative Morbidität und Mortalität, aber durch Slippage und Migration eine hohe

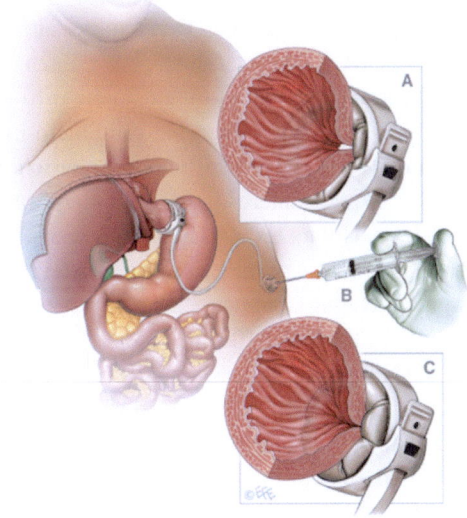

Abb. 2.5 Steuerbares Magenband. Bild: Leihgabe IFSO, Atlas of Bariatric and Metabolic Surgery. Legen des Bandes knapp unterhalb der Kardia des Magens. Steuerbarkeit des Stoma-Durchmessers durch Befüllen (Blocken) oder Entleeren der Silikonpolster des Bandes über einen subkutan gelegenen Port (b)

Spätkomplikationsrate. Insgesamt wurde durch dieses Verfahren eine geringere Gewichtsabnahme generiert als durch heutige Standard-Verfahren.

2.3 Historische kombinierte Verfahren

Kombinierte Verfahren vereinen die Wirkung einer Volumenreduzierung des Magens (Restriktion) mit der Exklusion des Duodenums und unterschiedlich langer Strecken des sich anschließenden Dünndarms.

Biliopankreatische Diversionen (BPD)
Einen neuerlichen Rückfall in eine ausgeprägtere, iatrogen kreierte Malabsorption stellten die beiden Biliopankreatischen Diversionen dar. Diese Operationen wurden in einer eigenständigen Kategorie klassifiziert. Dennoch handelt es sich dabei im weitesten Sinn um Bypass-Verfahren, denn das Magenvolumen wird reduziert und das Duodenum und ein langer sich anschließender Dünndarmabschnitt durch Umleitung (Bypass) von der Nahrungspassage ausgeschlossen.

Die beiden biliopankreatischen Operationen unterscheiden sich hauptsächlich durch die Form des Magenpouches voneinander. Das proximale Duodenum wurde blind verschlossen und der Magen subtotal reseziert bis zu einem Restvolumen von ca. 200 ml (BPD nach Scopinaro), oder alternativ als Schlauchmagen geformt (BPD mit duodenalem Switch, BP-DS). Die Rekonstruktion der Nahrungspassage erfolgt in beiden Fällen nach Roux-Y (Abb. 2.6).

Ein signifikanter Unterschied zu den gängigen Bypass-Verfahren besteht in der Technik des intraoperativen Ausmessens des Dünndarmes. Wird bei den Bypassverfahren der Dünndarm immer vom Treitz'schen Band aus nach distal abgemessen, erfolgt bei einer biliopankreatischen Diversionen diese Abmessung von distal – von der Bauhin'schen Klappe her – nach kranial. Durch dieses alternative Vorgehen beim Abmessen des Darmes begründete sich die eigenständige Verfahrens-Klassifikation als BPD.

Unterhalb der Entero-Enterostomie trifft dann Nahrung, die im alimentären Schenkel (Darmstrecke vom Magen bis zur Entero-Enterostomie) transportiert wird auf die Verdauungssäfte, die in der biliopankreatischen Schlinge (Darmstrecke vom Duodenum bis zur Entero-Enterostomie) befördert werden. Der Dünndarmabschnitt distal dieses Rendezvous-Punktes (distale Anastomose) wird als sogenannter Common-Channel bezeichnet. Erst ab hier können Fette, Proteine und komplexe Kohlenhydrate verdaut werden. Dieser Common-Channel misst bei der klassischen BPD Scopinaro 50 cm und bei der BPD-DS 75–100 cm.

Technisch wird zunächst die Position dieser Entero-Entero-Anastomose im Bereich des Ileums fadenmarkiert. Dann wird weiter nach kranial der sich direkt anschließende Abschnitt des alimentären Schenkels weiter abgemessen, der bei beiden Verfahren klassisch 200 cm misst. Anschließend erfolgt dann die Durchtrennung des Dünndarms (Common Channel plus alimentäre Schlinge). Die Ausmessung des oft sehr langen

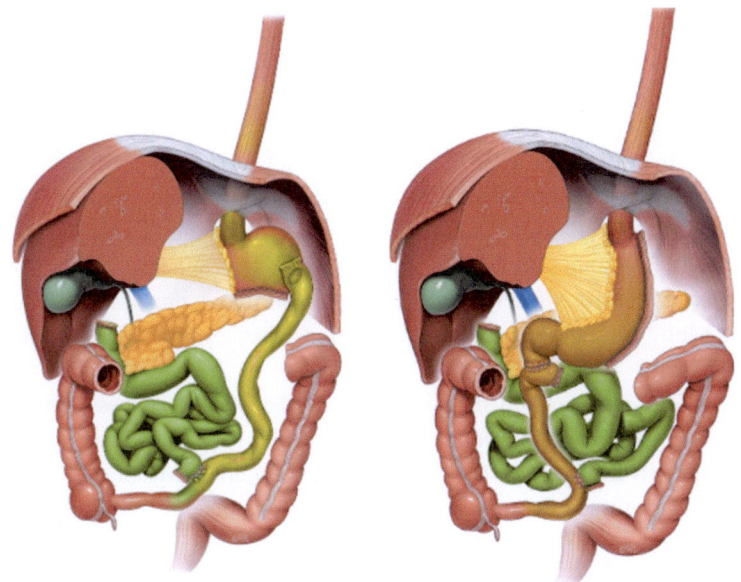

Abb. 2.6 Biliopankreatische Diversion nach Scopinaro – BPD (links), Biliopankreatische Diversion mit duodenalem Switch – BPD-DS (rechts). Bilder: Leihgabe IFSO, Atlas of Bariatic and Metabolic Surgery.

biliopankreatischen Schenkels erfolgt dabei nicht. Dessen Länge ist letztlich abhängig von der individuellen Gesamt-Dünndarmlänge.

Beide Verfahren stellen ausgeprägt malabsorptiv wirkende Operationen dar, häufig wieder mit den Folgen und Komplikationen eines iatrogen angelegten Kurzdarmsyndroms.

Wurden diese Verfahren anfangs noch mit offenem chirurgischem Zugang durchgeführt, erfolgten sie schließlich nach Etablierung der Laparoskopie später auch mit minimal invasivem Zugang.

Die biliopankreatischen Diversionen unterschieden sich vor allem durch die Form des verkleinerten Magens. Der vollständig resorptionsfähige Dünndarm (Common Channel) misst bei der BPD Scopinaro 50 cm, bei der BPD mit duodenalem Switch 75–100 cm. Beide Verfahren wirken damit stark malabsorptiv.

Magenbypass Verfahren
Parallel entwickelten sich die sogenannten Bypassverfahren. Hierbei erfolgte zunächst die Bildung eines kleinen Vormagens (Pouch), um bereits eine Reduktion der Nahrungsaufnahme, bzw. ein frühes Sättigungsgefühl zu erreichen. Addiert wurde diesem

restriktiven Part der Operation eine Umleitung der Nahrung direkt in tiefere Dünndarmabschnitte, unter Ausschluss des Restmagens, des Duodenums (Duodenale Exklusion) und unterschiedlich langer anschließender Jejunumabschnitte. Die Länge des biliopankreatischen Schenkels wird vom Treitz'schen Band her gemessen (klassisch 50–60 cm). Anschließend erfolgt die Durchtrennung des Dünndarms. Nach Anastomosierung der Gastro-Jejunostomie (Poucho-Jejunostomie) wird vom Magen her der alimentäre Schenkel abgemessen (klassisch 150 cm). In dieser Position erfolgt dann die Einleitung (Anastomosierung) des biliopankreatischen Schenkels. Eine Abmessung des Common Channels wiederum erfolgt bei Bypass Verfahren nicht. Heute werden dies Maße häufig invers angewendet (Alimentärer Schenkel 60 cm, Biliopankreatischer Schenkel 150 cm).

Zu dieser Zeit nicht standardisiert war die Form des Magenpouches (Abb. 2.7a) noch die sich an den gebildeten Magenpouch anschließende Rekonstruktion (Abb. 2.7b) mit dem Dünndarm (Billroth II versus Roux-Y Rekonstruktion) (Mason 1967). Der Dünndarmabschnitt, der für die Rekonstruktion der Passage an den Magenpouch hochgezogen

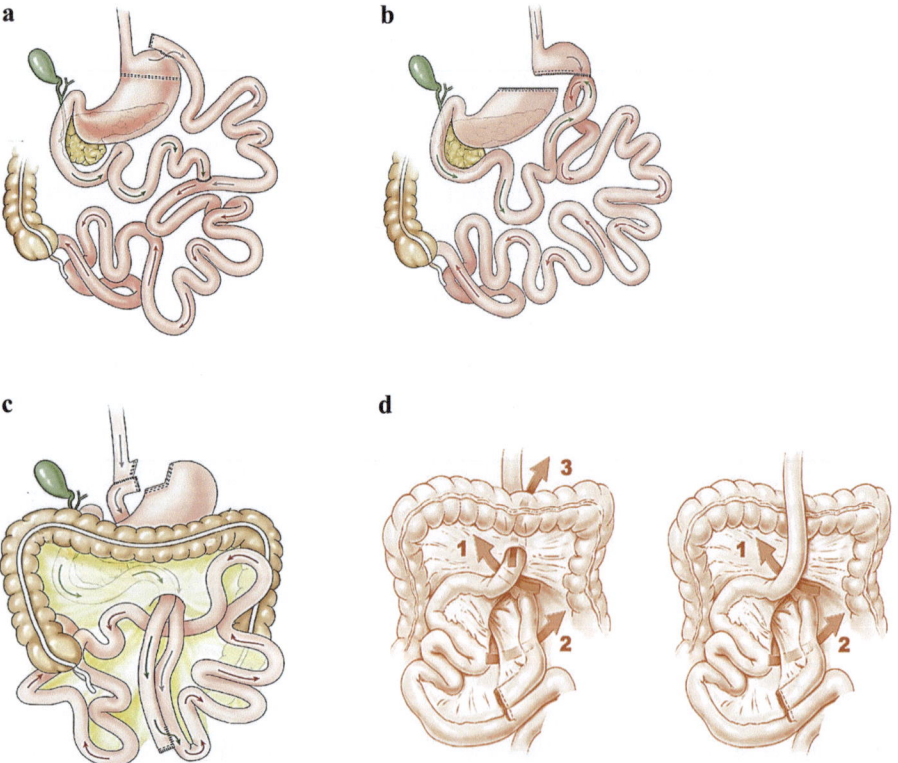

Abb. 2.7 Entwicklung und verschiedene Formen des Magenbypasses: (a) Magenbypass nondivided; (b) Magenbypass mit querer Durchtrennung des Magens (nach Mason), (c) retrokolische Rekonstruktion, (d) antekolische Rekonstruktion

werden musste, konnte zudem dorsal des Kolons (retrokolisch, Abb. 2.7c) oder aber ventral des Kolons (antekolisch) nach oben geleitet werden (Abb. 2.7d).

Heute erfolgt standardisiert eine antekolische Transposition des Dünndarms.

▶ **Praxistipp** Von den historischen Verfahren kann man heute durchaus noch einer vertikalen Gastroplastie und selten auch einer biliopankreatischen Teilung begegnen. Die Kenntnis beider Verfahren ist daher in der Nachsorge essentiell, da beide Eingriffe zu signifikanten Langzeitkomplikationen führen können. Eine VBG sollte endoskopisch sicher erkannt werden, ebenso wie eine eventuell bestehende Klammernahtruptur (Gewichtswiederzunahme) oder eine Stoma-Stenose (rezidivierendes Erbrechen). Dabei imponieren Langzeitkomplikationen einer BPD/BPD-DS (iatrogenes Kurzdarm -Syndrom) oft als nahezu unlösbares Problem. Häufiger dagegen begegnet man einem noch implantierten Magenband. Auch eine Migration (Einwachsen in die Magenwand) oder ein Slippage (Verrutschen des Bandes, ggf. mit signifikantem Druck auf die Magenwand) sollte eingeordnet werden können.

2.4 Entstehung von Leitlinien

Einen Meilenstein von den historischen Verfahren hin zur modernen Adipositaschirurgie prägte Wittgrove, der 1994 als Erster einen Magenbypass vollständig laparoskopisch durchführte. Dies führte zu einer grundsätzlichen Reduzierung der Morbidität in der Adipositaschirurgie durch Vermeidung der kompletten Eröffnung des Abdomens bei Patienten mit Adipositas – einem Patientenkollektiv mit ohnehin deutlich erhöhtem intra- und perioperativen Risiko (Wärme- und Flüssigkeitsverlust, Wundheilungs- störungen, verminderte intraoperative Übersicht, ausgeprägte Komorbiditäten). Ein weiterer Wendepunkt war bereits im März 1991 erreicht worden, als das National Institute of Health (NIH) eine interdisziplinäre Konsensus Konferenz einberief und die ersten Leitlinien zur Anwendung vizeralchirurgischer Verfahren in der Adipositastherapie verfasst wurden (Consensus Statement 1991), die weitestgehend noch bis heute gelten:

> **Übersicht**
> **Zusammenfassung der NIH Leitlinien von 1991**
>
> - Patienten, die erstmalig eine wirksame Therapie bei schwerer Adipositas suchen, sollten zunächst an einem nicht-chirurgischen Programm teilnehmen, das eine Ernährungsumstellung, eine Bewegungstherapie und eine Verhaltensmodifikation umfasst.

- Restriktive oder Bypass-Verfahren „können für gut informierte und motivierte Patienten mit akzeptablen operativen Risiken in Betracht gezogen werden."
- Kandidaten für die chirurgische Therapie sollten von einem multidisziplinären Team untersucht werden.
- Die Operation sollte von einem erfahrenen Chirurgen in einem geeigneten klinischen Setting durchgeführt werden.
- Eine lebenslange medizinische Nachsorge nach einer chirurgischen Therapie ist „eine Notwendigkeit".
- Als spezifische Kriterien für eine operative Intervention wurden Patienten mit einem Body-Mass-Index (BMI)>*40 kg / m²* sowie Patienten mit einem BMI von 35–40 kg/m² mit Begleiterkrankungen, die dadurch ein hohes Risiko aufweisen, wie Herz-Lungen-Erkrankungen, schweren Diabetes, oder körperliche Beschwerden, die das Patientenleben, bzw die Lebensqualität schwer beeinträchtigten (z. B. Erwerbsfähigkeit, Familie, physische Selbstständigkeit).

Vergleicht man diesen Konsensus von 1991 mit den unten abgebildeten Indikationen der aktuellen S3-Leitlinie 2018: „Chirurgie der Adipositas und Metabolischer Erkrankungen der Deutschen Gesellschaft für Allgemein- und Viszeralchirurgie" (DGAV 2018), zeigt dies, wie visionär die NIH-Konsensus Konferenz 1991 bereits war.

Auszug aus der S3-Leitlinie 2018: Chirurgie der Adipositas und metabolischer Erkrankungen

Die Indikation für einen adipositaschirurgischen Eingriff ist unter folgenden Bedingungen gegeben:

1. Bei Patienten mit einem BMI ≥ 40 kg/m² ohne Begleiterkrankungen und ohne Kontraindikationen ist nach Erschöpfung der konservativen Therapie nach umfassender Aufklärung eine adipositaschirurgische Operation indiziert.

2. Patienten mit einem BMI ≥ 35 kg/m² mit einer oder mehreren adipositas-assoziierten Begleiterkrankungen wie Diabetes mellitus Typ 2, koronare Herzerkrankung, Herzinsuffizienz, Hyperlipidämie, arterieller Hypertonus, Nephropathie, Obstruktives Schlafapnoesyndrom (OSAS), Adipositas-Hypoventilationssyndrom, Pickwick Syndrom, nicht alkoholische Fettleber (NAFLD) oder nicht alkoholische Fettleberhepatitis (NASH),Pseudotumor cerebri, Gastroösophageale Refluxerkrankung (GERD), Asthma, chronisch venöse Insuffizienz, Harninkontinenz, immobilisierende Gelenkerkrankungen, Einschränkung der Fertilität oder polyzystisches Ovarialsyndrom sollte eine adipositaschirurgische Operation angeboten werden, wenn die konservative Therapie erschöpft ist.

3. Unter bestimmten Umständen kann eine Primärindikation zu einem adipositaschirurgischen Eingriff gestellt werden, ohne dass vorher ein konservativer Therapieerfolg erfolgte. Die Primärindikation kann gestellt werden, wenn eine der folgenden Bedingungen gegeben ist:

Bei Patienten mit einem BMI ≥ 50 kg/m^2.
Bei Patienten, bei denen ein konservativer Therapieversuch durch das multidisziplinäre Team als nicht erfolgversprechend bzw. aussichtslos eingestuft wurde.
Bei Patienten mit besonderer Schwere der Begleit- und Folgeerkrankungen, die keinen Aufschub eines operativen Eingriffs erlauben.

> **Resümee**
>
> - Über zunächst rein malabsorptive Verfahren entwickelten sich die historischen adipositaschirurgischen Techniken hin zur reinen Restriktion und schließlich zur Kombination beider Prinzipien.
> - Sowohl die Leitlinien der NIH von 1991 als auch die nahezu zeitgleiche Einführung und Etablierung der Laparoskopie führte die Adipositaschirurgie schließlich in die Moderne. Dies führte letztlich zu der akademischen Aufmerksamkeit und Anerkennung, die diesem Fachgebiet lange verwehrt geblieben war.

Literatur

Consens Statement (1991) Gastrointestinal surgery for severe obesity. 25–27;9(1):1–20

Cowan GSM (1994) Commentary on Henrikson, V. Can Small Bowel Resection Be Defended as Therapy for Obesity? OBES SURG 4:54

Deutsche Gesellschaft für Allgemein- und Viszeralchirurgie (DGAV) (2018) S3-Leitlinie: Chirurgie der Adipositas und Metabolischer Erkrankungen

Gay TR, Peters RL (1980) Death from hepatic failure as a late complication of jejunoileal by-pass. Am J Gastroenterol 73(2):150–153

Henrikson V (1952) Is small bowel resection justified as treatment for obesity? Nordisk Medicin 47:744

Kral JG (1987) Malabsorptive procedures in surgical treatment of morbid obesity. Gastroenterol Clin North Am 16:293–305

Mason EE, Ito C (1967) Gastric bypass in obesity. Stlrg Clin North Am 47:1345–1351

O'Brien PE, Hindle A, Brennan L, Skinner S, Burton P, Smith A, Crosthwaite G and Brown W (2019) Long-term outcomes after bariatric surgery: a systematic review and meta-analysis of weight loss at 10 or more years for all bariatric procedures and a single-centre review of 20-Year outcomes after adjustable gastric banding. Obes Surg 29:3–14

Pace WG, Martin EW Jr, Tetirick T, Fabri PJ, Carey LC (1979) Gastric partitioning for morbid obesity. Ann Surg 190:392–400

Gegenwärtige adipositaschirurgische Standardverfahren

Christine Stier

Trotz der jetzt schon jahrzehntelangen Erfahrung und des mittlerweile angesammelten Wissens über die Wirkweise der adipositaschirurgischen Eingriffe, hat man sich von den ursprünglichen simplifizierenden Begriffen der „Restriktion" und „Malabsorption" nicht gänzlich verabschiedet. Immer noch werden Verfahren nach diesen Wirkprinzipien klassifiziert. Möglicherweise heute vielleicht sogar mehr denn je, nachdem sich herauskristallisiert hat, dass gerade der Verlust der Restriktion (Wiederzunahme des Magenvolumens) unweigerlich zur Gewichtswiederzunahme führt.

Schwieriger ist dagegen der Begriff der Malabsorption, da hier unbedingt die Physiologie des Duodenums und des Dünndarms mit berücksichtigt werden müssen. Im Detail ist diesem Thema vor allem das nächste Kapitel gewidmet.

Es findet bereits hier Erwähnung, weil gegenwärtig in wenigen Zentren und bei ausgewählten Patienten noch immer hoch malabsorptive Operationen durchgeführt werden, die allerdings nicht der Kategorie der heute angewendeten Standardverfahren zugerechnet werden können. Daher wird zum Schluß kurz das aktuell populärste dieser Verfahren, der SADI-S – ein neuer Vertreter der BPD – vorgestellt.

▶ **Wichtig** Adipositaschirurgie wird heute obligat laparoskopisch durchgeführt. Ein Wechsel auf einen offenen Operationszugang erfolgt nur noch im Notfall.

Gegenwärtig herauskristallisiert haben sich drei Operationen, die als adipositaschirurgischer Standard gelten: die Schlauchmagenbildung (SG), der Roux-Y Magenbypass

---

C. Stier (✉)
Adipositas- und metabolische Chirurgie und Endoskopiechirurgie,
Sana Adipositaszentrum, Nordrhein Westphalen, Deutschland

© Der/die Autor(en), exklusiv lizenziert durch Springer-Verlag GmbH, DE, ein Teil von Springer Nature 2022
C. Stier und S. Chiappetta (Hrsg.), *Interdisziplinäre Langzeitbehandlung der Adipositas- und Metabolischen Chirurgie,* https://doi.org/10.1007/978-3-662-63705-0_3

(RYGB) und der Ein-Anastomosen-Magenbypass (OAGB/MGB), auf die in den folgenden Abschnitten genauer eingegangen wird.

3.1 Schlauchmagenbildung (SG)

Die SG hat sich vom ersten Schritt der Biliopankreatischen Teilung mit duodenalem Switch (BPD-DS) zum eigenständigen Verfahren emanzipiert (Abb 3.1). Diese majore Intervention (BPD-DS) wurde insbesondere durchgeführt bei Patienten mit einer sogenannten Super-Adipositas als mehrschrittiges Verfahren (zwei-zeitig). So wurde zunächst die restriktiv wirkende SG durchgeführt, und dann, zeitversetzt – nachdem die Patienten bereits durch die Restriktion am Magen quantitativ abgenommen hatten

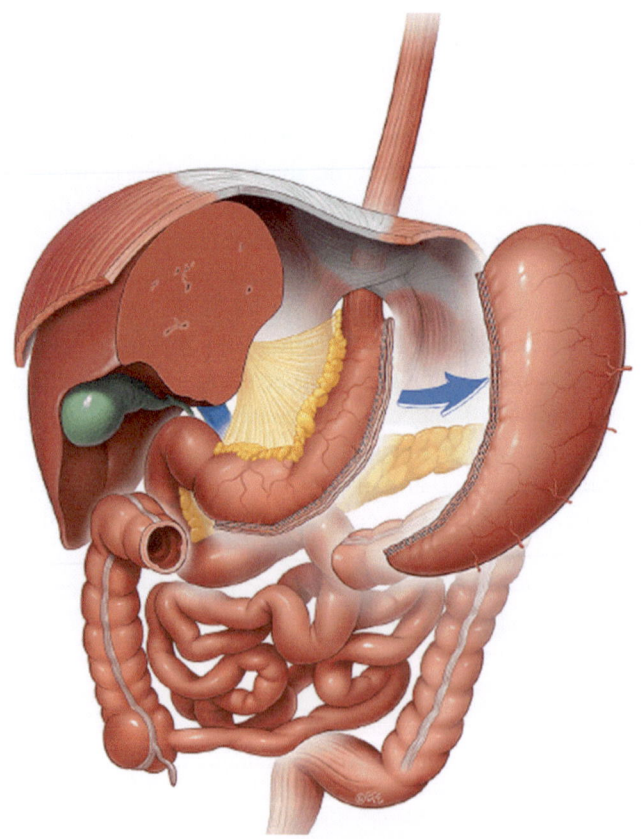

Abb. 3.1 Schlauchmagenbildung – Sleeve Gastrectomy (SG): ist ein resezierendes Verfahren, der größte Teil des Magens wird entlang seiner Längsachse entfernt. Bild: Leihgabe IFSO: Atlas of Bariatric and Metabolic Surgery

und damit ihr Operationsrisiko ebenso quantitativ reduzieren konnten – wurde der hoch malabsorptive duodenale Switch durchgeführt. Protagonist der BPD-DS war insbesondere Michel Gagner (Kanada), der sich im Weiteren auch für die SG engagierte (Ren et al. 2000; Feng und Gagner 2002).

Seitdem hat die SG einen weltweiten Siegeszug angetreten und hat sich mittlerweile aufgrund der vermeintlich einfachen technischen Durchführung etabliert und ist aktuell das an häufigsten durchgeführte adipositaschirurgische Verfahren. So steil die Lernkurve der eigentlichen Operation anmutet, so kompliziert hat sich allerdings die Therapie der daraus resultierenden Komplikationen erwiesen. Mittelbar oder unmittelbar sind diese operationsspezifischen Komplikationen meist auf den erhöhten intraluminalen Druck im Schlauchmagen zurückzuführen.

▶ **Wichtig** Das weltweit am häufigsten durchgeführte adipositaschirurgische Verfahren ist aktuell die Schlauchmagenbildung.

3.1.1 *SG – spezifische Indikationen*

Die SG ist eine überwiegend restriktiv wirkende Operation, die ausschließlich am Magen durchgeführt wird. Eine Veränderung des Intestinaltraktes erfolgt nicht und der Magen und das Duodenum sind weiterhin via naturalis endoskopisch einsehbar.

Hieraus ergibt sich eine Indikation für Patienten mit Adipositas, deren Gastrointestinaltrakt obligat weiterhin endoskopisch beurteilbar bleiben muss, wie beispielsweise im Falle eines simultanen M. Crohn oder bei signifikanter familiärer (genetischer) Belastung bezüglich eines Magenmaligoms.

Protagonisten der SG postulieren eine gleichwertige Remission eines komorbiden Diabetes mellitus Typ 2 (Peterli et al. 2018). Dies scheint in der Tat eine Frage, die möglicherweise mit Talent zur statistischen Berechnung ausgefochten wird, denn Antagonisten fanden im Vergleich zum RYGB niedrigere Remissionsraten nach der SG (Peterli et al. 2018; Laferrère und Patou 2018; Baud et al. 2016; Diabetes Research Network 2012). Insbesondere scheint nach SG die Verbesserung der glykämischen Stoffwechsellage synchron mit der Gewichtsreduktion einzutreten. Es steht allerdings vollkommen außer Frage, dass die SG zu einem hoch signifikanten Gewichtsverlust führt und damit zusammen mit allen adipositaschirurgischen Verfahren die wirksamste verfügbare Therapie eines komorbiden Diabetes mellitus Typ 2 darstellt.

▶ **Wichtig** Nach einer SG ist eine endoskopische Intervention, z. B. wie im Falle eines obstruierenden Choledochussteins, auf natürlichem Wege immer möglich. Grundsätzlich ist die Gallensteinbildung im Rahmen einer Gewichtsreduktion ca. 20 % häufiger, unabhängig davon, ob diese diätetisch oder chirurgisch erreicht wurde.

▶ **Wichtig** Eine signifikante Gewichtsreduktion hat kurativen Einfluss auf adipositas-assoziierte Begleiterkrankungen.

Eine relative Kontraindikation für die SG stellt die gastroösophageale Refluxerkrankung (GERD) dar. Die drastische Verminderung des Durchmessers des Magens führt zu einer intraluminalen Drucksteigerung, die manometrisch ebenso nachweisbar ist, wie die Tatsache, dass der Ösophagus postoperativ gegen einen deutlich höheren Druck anschlucken muss (Yehoshua et al. 2008). Dies führte zu der Bezeichnung „High Pressure System" für die SG. Dennoch gibt es einige wenige Autoren, die eine postoperative Verbesserung von präoperativ bestandenem saurem Reflux postulieren, augenscheinlich aufgrund der Reduktion der Säure-produzierenden Belegzellen (Stenard und Iannelli 2015). Die überwiegende Mehrzahl der Adipositaschirurgen und die langjährige Erfahrung allerdings bestätigen die relative Kontraindikation für eine GERD (Melissas et al. 2015; Gagner et al. 2016).

3.1.2 SG – Operationsablauf

▶ **Wichtig** Die Indikation zur SG bei Patienten trotz einer manifesten gastroösophagealen Refluxkrankheit sollte nur in absoluten Ausnahmefällen und nach akribischer Patientenaufklärung gestellt werden, wie beispielsweise bei ausgeprägten abdominalen Verwachsungen oder einem komorbiden M. Crohn.

Zunächst erfolgt die Präparation des linken Zerchfellschenkels mit Durchtrennung der Aufhängung der Kardia im His'schen Winkel. Die Versorgung einer koexistenten Hiatushernie wird empfohlen und kann daher, muss aber nicht, sofort erfolgen (Samakar et al. 2016). Anschließend wird die große Kurvatur disseziert, beginnend gegenüber der Incisura nach kranial unter Durchtrennen der Vasa brevis und dem Loslösen von der Milz, bis an den linken Zwerchfellschenkel. Freipräpariert werden auch die Verwachsungen dorsalseitig am Magen, sodass der gesamte Magen von rechts her mobil ist. Anschließend wird die Präparation nach distal komplettiert. Schließlich erfolgt vor der eigentlichen Resektion das Einlegen einer dicken Magensonde als Kalibrations-Bougie (meist 36–40 Charrière ▶ 12–13,33 mm) entlang der kleinen Magenkurvatur bis in das Antrum. Dies zielt insbesondere darauf ab, dass der Schlauch insgesamt nicht zu eng wird, aber im Besonderen an der sogenannten Angulusfalte und am ösophagogastralem Übergang genügend Lumen verbleibt. Die eigentliche Resektion beginnt dann ca. 5–6 cm proximal des Pylorus mit dem Stapler (Klammernahtgerät). Verwendet werden, entsprechend der Magenwanddicke (dicker im Antrum) Magazine mit verschiedenen Staplerhöhen. Dabei stellt häufig der proximalste und damit das letzte Magazin, das zwischen Zwerchfellschenkel und Milz platziert werden muss, eine Herausforderung dar. Je nach Operateur und Schule kann dann noch eine zusätzliche Übernähung der Klammernahtreihe erfolgen, oder aber es wurde eventuell bereits eine Klammernahtverstärkung direkt auf die verwendetet Staplermagazine bezogen. Im Rahmen einer Übernähung kann dann auch das dissezierte Omentum als Omentumplastik wieder an den proximalen Schlauchmagen fixiert werden. Hier schieden sich die Geister und die Diskussion ist noch offen, welches Vorgehen am effektivsten ist (Shikora und Mahoney 2015). Schließlich wird der resezierte Anteil des Magens (80–90 % des ursprünglichen Volumens) aus dem Abdomen geborgen. Außerhalb des OP-Feldes erfolgt abschließend das Füllen des Resektates mit Kochsalz, um so das entfernte Volumen zu bestimmen. Nach Ablassen des Kapnoperitoneums werden die Trokarinzisionsstellen (je nach Technik) (Peterli et al. 2018; Laferrère und Patou 2018; Baud et al. 2016) wieder verschlossen (Abb. 3.1).

3.1.3 SG – typische spezifische perioperative Risiken

Die Achillesferse der SG findet sich am proximalen Ende der Klammernahtreihe im Bereich des His'schen Winkels. Tritt eine Klammernaht-Undichtigkeit auf (Abb. 3.2 und 3.3) so findet sie sich in über 85 % dort. Eine derartige SG-Leckage kann direkt postoperativ auftreten, oder etwas zeitverzögert, so dass je nach zeitlichem Auftreten die frühe Leckage innerhalb der ersten Woche und die späte Leckage nach der ersten postoperativen Woche definiert werden.

Früh-postoperative Komplikationen: Funktionelle Angulusstenose und SG-Leckage
Es zeigte sich bereits in den frühen 2010er Jahren, dass die Leckagerate abhängig ist vom Durchmesser des intraoperativ verwendeten Kalibration-Bougies, und damit letztlich vom verbleibenden Durchmesser des Schlauchmagens (Aurora et al. 2012), und

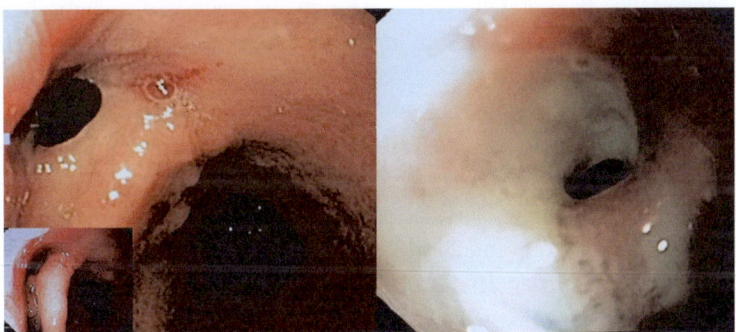

Abb. 3.2 Endoskopische Darstellung einer chronischen Schlauchmagenleckage im His Winkel: Kleiner Insuffizienz-Porus mit dahinterliegendem Abszess

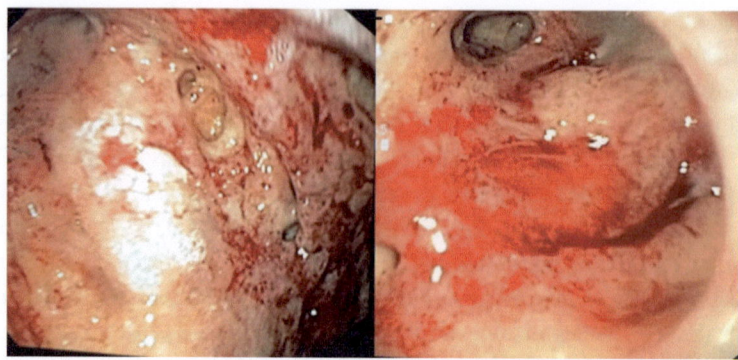

Abb. 3.3 Endoskopische Darstellung einer chronischen Schlauchmagenleckage im His Winkel: Große Dehiszenz mit einspiegelbarer intraabdominaler Abszesshöhle

daher einen Hinweis auf die druckindizierte Genese der Komplikation darstellt. Ein Kalibrations-Bougie mit einem Durchmesser von 40 Charrière führte demnach mit nur 0,6 % zu einer signifikant geringeren Rate an Leckagen als dünnere Kalibrationssonden mit einer entsprechenden Leckagerate von 2,8 %.

Insbesondere besteht das Risiko eine pointierte Reduzierung des Lumendurchmessers in Höhe der Angulusfalte zu generieren (Abb. 3.4). Dies würde dann ggf. zu einer sogenannten funktionellen Angulusstenose führen. Eine funktionelle Stenose kann mit dem Endoskop passierbar sein. Eine solche artifizielle Engstelle an dem anatomisch-funktionell wichtigen Übergang von Magencorpus zum -antrum führt zu „Druck-Turbulenzen" zwischen diesen beiden funktionellen Untereinheiten des Magens (Abb. 3.5).

Ein kleiner Ausflug in die Magenentleerungsphysiologie kann die Auswirkung einer solchen Enge im Bereich der Angulusfalte unterstreichen. Der Pylorus determiniert und limitiert die Nahrungsmenge pro Entleerungsportion, welche vom Magen in das Duodenum abgegeben wird. Zum Rücktransport von überschüssigem Nahrungsvolumen (Excess Volume), das vom präpylorischen Bereich zur weiteren Durchmischung zurück in den Corpus verbracht werden soll, muss das Antrum eine kräftige Retropulsion generieren können (Berry et al. 2016). Vermutet wird, dass bereits durch eine relative Enge an der Angulusfalte mit diesen retropulsiven Kontraktionen eine Art Kamineffekt entsteht, wodurch sich der so resultierende Druckgradient nach proximal in Richtung des His'schen Winkels richtet (Berry et al. 2016) (Abb. 3.5). Auf diesem Wege setzt die intraluminal veränderte Anatomie das proximale Ende der Klammernahtreihe „enorm unter Druck". Eine eventuell zusätzlich durch die Operation bedingte Minderdurchblutung im Bereich des His'schen Winkels aufgrund der großkurvatur-seitigen Gefäßdissektion kann ein mögliches weiteres Attribut darstellen (Gomes et al. 2009; Natoudi et al. 2014), so dass schließlich die Klammern der Nahtreihe nachgeben und eine Leckage entsteht.

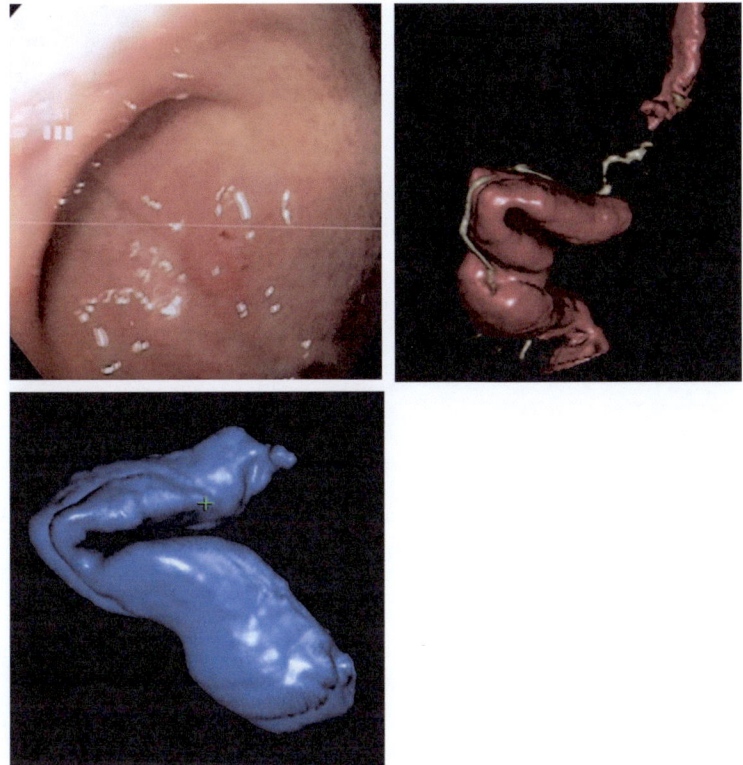

Abb. 3.4 Endoskopische und dreidimensionale CT-graphische Darstellungen von funktionellen Angulusstenosen

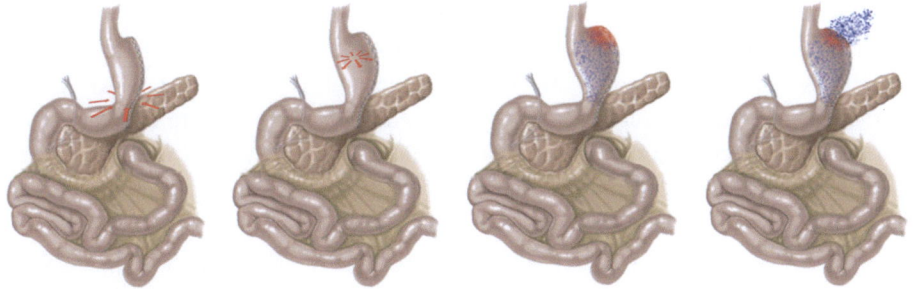

Abb. 3.5 Modell des Entstehens einer Schlauchmagen-Leckage

▶ **Wichtig**
Resultierende Symptome einer funktionellen Stenose oder Enge an der Angulusfalte variieren von Reflux und chronischem Erbrechen, einer möglichen Dysphagie, vom druckgenerierten Entstehen einer Hiatushernie (Abb. 3.6)

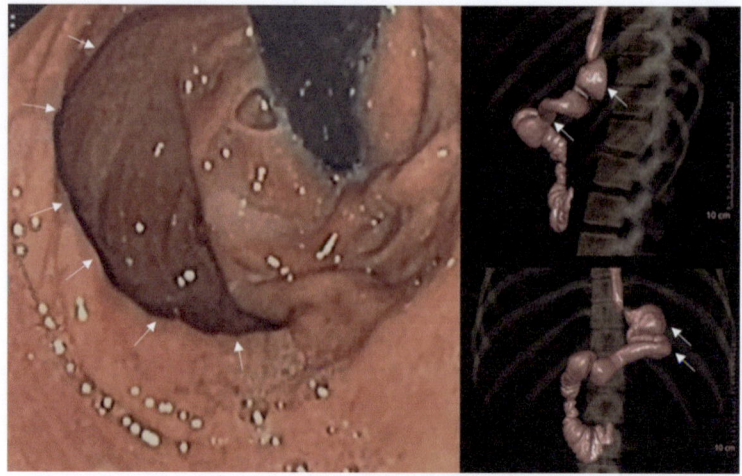

Abb. 3.6 Endoskopisches und dreidimensional CT-graphisches Bild einer funktionellen Angulusstenose mit anschließend resultierender (paraösophagealer) Hiatushernie(Pfeile)

bis zur Entstehung einer Schlauchmagen-Leckage (Inzidenz in Deutschland: <1 %) und werden als „obstruktive gastrische Symptome" bezeichnet.

Die Symptome einer Leckage variieren von Schmerzen in der linken Schulter, Schmerzen im Abdomen, Erbrechen, Fieber bis hin zur Sepsis.

3.2 Roux-Y Magenbypass (RYGB)

César Roux, ein Schweizer Chirurg (1857–1934) war Professor an der Universität Lausanne und führte im Jahr 1892 als erster die, später nach ihm benannte, Y-förmige Anastomose zur Rekonstruktion des Gastrointestinaltraktes im Rahmen einer Magenoperation durch. Der Roux-en-Y Magenbypass wurde schließlich im Jahre 1967 zum ersten Mal als adipositaschirurgischer Eingriff durchgeführt, damals noch mit offenem Zugang. Dabei beschreibt die Bezeichnung Roux-Y eben nur die Rekonstruktionsform, nicht aber die Form des angelegten Magenreservoirs (Pouch). Anderes als bei den frühen Magenbypass-Formen, die noch einen relativen großen Magenpouch aufwiesen, erfolgte bei modernen RYGB nur noch eine relative kleine Pouchanlage (25–30 ml). Dabei wird eben dieser Pouch vom restlichen, verschlossenen Magen abgetrennt, der Restmagen (engl. remnant stomach) aber nicht entfernt, sondern vielmehr blind verschlossen. Durch die Rekonstruktion des Gastrointestinaltraktes wird die aufgenommene Nahrung damit direkt in tiefer gelegene Abschnitte des hochgezogenen Dünndarms (Jejunum) befördert, während durch den Restmagen, das Duodenum und das proximale Jejunum aufgrund der angelegten gastrointestinalen Umleitung (Bypass) keine Nahrungspassage mehr erfolgt (Abb. 3.7).

Wie bereits erwähnt erfolgte der heute obligate laparoskopische Zugang 1994 erstmals durch Wittgrove.

3 Gegenwärtige adipositaschirurgische Standardverfahren

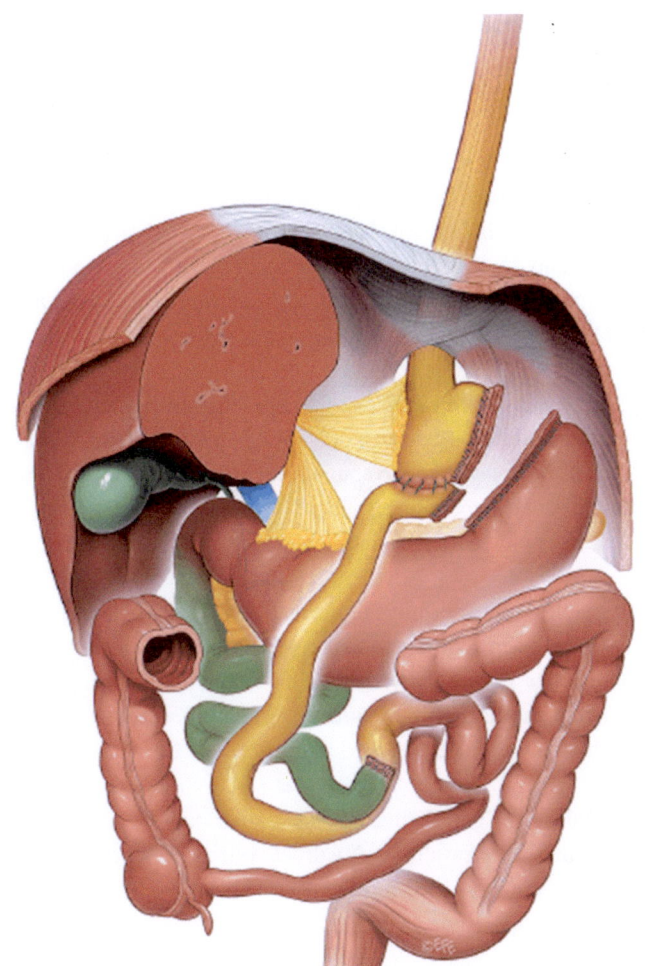

Abb. 3.7 Roux-en-Y Magenbypass (RYGB): Kombiniertes Verfahren (restriktiv und malabsorptiv): Anlage eines kleinen Magenpouches, Durchtrennung des Jejunums 60–150 cm distal des Treitz'schen Bandes, Hochzug des distalen Dünndarmendes als alimentären Schenkel (gelb) an den Pouch und Herstellung einer Poucho-Jejunostomie, Anastomosierung des vom Duodenum kommenden, proximalen Dünndarmendes (grün) als biliopankreatischen Schenkel Seit-zu-Seit 60–150 cm unterhalb der Poucho-Jejunostomie. Bild: Leihgabe IFSO: Atlas of Bariatric and Metabolic Surgery

3.2.1 *RYGB* – spezifische Indikationen

Der RYGB ist ein kombiniertes Verfahren aus Restriktion (Anlage eines Magenpouches) und Malabsorption (Umleitung um das Duodenum und das obere Jejunum).

▶ **Wichtig** Der RYGB, galt lange Zeit unumstritten als der „Gold-Standard" in der Adipositaschirurgie, insbesondere in den USA. Schon 1991 im Rahmen der National Institutes of Health (NIH) Development Conference wurde der

RYGB als ein nicht experimentelles, und damit als etabliertes adipositaschirurgisches Verfahren bewertet.

Die Restriktion definiert sich bei diesem Verfahren durch einen kleinvolumigen Magenpouch, der durch eine relativ enge Anastomose von 0,8–1,0 cm zudem verzögert entleert (Obstruktion). Diese erwünschte obstruktive Wirkung der Anastomose soll die Magenentleerung entschleunigen (Verlängerung der „gastric accomodation" engl. terminus technicus) und so, zusätzlich zum schnellen Sättigungsgefühl, auch zu einem anhaltenden Sättigungsgefühl führen. Beides, die Restriktion und die Obstruktion führen so zu einer Reduktion der Nahrungsaufnahme.

▶ **Wichtig** Die Malabsorption des Verfahrens charakterisiert sich durch die Exklusion des Duodenums und des oberen Jejunums mit einer 60 (−150) cm langen Roux-en-Y Poucho-Jejunostomie, und wurde ursprünglich interpretiert als Limitierung der Resorption ingestierter Nahrungsenergie. Diese Beschreibung entspricht einer simplifizierten mechanischen Vorstellung der Wirkung.

Im Verlauf hat es sich dann allerdings erwiesen, dass sich oft bereits kurzfristig postoperativ – und damit offensichtlich unabhängig vom Gewichtsverlust – ein so nicht erwarteter metabolischer Effekt einstellte. In 84 % der Patienten, die initial komorbid unter einem Diabetes mellitus Typ 2 litten, stellte sich eine zeitnahe Remission ein (Diabetes Research Network 2012).

▶ **Wichtig** Im Jahr 1995 gab Walter Porries – einer der Urväter der Adipositaschirurgie – seiner Überraschung Ausdruck mit dem Artikel: „Who would have thought it? An operation proves to be the most effective therapy for adult-onset diabetes mellitus." (Porries et al. 1995).

Die unterschiedlichsten Theorien (foregut theory, hindgut theory) florieren, um die Wirkung der duodenalen Exklusion – und so diesen ausgeprägten metabolischen Effekt – zu erklären, der bis dato immer noch nicht vollständig verstanden ist.

▶ **Wichtig** Hieraus ergibt sich die erste und wichtigste spezifische Indikation eines RYGB – die so gleichwertig für alle Bypass-Verfahren gilt – nämlich die operativ-metabolische Behandlung von Patienten mit Adipositas und einem komorbiden Diabetes mellitus Typ 2.

Eine weitere spezifische Indikation stellt die GERD dar. Der kleine Pouch zeigt einen Benefit für Patienten mit Adipositas, die synchron an Reflux leiden (De Luca et al. 2016).

▶ **Wichtig** Ein RYGB wirkt antirefluxiv durch die maximale Reduzierung säurebildender Belegzellen im Pouch und die gleichzeitige Schaffung eines intraluminalen Niederdrucksystems durch Ausschalten der Pylorusfunktion.

Aufgrund der möglichen Entwicklung eines Dumpingsyndroms als Spätkomplikation des RYGB ergibt sich eine relative Kontraindikation für Patienten, die einen Beruf ausüben, der selbst einen kurzfristigen Konzentrationsverlust im Rahmen eines Dumpingsyndroms nicht erlauben würde, wie beispielsweise etwa für Berufskraftfahrer.

Eine weitere Limitierung der Indikation besteht aufgrund bisher wenig evaluierter Medikamenten-Resorptionsraten in Abwesenheit von Magensäure bei gleichzeitiger duodeno-jejunaler Exklusion der Passage. Dies macht die Indikation bei Patienten, die auf einen konstanten Medikamentenspiegel angewiesen sind zu einer Abwägungssache, die abhängig von der Möglichkeit einer laborchemischen Spiegelkontrolle entschieden werden kann.

3.2.2 RYGB – Operationsablauf

Mit einem Abstand von 5 cm zum ösophagogastralen Überganges wird, von der kleinen Kurvatur herkommend, die Bursa omentalis eröffnet und der Magen mit einem 40 mm Magazin quer ab gestapelt. Zur Schienung des Pouches wird eine 30 Charrière Kalibrationssonde (1 cm) eingelegt. Parallel zu dieser Sonde erfolgt schließlich die Komplettierung des Magenpouches nach kranial, bis dieser (ca. 25 ml) im His'schen Winkel vom Restmagen vollständig getrennt ist. Diese komplette Durchtrennung ist obligat, da ansonsten eine sogenannte gastro-gastrische Fistel zwischen Pouch und Restmagen resultieren würde.

Anschließend wird vom Treitz'schen Band her am Dünndarm nach distal die biliopankreatischen Schlinge (klassisch 60 cm- aktuell bis 150 cm) ausgemessen. Am so definierten Punkt wird diese Dünndarmschlinge dann spannungsfrei antekolisch und antegastrisch zum Magenpouch hochtransponiert. Nachdem der Magenpouch und die Dünndarmschlinge an den festgelegten Stellen ca. 1 cm eröffnet wurden, wird die Rückwand der Nahtneuverbindung mit einem Staplermagazin (nur maximal 25 mm des Staplermagazins werden eingebracht) verschlossen.

Der angenommene optimale Anastomosendurchmesser liegt zwischen 0,8 und 1 cm, so dass zur Kalibration der Anastomose die einliegende Sonde vom Pouch her in den Dünndarm vorgeschoben wird. Über dieser wird dann die Nahtverbindung an der Vorderwand mit einer fortlaufenden Naht komplettiert.

Nach Fertigstellung dieser ersten der beiden Anastomosen als Poucho-Jejunostomie wird die alimentäre Schlinge ausgemessen, um die Lokalisation der Nahtneuverbindung zwischen alimentärer (60 – klassisch 150 cm) und biliopankreatischer Schlinge zu definieren. Diese zweite Anastomose wird in ähnlicher Technik halbautomatisch ausgeführt. Die Hinterwand wird mit einem 60 mm Magazin gestapelt und anschließend die Vorderwand mit einer fortlaufenden Handnaht verschlossen.

Schließlich komplettiert die Durchtrennung des Dünndarms lateral der Poucho-Jejunostomie, und damit das Abhängen der biliopankreatischen Schlinge, die Konstruktion des Roux-en-Y Magenbypasses (Abb. 3.8).

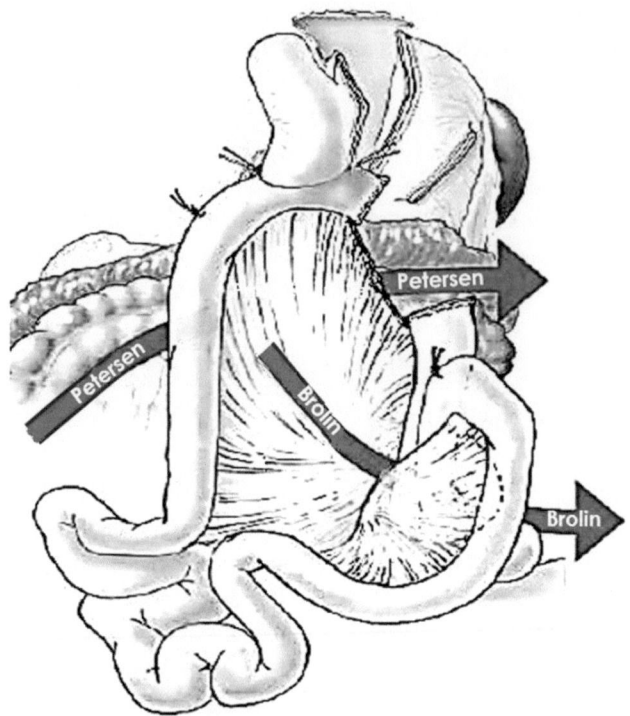

Abb. 3.8 Roux-en-Y Magenbypass (RYGB): Artifizielle Mesenterial-Lücken, die bei der RYGB-Operation entstehen durch die Transposition des Dünndarms: Petersen-Lücke, Brolin-Lücke. Beides sind mögliche Durchtrittstellen für eine innere Hernie

Ein wichtiger abschließender Schritt zur Vermeidung möglicher zukünftiger innerer Hernien des Dünndarms ist der Verschluss der Mesenteriallücken, die artifiziell durch die Dünndarmtransposition entstehen.

▶ **Wichtig**
Eine innere Hernie stellt eine Spätkomplikation dar, die häufiger bei Patienten mit einer überdurchschnittlichen Gewichtsreduktion auftritt. Dabei inkarzerieren Dünndarmschlingen in den (durch die Fettreduktion) erweiterten Mesenterialschlitzen (Petersen-Lücke, Brolin-Lücke) und torquieren (Abb. 3.8).

Nach Ablassen des Kapnoperitoneums werden die Trokarinzisionsstellen (5 Trokare) wieder verschlossen.

3.2.3 *RYGB* – typische spezifische perioperative Risiken

Spezifische perioperative Risiken des RYGB entsprechen, mit Ausnahme der akuten Restmagendilatation, denen einer jeden Roux-Y Rekonstruktion des Gastrointestinal- trakts im Rahmen der allgemeinen Viszeralchirurgie. Diese betreffen überwiegend die Anastomosenkonfiguration und umfassen neben der Anastomoseninsuffizienz die Anastomosenstriktur.

Einfluss der Anastomosentechnik an der Poucho-Jejeunstomie
Die proximale Anastomose zwischen Pouch und Jejunum wird überwiegend in der oben beschriebenen Art und Weise ausgeführt. Fühlt sich ein Operator mit der laparoskopischen Handnaht am Magen nicht sicher, so kann diese anstatt halbautomatisch (Rückwand linear gestapelt, Vorderwand fortlaufende Handnaht) auch vollautomatisch mit einem Zirkularstapler erfolgen. Dieser Stapler kann allerdings nicht über einen Trokar eingebracht werden. Hierzu wird im Bereich des linken Oberbauches ein Trokar entfernt und schließlich über die entsprechend Inzisionsstelle der Stapler mühsam mechanisch durch die Bauchdecke in das Abdomen manövriert. Dies führt zu einer signifikant höheren Zahl an Wundinfekten und ausgeprägten Schmerzen im Bereich der Insertionsstelle (Burla et al. 2020).

RYGB- Anastomoseninsuffizienz
Die Poucho-Jejunostomie ist wesentlich häufiger betroffen von einer Anastomoseninsuffizienz als die Entero-Enterostomie. Insgesamt wurde die Inzidenz Anfang der 2000er Jahre von 0 % (!) bis zu 5,1 % angegeben (Meyer et al. 2009). In jüngeren Publikationen wird die Prävalenz mit durchschnittlich 2 % notiert (Contival N et al. 2018).

Grundsätzlich ist die Anastomoseninsuffizienz des Niederdrucksystems deutlich einfacher zu behandeln als die Leckage im Hochdrucksystem Schlauchmagen.

▶ **Wichtig**
Grundsätzlich ist die Anastomoseninsuffizienz neben der Lungenembolie die häufigste Ursache der früh postoperativen Mortalität und Morbidität.
Die auftretenden Symptome können vielfältig sein und von einer Tachykardie über Tachypnoe, Fieber, Leukozytose, CrP-Anstieg, abdominellen oder linksseitigen Schulterschmerzen, Singultus, Dyspnoe bis zum Absinken des arteriellen SpO2 reichen.

RYGB- Anastomosenstriktur

Die Anastomosenstriktur oder auch – stenose kann an beiden Anastomosen auftreten, an der Poucho-Jejunostomie oder der Entero-Enterostomie. Die Prävalenz wird in der Literatur sehr inhomogen von 1–20 % angegeben. Dabei spielt die technische Erfahrung des Chirurgen eine entscheidende Rolle.

Insbesondere die Striktur der Entero-Enterostomie ist nicht immer einfach und schnell zu detektieren. Sie wird in der Regel ebenso schnell symptomatisch wie die Stenose an der Poucho-Jejunostomie.

▶ **Wichtig** Eine Striktur an der unteren Anastomose führt zum Rück- und Aufstau des biliopankreatischen Schenkels mit resultierender Distension des ausgeschalteten Dünndarms und schließlich auch des Restmagens.

Die Striktur der Poucho-Jejunostomie dagegen fällt durch rezidivierendes Erbrechen, Schluckbeschwerden und deutlichen epigastrischen Schmerzen auf, insbesondere nach Umstellung der postoperativen Ernährung von der Flüssigphase (4 Wochen) zu fester Nahrung.

RYGB- Akute Restmagendilatation

Die akute Restmagendilatation tritt mit einer Prävalenz von ca. 0,6 % relativ selten auf. Dabei kann diese entweder aufgrund einer akuten perioperativen Einblutung oder einer massiven Stenose mit Aufstau an der Entero-Enterostomie auftreten. Letztere wird im Restmagen umso schneller symptomatisch, je kürzer der biliopankreatische Schenkel gewählt wurde (60–150 cm).

▶ **Wichtig** Die akute Restmagendilatation zeigt als Leitsymptom die Tachykardie, häufig begleitet von stärksten abdominalen Schmerzen, und stellt eine lebensbedrohliche perioperative Komplikation dar.

Diese generiert sich nicht nur durch das mögliche Bersten des Restmagens an der Klammernahtreihe, sondern auch durch das vegetativ ausgelöste Risiko eines möglichen Cardiac-Arrests. Eine akute Magendilatation erfordert immer sofortiges chirurgisches Handeln mit Volumenentlastung des Restmagens (Meyer et al. 2009) (Abb. 3.9).

3.3 Ein-Anastomosen-Magenbypass (OAGB/MGB)

Wie in dem vorangehenden Kapitel dargestellt, wurde der historische jejuno-ileale Bypass zwar mit einer Roux-Y Rekonstruktion rekonstruiert, andere historische Bypassverfahren dagegen mit „Loop Rekonstruktionen". Die Bezeichnung „Loop" stellt dabei ein verkürztes, informelles Synonym zur Bezeichnung einer „Billroth II-Rekonstruktion" dar. Dabei wird der Dünndarm zur Rekonstruktion nicht durchtrennt, sondern in Form einer Ω-Schlinge am Magen anastomosiert (Abb. 3.10).

3 Gegenwärtige adipositaschirurgische Standardverfahren

Primary surgery: operations performed; calendar years 2015-2018

Operation	Count	Percentage
Sleeve gastrectomy	305,242	58.6%
Roux en Y gastric bypass	162,613	31.2%
OAGB / MGB	21,613	4.1%
Gastric band	19,255	3.7%
Other	8,665	1.7%
Duodenal switch with sleeve	2,554	0.5%
Bypass unspecified	634	0.1%
Bilio-pancreatic diversion	190	0.0%
Duodenal switch	88	0.0%
Unspecified	129	
All	520,983	

Abb. 3.9 Statistik der globalen Operationszahlen aus dem 5. IFSO Global Registry Report 2019 (Ramos et al. 2019)

Der wichtigste Unterschied zur Roux-Y Rekonstruktion, und damit gleichzeitig der diskussionstreibende Punkt, ist der sich aus der Rekonstruktion ergebende magennahe Rendezvous-Punkt von Nahrung und Verdauungssäften. Damit ist ein Rückfließen von Gallensaft in den Magenpouch wahrscheinlich und ausgehend von dort, dessen mögliche Aszension in den Ösophagus. Eine Morbidität wird gegebenenfalls vom quantitativen Gallenreflux in den Ösophagus erwartet. Bei der Roux-Y Rekonstruktion dagegen erfolgt dieses Rendezvous viel weiter distal (>70 cm).

Bei beiden Bypassoperationen ist die Pylorusfunktion, und so das natürliche, muskuläre Ventil am Magenausgang, nicht mehr in Passage und Funktion. Damit wird bei einer Ω-Schlingen- Rekonstruktion, zumindest hypothetisch, ein Gallenreflux nach proximal nicht sicher verhindert, denn die zuführende, und damit Verdauungssekrettransportierende Dünndarmschlinge ist direkt unterhalb der Magenkonstruktion und ohne muskulären Ventilmechanismus anastomosiert. Kontrahenten der Methode konstatieren dem Verfahren bei quantitativem Gallenreflux in den Ösophagus daher eine potenzielle Kanzerogenität. Dies konnte allerdings bisher nicht evident nachgewiesen werden.

Der OAGB/MGB hat sich, ganz im Gegenteil, mittlerweile global zur dritthäufigsten Adipositasoperation entwickelt (Abb. 3.9), denn er kann schnell und sicher mit nur einer Anastomose an einem relativ langen, schlauchförmigen Magenpouch ausgeführt werden.

3.3.1 *OAGB/MGB* – spezifische Indikationen

Der OAGB/MGB wirkt mit seiner langen biliopankreatischen Schlinge (grün; 150–200 cm) deutlich malabsorptiver als der klassische RYGB. Zudem muss bei dieser

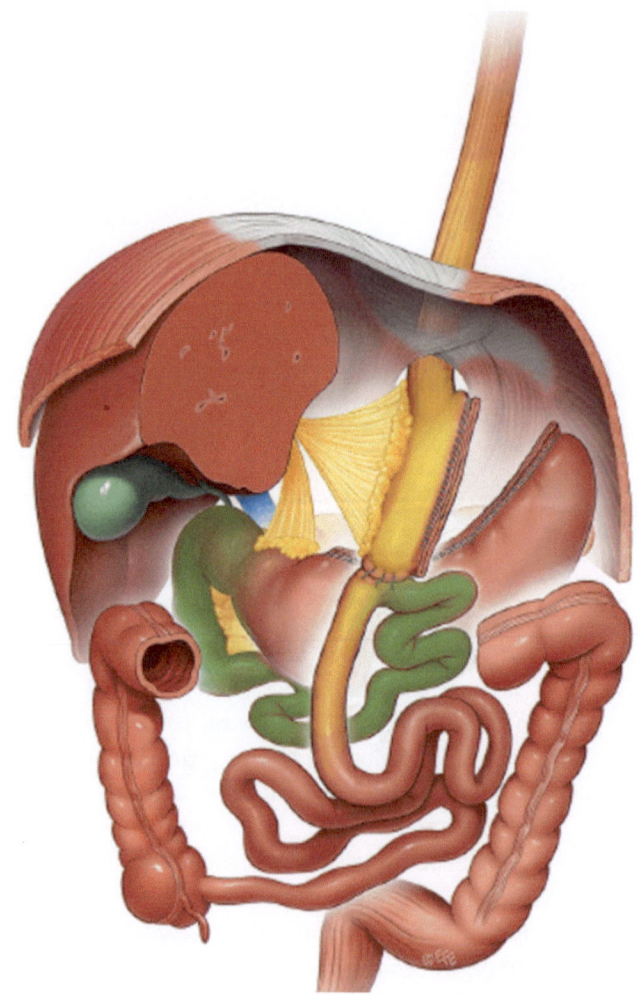

Abb. 3.10 Kombiniertes Verfahren (restriktiv und malabsorptiv): Anlage eines relativ langen, schlauchförmigen Magenpouches, Hochzug einer distalen Jejunumschlinge als biliopankreatischer Schenkel (grün) an den Pouch und Herstellung einer Poucho-Jejunostomie (150–200 cm). Distal der Anastomose bildet der restliche Dünndarm den sogenannten Common Channel (viszeralchir. Nomenklatur: abführende Schlinge) Nahrung wird direkt unterhalb des Magenpouches mit Verdauungssäften aus der zuführenden Schlinge vermischt. Bild: Leihgabe IFSO: Atlas of Bariatric and Metabolic Surgery

Operation nur am Magenpouch eine singuläre Anastomose ausgeführt werden. Hieraus ergibt sich bereits die erste spezifische Indikation.

Bei Patienten mit einer Super-Adipositas (BMI > 50 kg/m^2) ist die Durchführung eines RYGB technisch häufig extrem herausfordernd, insbesondere, wenn es sich um eine betont abdominelle Fettansammlung handelt (androider Fettverteilungstyp). Dadurch ist der intraabdominale Raum extrem eingeschränkt durch ein kräftiges Omentum und Mesenterium und die zumeist anzutreffende Hepatomegalie. Dies macht die Durchführung einer Entero-Enterostomie sehr schwierig, wie sie naturgemäß beim RYGB im linken Mittel- oder Unterbauch zu liegen kommt.

▶ **Wichtig** Eine signifikante technische Vereinfachung bietet in beengter anatomischer Situation der OAGB/MGB, da die OP nur am Magen im Oberbauch ausgeführt werden muss. Dies ist meist auch bei sehr eingeschränkten Raumverhältnissen bei Patienten mit einer Hepatomegalie und hochvolumigem Omentum (Super-Adipositas) mit laparoskopischem Zugang technisch möglich.

Vor dem OAGB/MGB war unter solchen Bedingungen als alternatives Operationsverfahren nur der Schlauchmagen möglich und es musste schon initial ein mehrschrittigen Verfahrens mit weiteren Eingriffen geplant werden.

▶ **Wichtig** Durch die deutlichere Malabsorption des OAGB/MGB sehen viele Autoren einen Vorteil in der signifikanteren Gewichtsreduktion, die mit diesem Eingriff erreicht werden kann. Ebenso vorteilig beurteilt werden die beschriebenen höheren Diabetesremissionsraten (Ruiz-Tovar et al. 2019; Castro et al. 2020).

Dies führt zu der weiteren spezifischen Indikation – wie bereits erwähnt und analog zum RYGB – nämlich die operative Behandlung von Patienten mit Adipositas und einem komorbiden Diabetes mellitus Typ 2 im Sinne einer metabolischen Operation.

Der OAGB/MGB stellt aufgrund der Exklusion des Restmagens, ebenso wie der RYGB, den Pylorus außer Funktion und stellt damit ebenfalls ein sogenanntes Niederdrucksystem dar. Damit stellt der gastroösophageale Reflux keine harte Kontraindikation dar, denn die im Pouch gebildete Säure kann theoretisch ungehindert in den Dünndarm abfließen. Die zweite, signifikantere Komponente einer GERD stellt jedoch die inkompetente Funktion des unteren Ösophagusschließmuskels (UÖS) dar, die den Rückfluss von Mageninhalt in die Speiseröhre verhindern soll. Liegt ein inkompetenter UÖS vor, sollte man zur Verhinderung von Gallenreflux die Indikation eines OAGB/MGB zumindest genau überdenken. Gallensaft im Magenpouch ist unproblematisch und wird regelhaft beobachtet. Umso problematischer wird aszendierender Gallenreflux in den Ösophagus beurteilt.

▶ **Wichtig** Eine strikte Kontraindikation dagegen stellt eine fehlende Patienten-Compliance bezüglich der lebenslang notwendigen Vitamin- und Mineralstoffsupplementation (Kapitel X) dar. Aufgrund des ausgeprägten malabsorptiven Charakters der Operation kann eine Supplementierung in keinem Fall ausgesetzt werden, ohne zu ausgeprägten, möglicherweise lebensbedrohlichen Vitamin und Mineralstoffmängeln zu führen.

3.3.2 OAGB/MGB – Operationsablauf

Im Abstand von 15 cm (versus 5 cm beim RYGB) aboral des ösophago-gastralen Überganges und unterhalb des untersten Pes anserinus-Astes (Krähenfuß) erfolgt kleinkurvaturseitig das Eingehen in die Bursa omentalis.

Hier wird der Magen dann mit einem 45 mm Magazin (versus 30 mm beim RYGB) ab gestapelt. Die Platzierung des zweiten Magazins erfolgt im Verlauf parallel zur großen Kurvatur und in Richtung der Milz.

Auch beim OAGB/MGB erfolgt das Kalibrieren des Pouches in den meisten Fällen mit einer 36 Charrière (1,2 cm) Magensonde. Parallel zu dieser Sonde erfolgt die Komplettierung nach kranial bis zur vollständigen Trennung vom Restmagen, sodass ein schlauchförmiger, ca. 50 ml (versus 25 ml beim RYGB) fassender Magenpouch resultiert. In der korrekten Technik verbraucht dabei die Pouchbildung des OAGB ebenso viele Klammernaht-Magazine wie die SG. Anschließend erfolgt am distalen Ende die ca. 1 cm messende Eröffnung des Pouches.

Vom Treitz'schen Ligament her wird anschließend das Jejunum abgemessen (150/200 cm). Eine entsprechende, mobile Jejunumschlinge wird spannungsfrei antekolisch und antegastrisch zum Magenpouch hochgeführt. Dabei kommt die biliopankreatische Schlinge (zuführende Schlinge) links und der Common Channel (abführende Schlinge) rechts zu liegen. So positioniert erfolgt die Linearstapler-Anastomose mit einem 45 mm Magazin (weitere Anastomose im Vergleich zum RYGB).

Die Kalibrierungssonde wird nun in den Dünndarm vorgeschoben und die Anastomose ventral per laparoskopischer, fortlaufender Handnaht vollständig verschlossen.

3.3.3 OAGB/MGB – typische spezifische perioperative Risiken

Die spezifischen perioperativen Risiken entsprechen denen des RYGB, dabei ist die Wahrscheinlichkeit einer Striktur aufgrund der breiteren Anastomose beim OAGB/MGB geringer als beim RYGB.

Ein spezifisches perioperatives Risiko ergibt sich bei dem OAGB/MGB durch die relativ distale platzierte Eröffnung der Bursa omentalis und die Formierung des Magenpouches von hier aus.

Zwei Magazine werden so platziert, dass eine etwas verbreiterte, keilförmige Basis resultiert, die an das Nackenschild einer Kobra erinnert und daher so benannt ist – der sogenannte Cobra-Head (Abb. 3.11). Beim Platzieren dieser beiden Magazine im Bereich des Übergangs von Magencorpus zu Magenantrum muss darauf geachtet werden, dass das zweite Magazin nicht zu nahe an die große Kurvatur vorgeschoben wird und so zu einer Abflussbehinderung im Restmagen (remnant stomach) führen würde (Abb. 3.11). Die daraus sich relativ schnell entwickelnde Symptomatik würde der einer Restmagendilation beim RYGB ähneln. Diese Situation würde die umgehende chirurgische Sanierung erfordern.

In den Anfangszeiten dieses OP-Verfahrens wurde der Pouch oft noch zu breit angelegt, sodass ein relativ großes Pouchvolumen mit einer signifikanten residualen Säureproduktion resultierte. Anastomosen- und Dünndarmulzerationen entwickelten sich deshalb

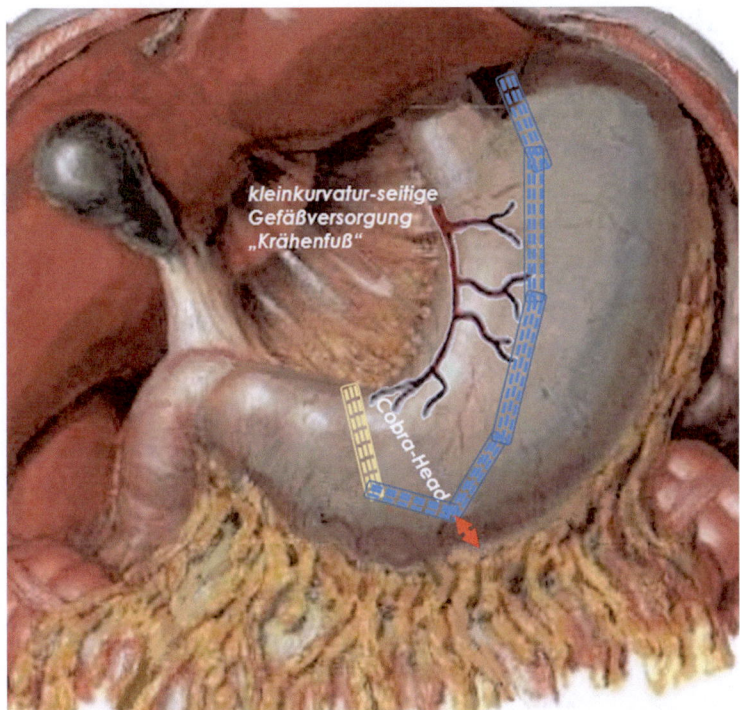

Abb. 3.11 OAGB/MGB mit Darstellung der Dissektionslinie, beginnend mit dem „Cobra-Head" und der sich anschließenden vertikalen Nahtreihe. Der rote Pfeil signalisiert die Distanz, auf die geachtet werden muss, um eine Abflussbehinderung des Restmagens zu verhindern

gegebenenfalls auch schon in der perioperativen Phase. Heute, mit dem definierten, engen und schlauchförmigen Pouch, ist dies ein deutlich selteneres Ereignis als noch vor 5–6 Jahren.

Vergleich der drei Operationsverfahren: Diabetesremission (Laferrère und Patou 2018)

	SG (n = 83)	RYGB (n = 152)	OAGB/MGB (n = 123)
1 Jahr	81,9 %	83,6 %	91,9 %
2 Jahre	79,5 %	83,6 %	91,9 %
5 Jahre	75,9 %	80,3 %	89,4 %

Vergleich der drei Operationsverfahren: BMI (Laferrère und Patou 2018)

	SG (n = 83)	RYGB (n = 152)	OAGB/MGB (n = 123)
Ausgangs BMI	43,5 ±10,2	44,1 ±11,6	42,1 ±11
1 Jahr	31,3 ±7,2	30,4 ±6,9	24,7 ±5,8
2 Jahre	29,4 ±5,7	28,8 ±5,2	24,8 ±5,3
5 Jahre	32,4 ±5,7	30,9 ±5,9	25,9 ±5,9

3.4 SADI-S, ein malabsorptives Operationsverfahren: Single-Anastomosis Duodeno-Ilealer Bypass mit Sleeve Gastrectomy

Der SADI-S (Abb. 3.12) ist per Definition eine Biliopankreatische Teilung. Die klassischen BPD- Verfahren wurden im Kapitel der historischen Verfahren bereits vorgestellt. Im Unterschied zu den beiden bekannten BPDs hat der SADI-S eine Loop-Rekonstruktion (Ω-Rekonstruktion) und der Common Channel wird signifikant länger

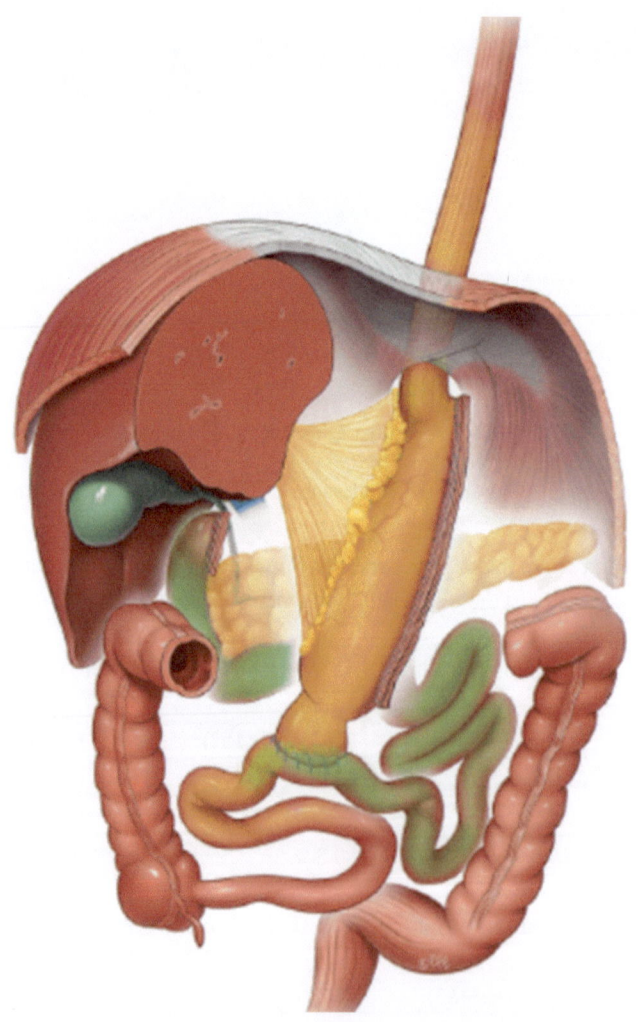

Abb. 3.12 SADI-S: Abwandlung der BPD-DS mit postpylorischer Billroth-II (Loop-) Anastomose. Der Common Channel war initial 200 cm und wird jetzt mit 300 cm empfohlen. Bild: Leihgabe IFSO: Atlas of Bariatric and Metabolic Surgery

angelegt. Initial waren es 200 cm. Dennoch konnten auch mit dieser Länge noch deutliche Mangelerscheinungen nachgewiesen werden, sodass zunächst auf 250 cm und schließlich auf 300 cm verlängert wurde, um so Symptome eines iatrogenen Kurzdarmsyndroms zu vermeiden (Felsenreich et al. 2021).

Literatur

Aurora AR, Khaitan L, Saber AA (2012) Sleeve gastrectomy and the risk of leak: a systematic analysis of 4,888 patients. Surg Endosc 26(6):1509–1515

Baud G, Daoudi M, Hubert T, Raverdy V, Pigeyre M, Hervieux E et al (2016) Bile Diversion in Roux-en-Y gastric bypass modulates sodiumdependent glucose intestinal uptake. Cell Metab 23:547–553

Berry R, Miyagawa T, Paskaranandavadivel N et al (2016) Functional physiology of the human terminal antrum defined by high-resolution electrical mapping and computational modeling. Am J PhysiolGastrointest Liver Physiol 311(5):G895–G902

Burla L, Weibel P, Baum C, Huber M, Gürtler T, Weber M (2020) Linear versus Circular Stapler for Gastrojejunal Anastomosis in Laparoscopic Roux-En-Y Gastric Bypass: An Analysis of 211 Cases. Surg Res Pract 30(2020):4090797

Castro MJ, Jimenez JM, Carbajo MA, Lopez M, Cao MJ, Garcia S, Ruiz-Tovar J (2020) Long-Term Weight Loss Results, Remission of Comorbidities and Nutritional Deficiencies of Sleeve Gastrectomy (SG), Roux-En-Y Gastric Bypass (RYGB) and One-Anastomosis Gastric Bypass (OAGB) on Type 2 Diabetic (T2D) Patients. Int J Environ Res Public Health 17(20):7644. https://doi.org/10.3390/ijerph17207644

Contival N, Menahem B, Gautier T, Le Roux Y, Alves A (2018) Guiding the non-bariatric surgeon through complications of bariatric surgery. J Visc Surg 155(1):27–40

De Luca M, Angrisani L, Himpens J, Busetto L, Scopinaro N, Weiner R, Sartori A, Stier C, Lakdawala M, Bhasker AG, Buchwald H, Dixon J, Chiappetta S, Kolberg HC, Frühbeck G, Sarwer DB, Suter M, Soricelli E, Blüher M, Vilallonga R, Sharma A, Shikora S (2016) Indications for surgery for obesity and weight-related diseases: position statements from the International Federation for the Surgery of Obesity and Metabolic Disorders (IFSO). Obes Surg 26(8):1659–1696

Diabetes Research Network (2012) National Institute for Health Research. Sgromo et al., Oxford University

Felsenreich DM, Langer FB, Eichelter J et al (2021) Bariatric surgery- how much malabsorption do we need? – a review of various limb lengths in different bariatric procedure. J Clin med 10(4):674

Feng JJ, Gagner M (2002) Laparoscopic biliopancreatic diversion with duodenal switch. Semin Laparoscop Surg 9(2):125–129

Gagner M, Hutchinson C, Rosenthal RJ (2016) Fifth international consensus conference: status of sleeve gastrectomy. Surg Obes Relat Dis 12(49):750–756

Gomes M, Ramacciotti E, Miranda F Jr et al (2009) Vascular flow of the gastric fundus after arterial devascularization: an experimental study. J Surg Res 152:128–134

Laferrère B, Pattou F (2018) Weight-independent mechanisms of glucose control after Roux-en-Y gastric bypass. Front Endocrinol (Lausanne) 10(9):530

Melissas J, Braghetto I, Molina JC et al (2015) Gastroesophageal reflux disease and sleeve gastrectomy. Obes Surg 25(12):2430–2435

Meyer G, Stier C, Markovsky O (2009) Postoperative Komplikationen beim laparoskopischen Roux-Y-Magenbypass in der Adipositaschirurgie [Postoperative complications after laparoscopic Roux-en-Y gastric bypass in bariatric surgery]. Obes Facts 2 Suppl 1(Suppl 1):41–48

Natoudi M, Panousopoulos SG, Memos N, Menenakos E, Zografos G, Leandros E, Albanopoulos K (2014) Laparoscopic sleeve gastrectomy for morbid obesity and glucose metabolism: a new perspective. Surg Endosc 28(3):1027–1033

Peterli R, Wölnerhanssen BK, Peters T, Vetter D, Kröll D, Borbély Y, Schultes B, Beglinger C, Drewe J, Schiesser M, Nett P, Bueter M (2018) Effect of laparoscopic sleeve gastrectomy vs laparoscopic roux-en-Y gastric bypass on weight loss in patients with morbid obesity: the SM-BOSS randomized clinical trial. JAMA 319(3):255–265

Pories WJ, Swanson MS, MacDonald KG, Long SB, Morris PG, Brown BM, Barakat HA, deRamon RA, Israel G, Dolezal JM, et al (1995) Who would have thought it? An operation proves to be the most effective therapy for adult-onset diabetes mellitus. Ann Surg 222(3):339–350; discussion 350–352

Ramos A, Kow L, Brown W, Welbourn R, Dixon J, Kinsman R, Walton P (2019) Fifth IFDO Global Registry Report. IFSO Global Registry

Ren CJ, Patterson E, Gagner M (2000) Early results of laparoscopic biliopancreatic diversion with duodenal switch: a case series of 40 consecutive patients. Obes Surg 16(6):514–523

Ruiz-Tovar J, Carbajo MA, Jimenez JM, Castro MJ, Gonzalez G, Ortiz-de-Solorzano J, Zubiaga L (2019) Long-term follow-up after sleeve gastrectomy versus Roux-en-Y gastric bypass versus one-anastomosis gastric bypass: a prospective randomized comparative study of weight loss and remission of comorbidities. Surg Endosc 33(2):401–410

Samakar K, McKenzie TJ, Tavakkoli A et al (2016) The effect of laparoscopic sleeve gastrectomy with concomitant hiatal hernia repair on gastroesophageal reflux disease in the morbidly obese. Obes Surg 26(19):61–66

Shikora SA, Mahoney CB (2015) Clinical benefit of Gastric Staple Line Reinforcement (SLR) in gastrointestinal surgery: a meta-analysis. Obes Surg 25(7):1133–1141. https://doi.org/10.1007/s11695-015-1703-x

Stenard F, Iannelli A (2015) Laparoscopic sleeve gastrectomy and gastroesophageal reflux. World J Gastroenterol 21(36):10348–10357

Yehoshua RD, Eidelman LA, Stein M et al (2008) Laparoscopic sleeve gastrectomy–volume and pressure assessment. Obes Surg 18(9):1083–1108

Pathophysiologie: Restriktion, duodenale Exklusion, Malabsorption

Christine Stier

Anfänglich wurde die Wirkweise der Operation in Restriktion und Malabsorption unterteilt und diese beiden Prinzipien als rein mechanischer Effekt interpretiert. Effektiv ist die Wirkweise adipositaschirurgischer Eingriffe allerdings multifaktoriell.

Wissenschaftliche Erkenntnisse zeigten, dass durch die Modifikation der Anatomie vielmehr zu veränderten neuronalen und hormonellen Signalen führt, die vor allem auf die zentrale Regulierung von Hunger und Sättigung wirken.

Die eigentliche Gewichtsreduktion beruht dabei auch nach der Operation letztendlich auf einer deutlichen und anhaltenden Kalorienreduktion. Dies kann exklusiv, effektiv und nachhaltig durch die chirurgischen Verfahren gewährleistet werden, da behandelte Patienten trotz der signifikanten Nahrungsrestriktion keinen Hunger und gleichzeitig eine schnelle Sättigung empfinden (Abb. 4.1).

Dadurch stellt Adipositaschirurgie heute die wirkungsvollste und nachhaltigste Therapie der krankhaften Adipositas dar, denn sie beeinflusst direkt die hypothalamische Balance zwischen Hunger und Sättigung. Über diese zentrale Wirkung wird offensichtlich auch die postoperative Nahrungspräferenz verändert, als Indikator einer ebenfalls anzunehmenden Beeinflussung des mesolimbischen Belohnungssystems (Clemmensen 2017). Dies ist die erfolgreiche Voraussetzung, um eine nachhaltige Gewichtsreduktion zu erreichen und im Anschluss an diese das erreichte Gewicht stabilisieren zu können. Die besondere Rolle des Duodenums in der Regulation des Metabolismus wurde erkannt und inzwischen nachgewiesen. Daher gilt die duodenale Exklusion mittlerweile als eigenständiges Wirkprinzip. Dennoch entspricht auch die duodenale Exklusion per Definition einer Malabsorption (siehe entsprechendes Kapitel).

C. Stier (✉)
Adipositas- und metabolische Chirurgie und Endoskopie, Sana Adipositaszentrum, Nordrhein Westphalen, Deutschland

© Der/die Autor(en), exklusiv lizenziert durch Springer-Verlag GmbH, DE, ein Teil von Springer Nature 2022
C. Stier und S. Chiappetta (Hrsg.), *Interdisziplinäre Langzeitbehandlung der Adipositas- und Metabolischen Chirurgie*, https://doi.org/10.1007/978-3-662-63705-0_4

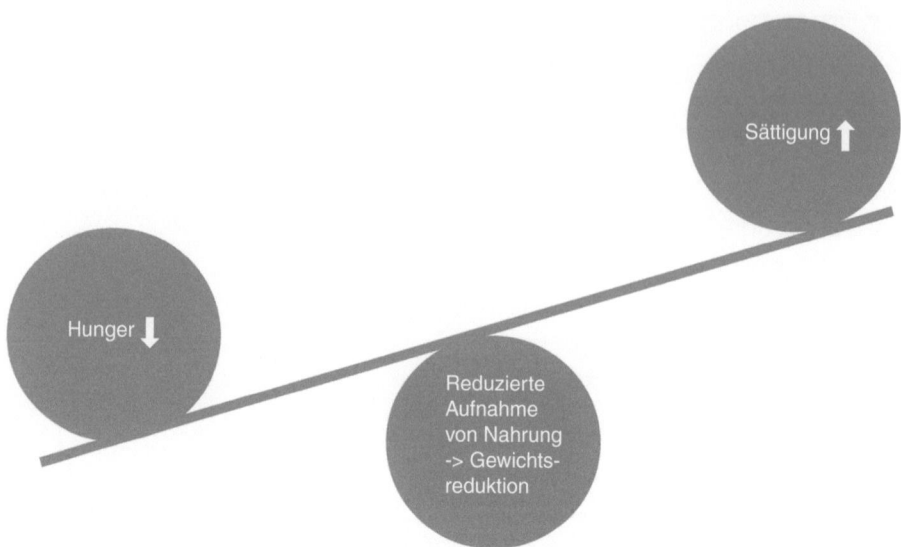

Abb. 4.1 Postoperativ signifikant reduzierter Hunger und schnelle Sättigung/Völlegefühl führen zu einer signifikant reduzierten Nahrungsaufnahme und damit zur Gewichtsreduktion

▶ **Wichtig** Adipositaschirurgie beeinflusst die sogenannte Gut-Brain-Axis in einer Weise, dass der Magen-Darm-Trakt heute als allumfassendes Zielorgan der Adipositastherapie gilt (Clemmensen 2017).

4.1 Restriktion

Restriktion bedeutet wörtlich Beschränkung. Im Zusammenhang mit Adipositaschirurgie wird Restriktion als signifikante Volumenreduktion des Magens definiert. Dieses Prinzip liegt praktisch jedem modernen Adipositasverfahren zugrunde. Bei der Schlauchmagenbildung wird in der Längsachse entlang einer Kalibrierungssonde das Exzessvolumen reseziert, bei den Bypassverfahren der Pouch vom Restmagen getrennt. So resultiert beim Schlauchmagen ein verbleibendes Magenvolumen von ca. 80–100 mL und bei den Bypässen Volumina von ca. 25–40 mL beim RYGB und ca. 60–70 mL beim OAGB/MGB. Durch die daraus resultierende schnellere Dehnung der Wand des, jetzt signifikant kleineren Magens, wird sehr schnell nerval Sättigung, bzw. ein Völlegefühl vermittelt.

▶ **Wichtig** Restriktion ist ein Grundprinzip praktisch jeder modernen adipositaschirurgischen Operation.

Die Areale des Magens, wo in den Belegzellen Ghrelin – das Hungerhormon – gebildet wird, sind entfernt (SG) oder aus der Nahrungspassage exkludiert (Bypassverfahren).

Die Vorstellung der frühen Tage der Adipositaschirurgie, dass die hypothetische, adipositasassoziierte Hyperphagie (Hyperalimentation) chirurgisch nicht beeinflusst werden könnte, hat sich damit nicht bestätigt und wurde widerlegt.

▶ **Wichtig**
Eine therapeutische Modifikation in Richtung sehr schneller Sättigung trotz kleiner Nahrungsvolumina und die generelle Reduktion des Hungergefühls kann so durch Reduktion des Magenvolumens (Restriktion) indiziert werden.
Dabei begrenzt das reduzierte Magenvolumen die Nahrungsaufnahme nicht mechanisch, sondern vermittelt vielmehr neuronal und hormonell Sättigung.

Dennoch ist Volumen nicht gleich Volumen, denn die Entleerungsgeschwindigkeit aus dem Magen, bzw. die Verweildauer der Nahrung im Magen (engl. gastric accomodation) spielt ebenfalls eine signifikante Rolle. Je langsamer der Magen entleert und je länger er gefüllt bleibt (Depot-Wirkung), umso länger besteht ein anhaltendes und nachhaltiges Sättigungsgefühl.

Die Entleerungsgeschwindigkeit und damit reziprok der Füllungszustand, wird im natürlichen Magen durch den Pylorus determiniert. Beim Schlauchmagen ist der Pylorus weiterhin in Funktion und die Magenentleerung bleibt somit muskulär Sphinkter-kontrolliert, auch wenn sie grundsätzlich beschleunigt ist im Vergleich zum natürlichen Magen.

▶ **Wichtig** Sättigung hat zwei Aspekte: Sie entsteht durch Dehnung der Magenwand (Völlegefühl) und die Verweildauer der Nahrung im Magen (Depot-Wirkung).

Anders bei den Magenbypass-Verfahren. Hier wird die Entleerungsgeschwindigkeit durch die Weite, und damit dem Widerstand der Anastomose, zwischen Magenpouch und Jejunum bestimmt. Analog zum physikalischen Prinzip kann dies daher eher als Obstruktion oder obstruktive Wirkung der Anastomose bezeichnet werden. Weitet sich die Anastomose zu sehr, so kommt es zu einer signifikant beschleunigten Entleerung des Magenpouches mit schnellerem Verlust des Sättigungsgefühls (Verlust der Depot-Wirkung des Magens), und so wieder zu vermehrtem Hunger. Hieraus kann eine höhere Mahlzeitenfrequenz resultieren mit häufigerer und vermehrter Zufuhr von Nahrungsenergie. Ist die Anastomose so geweitet, dass es zu einer sturzartigen Entleerung des Mageninhaltes aus dem Pouch kommt – „nomen est omen" –, so kann dies zu den Symptomen eines Dumping Syndroms führen (entsprechendes Kapitel).

4.2 Malabsorption

Malabsorption und Maldigestion können zu nutritiven Mangelerscheinungen führen. Die Malabsorption ist ausschließlich als die Aufnahmeleistung des Dünndarms definiert.

▶ **Wichtig**
Malabsorption: bezeichnet die fehlende oder mangelhafte Aufnahme von Nahrungssubstraten aus dem Chymus (Nahrungsbrei).
   Maldigestion: ist gekennzeichnet durch eine unzureichende Aufspaltung bereits absorbierter Nahrung.

▶ **Wichtig** Im Zusammenhang mit adipositaschirurgischen Eingriffen, würde sich der Begriff der Malabsorption daher durch die Länge der aus der Nahrungspassage ausgeschalteten Dünndarmstrecke, und invers durch die verbleibende, funktionell intakte Resorptionsstrecke (Nahrung + Verdauungssäfte = Common Channel) ableiten lassen.

Das in den späten 1950er Jahren erste, mehr oder weniger standardisierte, adipositaschirurgische Operationsverfahren war, wie bereits beschrieben, der jejuno-intestinale Bypass. Dabei handelte es sich um ein hoch malabsorptives Verfahren, das aus heutiger Sicht einem ausgeprägten Kurzdarmsyndrom entspricht. 90–95 % des Dünndarms wurden aus der Nahrungspassage genommen. Die Anatomie des Magens wurde nicht verändert.

Zum Kurzdarmsyndrom, beziehungsweise zum Verlust von großen Teilen des Dünndarms, fanden sich bereits am Ende des 19. Jahrhunderts erste Publikationen mit Beschreibungen von Patienten, die diesen Zustand überlebt hatten (Johns Hopkins Hosp Rep 1896). Mögliche Konsequenzen und Auswirkungen auf den Stoffwechsel wurden erst ab 1925 vage beschrieben (Wildegans 1925) (Kunz 1928).

Die eigentliche Bezeichnung „Kurzdarmsyndrom" findet sich schließlich erstmals 1966 in einer Publikation von Shepard in der Zeitschrift „Annals of Surgery" im Zusammenhang mit einem chirurgischen Therapieansatz (Shepard 1966).

▶ **Merksatz**
Zu Beginn der Adipositaschirurgie in den fünfziger Jahren des 20. Jahrhunderts war das Kurzdarmsyndrom als Krankheitsbild noch überwiegend unbekannt.
   In dieser Unkenntnis stellte die maximale Verkürzung des Dünndarms – und damit der Resorptionsstrecke von Nahrung – das chirurgische Therapieziel dar.

Gemessen wurde bei den durchgeführten Operationen nur die Länge des noch verbleibenden resorptionsfähigen Dünndarmabschnittes, dem bereits erwähnten Common Channel, ungeachtet der Funktionalität der verschiedenen Dünndarmabschnitte. Dieses Messen der verbliebenen Resorptionsstrecke, ausgehend von der Bauhins'chen Klappe, manifestierte sich, wie bereits zuvor beschrieben, schließlich sogar in einer eigenen Klassifizierung von Operationsverfahren, den Biliopankreatischen Teilungen (BPD).

▶ **Merksatz** Die spezifische Funktionalität der einzelnen Dünndarmabschnitte war zu jener Zeit ebenfalls weitgehend unbekannt und erklärt die vereinfachte, mechanische Vorstellung der Wirkweise: „Je kürzer die verbleibende Resorptionsstrecke des Dünndarms, desto mehr Gewichtsverlust wird erreicht."

Die chirurgische Modifikation des Magen-Darm-Traktes in der Weise, dass die hypothetische, adipositasbedingte Hyperphagie limitieren hätte können, galt als nicht möglich. Dies führte damals zu dem fatalen Schluss, dass einzig die signifikante Verkürzung der Resorptionsstrecke eine chirurgisch umsetzbare Behandlungsoption darstelle. Es resultierte vor allem eine signifikante quantitative, aber auch qualitative Limitierung der Resorption.

Erstbeschreibungen von Todesfällen aufgrund eines malnutritiv induzierten Leberversagens, vor allem durch Proteinmangel, führte zum Umdenken und damit nach und nach zur Beendigung der Phase des Kurzdarmsyndroms (Malabsorption) als alleiniges chirurgisches Therapieziel (Nut Rev 1977; Whelan 1980).

Per Definition entspricht letztendlich die duodenale Exklusion ebenfalls einer Malabsorption. Micro- und Makronährstoffe werden deutlich eingeschränkter resorbiert als mit dem Duodenum in der Nahrungspassage. Allerdings entspricht sie nicht der Definition des Terminus technicus eines ausgeprägten Kurzdarmsyndroms. Dieses Prinzip der Kombination aus Restriktion und Malabsorption findet sich in der modernen Adipositaschirurgie wieder in den kombinierten Verfahren. Das Duodenum wird mit unterschiedlich langen anhängenden Strecken des Jejunums (biliopankreatischer Schenkel) aus der Nahrungspassage ausgeschaltet, um die Restriktion eines adipositaschirurgischen Eingriffs funktionell (hormonelle Modifikation) zu verstärken. Je nach Länge der Exklusion des biliopankreatischen Schenkels wirkt der Eingriff (z. B. OAGB/MGB oder Long-limb RYGB) mehr oder weniger deutlicher malabsorptiv.

▶ **Praxistipp**
Die Länge des biliopankreatische Schenkels (exkludiertes Duodenum mit unterschiedlich langen Strecken des Jejunums) kann bei den Magenbypass-Verfahren variieren.
RYGB: Von 50 cm (klassisch) bis 200 cm (Long-limb RYGB).
OAGB/MGB: Von 150 cm – 200 cm (klassisch) in seltenen Fällen auch länger.
Die Länge des biliopankreatischen Schenkels ist ein wichtiges Indiz, das in der Nachsorge immer bekannt sein muss, um die malabsorptive Wirkung eines Verfahrens und die daraus resultierenden, möglichen Mangelerscheinungen abschätzen zu können.

4.3 Duodenale Exklusion

Im duodenalen „C" schmiegt sich das Pankreas eng an das Duodenum an. Der Pankreasgang mündet gemeinsam, oder dicht benachbart mit dem Gallengang an der Papilla vateri (Abb. 4.2). Hier erfolgt nun die Vermischung des Nahrungsbreis (Chymus) mit den Verdauungssäften, und Fette, Proteine und komplexe Kohlenhydrate können so

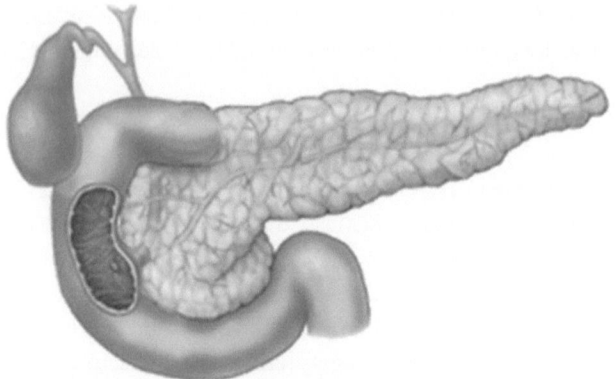

Abb. 4.2 Räumlich enge Beziehung zwischen Duodenum, Pankreas und Gallengang

aufgespalten, und für den Dünndarm resorbierbar gemacht werden. Gleichzeitig erfolgt eine hormonelle Rückmeldung über den Gehalt der Nahrung. Durch eine hohe intraluminale Konzentration von Glukose, Fett oder Aminosäuren im Dünndarm wird ein Inkretin, das glucoseabhängige insulinotrope Hormon (GIP) – ein gastrointestinales Hormon aus den K-Zellen (entero-endokrine Zellen) des Duodenums – freigesetzt. Es fördert die Ausschüttung von Insulin aus dem Pankreas. Zusätzlich hat GIP einen insulinsensibilisierenden Effekt an der Fettzelle (Zhou 2005) (Campell 2013). Ein weiteres gastrointestinales Hormon, Sekretin, wird aus den S-Zellen bei einem pH < 4.5 freigesetzt. Es hemmt die Magenentleerungsgeschwindigkeit, senkt die gastrale Magensäureproduktion, stimuliert das Pankreas, die Brunner'schen Drüsenzellen des Duodenums sowie die Funktion der Gallengänge, alkalisches Sekret in Form von Bikarbonat zu produzieren, um es ins Darmlumen zu sezernieren.

Die hormonelle Aktivität des Duodenums führte zur sogenannten „Foregut-Theorie". Diese postuliert, dass die Exklusion des Duodenums und anhängige Teile des oberen Dünndarms, durch resultierende hormonelle und vielleicht auch nervale Modifikationen, antidiabetisch wirken würde (Khwon et al. 2015). Demgegenüber steht die „Hindgut-Theorie" (Patriti et al. 2007), die besagt, dass das beschleunigte Ankommen unverdauter Nahrungsbestandteile im terminalen Ileum, wie nach adipositaschirurgischen Operationen zu erwarten, zu einer veränderten Stimulation der entero-endokrinen Zellen im unteren Dünndarm führe (GLP-1, PYY), und so eine wichtige Rolle in der Verbesserung des Diabetes mellitus spielen müsse. Mutmaßlich bewirkt gerade die duodenale Exklusion das schnellere Ankommen von Chymus im terminalen Ileum, und ist damit Ursache der hypothetischen Wirkung im distalen Dünndarm.

Es hat sich gezeigt, dass die Foregut Theorie nicht zu trennen ist von der Hindgut-Theorie und sich die Wirkweise – soweit bekannt – wahrscheinlich aus beiden zusammensetzt, einer multi-hormonellen Wirkung, erzielt durch die chirurgische Modifikation des Gastro-Intestinal-Traktes.

4 Pathophysiologie: Restriktion, duodenale Exklusion, Malabsorption

▶ **Merksatz**

Foregut- (Duodenum) und Hindgut (Terminales Ileum) Theorie:
Beide Abschnitte im Dünndarm produzieren über spezialisierte entero-endokrine Zellen (K-Zellen; L-Zellen) gastrointestinale Hormone (Inkretine). Hieraus haben sich zunächst konkurrierende Theorien als Auslöser der Diabetesremission nach Bariatrischen Operationen entwickelt.

Tab. 4.1 Wichtigste Entero-Endokrine Zellen und Hormone des Dünndarms (Abb. 4.3 und 4.4)

Bezeichnung	Hormon	Wirkung	Lokalisation
I-Zelle	CKK (Cholezystokinin)	• Stimuliert die Kontraktion der glatten Muskulatur der Gallenblasenwand; • Senkt den Tonus des M. Sphinkter oddi • Stimuliert die Enzymproduktion der exokrinen Pankreaszellen • Senkt die HCl-Produktion der Parietalzellen • Hemmt die Magenentleerung • Bindet an CKK-Rezeptoren des Gehirns und des N. vagus und vermittelt Sättigung	Duodenum, Jejunum
K-Zelle	GIP (Gastrointestinales Polypeptid)	• Stimuliert Glukose-abhängig die Freisetzung von Insulin • Hemmt die Magenmotilität	Duodenum
L-Zelle	GLP-1 (Glucaon-like peptide-1)	• Senkt die Glukoseproduktion in der Leber • Senkt die Insulinresistenz (Leber, Muskulatur) • Steigert die Insulin-Synthese • Hemmt die Glukagonausschüttung • Führt zur Proliferation der ß-Zellen des Pankreas • Vermittelt zentral Sättigung	Ileum, Kolon
	GLP-2 (Glucaon-like peptide-2	• Steigert die Proliferation des Darmepithels • Reduziert den Knochenabbau • Senkt die Peristaltik des Magens	
	PYY (Peptid YY)	• Senkt die Insulinresistenz • Hemmt die Magenmotilität • Hemmt die Sekretion des Magens • Hemmt die exokrine Sekretion des Pankreas • Senkt die Magenentleerungsgeschwindigkeit • Steigert das Sättigungsgefühl	
	OXM Oxyntomodulin	• Stimuliert den GLP-1 Rezeptor • Stimuliert den Glukagonrezeptor • Reduziert die Nahrungsaufnahme • Korreliert positiv mit dem BMI • Zeigt erhöhte Spiegel bei einer Fettleber und bei Diabetes mellitus	

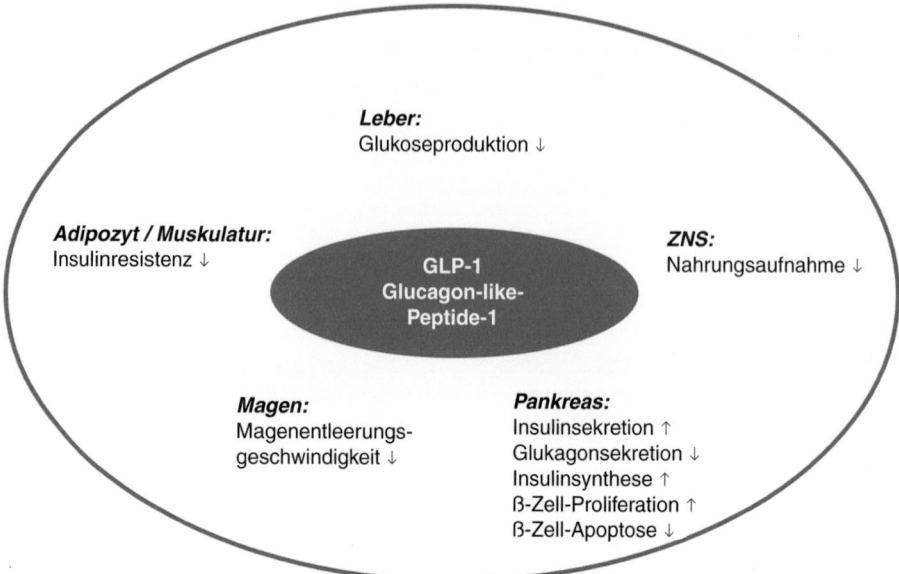

Abb. 4.3 Wirkspektrum von GLP-1

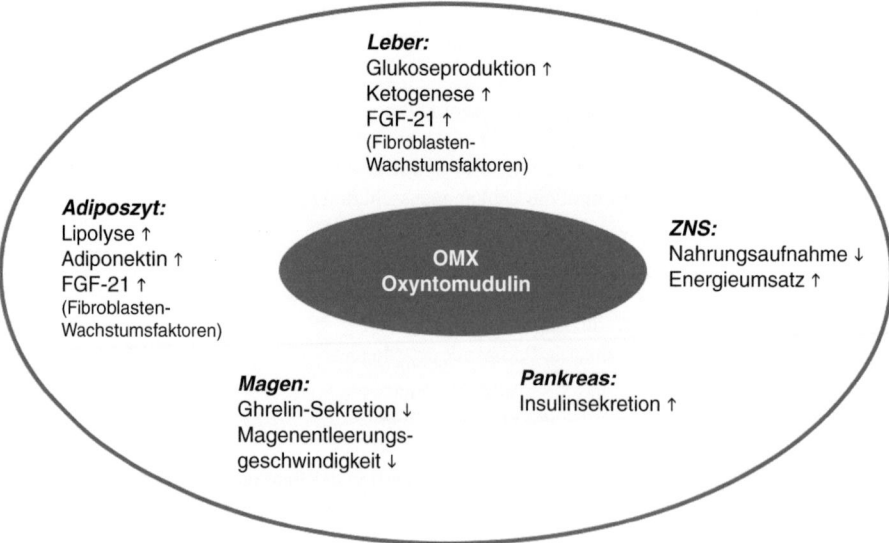

Abb. 4.4 Wirkspektrum von Oxyntomodulin

Es hat sich allerdings gezeigt, dass Foregut-Theorie und Hindgut-Theorie eng miteinander verknüpft sind und das Zusammenspiel die multi-hormonelle Wirkung der chirurgischen Eingriffe wiederspiegelt. (Tab. 4.1)

Für die duodenale Exklusion selbst existiert ein praktikables in vivo Modell, der Duodeno-Jejunalen Bypass Liner (DJBL). Dies ist ein endoskopisches Verfahren, bei dem im Bulbus duodeni einen 60 cm langen, impermeablen Teflonschlauch verankert wird, der dazu führt, dass die Nahrung in dessen Lumen nach distal transportiert wird – strikt getrennt von den Verdauungssäften – die außen am Schlauch entlang fließen. Dieses Verfahren wurde entwickelt als endoskopisches Mimikri des RYGB. Im klinischen Alltag hat sich gezeigt, dass durch die Behandlung mit einem DJBL vergleichbare Diabetes-Remissionsraten erzielt werden konnten, wie mit der Bypassoperation, allerdings ohne die operativ erreichte Gewichtsreduktion. Dies demonstriert, dass die „Foregut-Theorie" ihren Stellenwert hat und das Duodenum ein metabolisch wichtiges Zielorgan zu sein scheint, auch, wenn bisher die antidiabetische Wirkung der duodenalen Exklusion noch immer nicht vollständig geklärt ist.

Resümee

- Die Wirkweise adipositaschirurgischen Operationen beruht zunächst auf der Verringerung des Magenvolumens, die eine frühe Sättigung induziert. Hierdurch kann die Aufnahme von Nahrungsenergie ohne quälenden Hunger signifikant reduziert werden.
- Die duodenale Exklusion führt zu einer multifaktoriellen Modifikation der gastrointestinalen Hormonantwort und wirkt je nach Länge des biliopankreatischen Schenkels zudem mehr oder weniger malabsorptiv.
- Die solitäre Malabsorption im Sinne des Kurzdarmsyndroms stellt heute adäquates Wirkprinzip mehr dar in der Adipositaschirurgie.

Literatur

Campbell JE, Drucker DJ (2013 Jun 4) Pharmacology, physiology, and mechanisms of incretin hormone action. Cell Metab 17(6):819–837

Clemmensen C, Müller TD, Woods SC et al (2017) Gut-brain cross-talk in metabolic control. Cell 168(5):758–774

Intestinal adaptation and hepatic decompensation after jejunoileal bypass for morbid obesity. (1977) Nutr Rev. 35(2):43–5

Jirapinyo P, Haas AV, Thompson CC (2018 May) Effect of the Duodenal-Jejunal bypass liner on glycemic control in patients with type 2 diabetes with obesity: A meta-analysis with secondary analysis on weight loss and hormonal changes. Diabetes Care 41(5):1106–1115

Kunz H, Molitor H (1928) On the causes and treatment of nutritional disturbances after excessive resections of the small intestine. Arch f.exper Path u Pharmakol 132:50

Kwon Y, Abdemur A, Lo Menzo E, Park S, Szomstein S, Rosenthal RJ (2014) The foregut theory as a possible mechanism of action for the remission of type 2 diabetes in low body mass index patients undergoing subtotal gastrectomy for gastric cancer. Surg Obes Relat Dis. Mar-Apr;10(2):235–242

Patriti A, Aisa MC, Annetti C, Sidoni A, Galli F, Ferri I, Gullà N, Donini A (2007) How the hindgut can cure type 2 diabetes. Ileal transposition improves glucose metabolism and beta-cell function in Goto-kakizaki rats through an enhanced Proglucagon gene expression and L-cell number. Surgery. 142(1):74–85

Reversal f the intestine. Johns Hopkins Hosp Rep 1896; 1:93

Shepard D (1966) Antiperistaltic bowel segment in the treatment of the short bowel syndrome. Ann Surg 136:850

Whelan G, Wood B (1980 Oct) The metabolic consequences of jejunoileal bypass for obesity. Aust N Z J Surg 50(5):520–524

Wildegans H. Disturbances of metabolism after excessive resections of the small intestine. Deut. Med. Wchnschr. 1925; 61(JAMA 1925; 85:1436: 1558)

Zhou H, Yamada Y, Tsukiyama K, Miyawaki K, Hosokawa M, Nagashima K, Toyoda K, Naitoh R, Mizunoya W, Fushiki T, Kadowaki T, Seino Y (2005 Sep 30) Gastric inhibitory polypeptide modulates adiposity and fat oxidation under diminished insulin action. Biochem Biophys Res Commun 335(3):937–942

Nachsorgeintervalle und Schwerpunkte

5

Christine Stier

Die Nachsorge (NS) nach adipositaschirurgischen Eingriffen ist in Deutschland bisher nicht geregelt, auch wenn der Bedarf aufgrund steigender Operationszahlen exponentiell anwächst. Die lebenslange Notwendigkeit der NS ist entsprechend der Leitlinien unumstritten festgelegt und Struktur und Inhalt im Grunde klar definiert. Daher eignet sich der Begriff „Langzeitbetreuung" besser zur Definition der benötigten erforderlichen multidisziplinären ärztlichen Betreuung der betroffenen Patienten. Bisher erfolgt diese Nachbetreuung der Patienten fast ausschließlich in dem Adipositaszentrum, welches die adipositaschirurgische Operation durchgeführt hat, und in den überwiegenden Fällen durch die ausführenden Chirurgen selbst, unter Einbindung von Ernährungsfachkräften.

Die nationale S3-Leitlinie statuiert unter Punkt 3.1.3, Multidisziplinäres bariatrisches Behandlungsteam, folgende Empfehlung (S3-Leitlinie: Chirurgie der Adipositas und metabolischer Erkrankungen. Version 2.3 AWMF-Register Nr. 088–001):

Das interdisziplinäre Team zur Behandlung von Patienten mit Adipositas (prä- und perioperative Betreuung, Indikationsstellung zum adipositaschirurgischen oder metabolischen Eingriff, postoperative Nachsorge) soll aus folgenden Mitgliedern bestehen:

a. in adipositaschirurgischen bzw. metabolischen Eingriffen kompetenter Chirurg
b. in adipositaschirurgischen bzw. metabolischen Eingriffen kompetenter Internist/Hausarzt/Ernährungsmediziner
c. Mental Health Professional mit adipositaschirurgischer Erfahrung

---

C. Stier (✉)
Adipositas- und metabolische Chirurgie und Endoskopie, Sana Adipositaszentrum, Nordrhein Westphalen, Deutschland

d. Ernährungsfachkraft oder Ernährungsmediziner mit adipositaschirurgischer Erfahrung
e. in der Diabetologie versierter Arzt (Diabetologe), wenn Eingriffe im Sinne der metabolischen Chirurgie wegen eines vorbestehenden Typ 2 Diabetes geplant sind.

▶ **Wichtig** Würde man hier eine Parallele zu Patientengruppen mit anderen, vergleichbaren schweren, chronischen oder onkologischen Erkrankungen ziehen, die sich ebenfalls oft einer Operation unterziehen müssen, so fiele auf, dass die Nachbetreuung all dieser Patientengruppen bei Weitem nicht in einem vergleichbaren Maße reglementiert ist.

Diese Empfehlung einer multidisziplinären Betreuung findet sich analog in allen drei geltenden, publizierten Leitlinien. Bisher sind niedergelassene Kollegen zu wenig eingebunden, bzw. können aufgrund fehlender Abrechenbarkeit nicht eingebunden werden.

Die Betreuung anderer chronisch kranker Patienten findet zumeist im kassenärztlichen Bereich durch die entsprechenden Facharztdisziplinen statt (Gastroenterologen, Onkologen, etc.), in manchen Fällen auch durch einen spezialisierten Hausarzt. Im Gegensatz dazu ist die Adipositastherapie bisher überwiegend nicht kassenärztlich – sprich budgetkonform – geregelt, obwohl Adipositas bereits im Jahr 2000 durch die WHO als chronische Krankheit anerkannt wurde.

▶ **Merksatz** Im Jahr 2006 forderte die WHO alle Europäischen Mitgliedstaaten auf Adipositas als chronische Erkrankung anzuerkennen.

▶ **Merksatz** Im allgemeinen Bewusstsein sitz dagegen immer noch unnachgiebig das stigmatisierende Vorurteil, dass Adipositas selbstverschuldet sei durch einen Mangel an Disziplin und Maßlosigkeit/Völlerei und damit wird die Lösung des Problems der Patienteneigenverantwortung zugeschoben.

Die ersten Schritte, Adipositas vorurteilsfrei als eine chronische Krankheit zu prägen, waren die Entwicklung evidenzbasierter, medizinischer Leitlinien. Die erste Leitlinie wurde 1991 vom National Institute of Health (NIH) erstellt.

Eingeschlossen in den aktuellen Leitlinien (untenstehend) sind wissenschaftsbasierte Vorgaben für Frequenz und Form der Langzeitbetreuung:

- Deutschland die Deutsche Gesellschaft für Allgemein- und Viszeralchirurgie (DGAV)
- Europa die European Association for the Study of Obesity (EASO)
- USA die American Society for Metabolic and Bariatric Surgery (ASMBS)
- Global die International Federation for Surgery of Obesity and Related Diseases (IFSO)

(DGAV 2018; Di Lorenzo 2020; Mechanik 2020).
Diese sollen in im Folgenden dargestellt werden.

5 Nachsorgeintervalle und Schwerpunkte

5.1 Nachsorgeintervalle

▶ **Wichtig**
Die nationale S3-Leitlinie statuiert unter Punkt 7 Nachsorge (7.3. Zeitpunkte der Nachsorge) folgende Empfehlung:
Nach allen adipositaschirurgischen/metabolischen Eingriffen…sollen zu folgenden Zeitpunkten eine Nachsorgeuntersuchung erfolgen:
nach einem, drei, sechs, zwölf, 18, 24 Monaten und dann jährlich.

Damit ist die Frequenz der zu leistenden NS nach adipositaschirurgischen Eingriffen in den Leitlinien definiert. Sie unterscheidet aber bisher nicht zwischen der – durch den Chirurgen durchzuführenden – rein chirurgischen (peri- oder kurz-postoperative Komplikationen/Probleme bezüglich des durchgeführten chirurgischen Eingriffes) NS, und der erforderlichen, dauerhaften Langzeitbetreuung im niedergelassen Bereich aufgrund des chronischen Charakters der Grunderkrankung und der postoperativen, permanenten Modifikation des Gastrointestinaltraktes.

Hintergrund zur Empfehlung der Frequenz der Nachsorgeintervalle
Der größte Gewichtsverlust wird innerhalb des ersten Jahres erzielt und hier vor allem in den ersten 6 Monaten. Anhand der untenstehenden Graphik ist zu erkennen, dass bereits 12 Monate nach der durchgeführten Operation (hier repräsentativ am Beispiel des RYGB) der sogenannte Nadir (niedrigstes postoperativ erreichtes Gewicht) erreicht wird und es ab dann gilt, dieses Gewicht zu stabilisieren. Daraus lässt sich erschließen, dass operierte Patienten innerhalb des ersten Jahres die meiste Unterstützung benötigen, um sich der neuen Situation anzupassen, insbesondere bezüglich Nahrungsunverträglichkeiten und möglichen anderen, aus der Operation resultierenden Beschwerden. (Abb. 5.1).

Frequenz der empfohlenen Nachsorgeintervalle im Vergleich zu technisch vergleichbaren Operationsverfahren
Um zurückzukommen auf das Beispiel anderer Patientengruppen mit schweren chronischen Erkrankungen: Ein vergleichbare chirurgisch-anatomische und metabolische Situation findet sich nach Teil- oder Komplettentfernung des Magens mit Passage-Rekonstruktion. Es versteht sich selbstredend, dass die eigentliche onkologische Situation zudem zu berücksichtigen ist. Die entsprechenden Leitlinien-Empfehlungen lauten:

Übersicht
Vergleichsbeispiel:
S3-Leitlinienempfehlungen Magenkarzinom (August 2019 AWMF-Registernummer 032/009OL):
Die strukturierte Nachsorge umfasst die klinische Kontrolle, endoskopische Kontrolle und Kontrolle mittels Bildgebung.

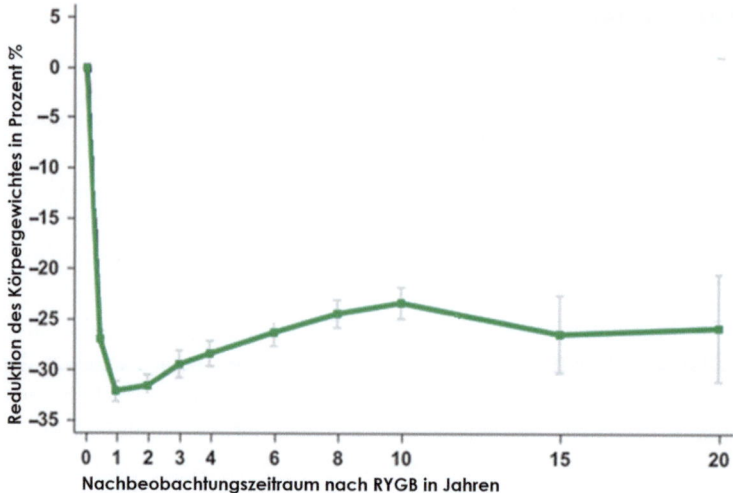

Abb. 5.1 Gewichtsverlauf am Beispiel des Roux-Y Magenbypasses (Daten extrahiert aus der Swedisch Obesity Study (SOS)

> Die Intervalle sollten in den ersten zwei Jahren zumindest halbjährlich und danach bis zum 5. Jahr jährlich betragen.
> Es gibt bislang keinen Nachweis einer Prognoseverbesserung durch Nachsorge. Nachsorgeuntersuchungen sollten an das Stadium der Erkrankung, an die persönliche Lebenssituation und die Bedürfnisse der Patienten angepasst werden (D'Ugo, D 2013; Baiocchi 2016). Die nutritive Komponente durch die Operation wird nicht erwähnt.

Nach adipositaschirurgischen Eingriffen sollen in den ersten beiden Jahren 6 Nachsorgeuntersuchungen und diese dann im Anschluss einmal jährlich lebenslang durchgeführt werden; nach Magenkarzinom-Eingriffen dagegen nur 4 mal, dann ebenfalls jährlich, allerdings limitiert auf fünf Jahre. Dieser Vergleich bezieht sich ausschließlich auf die ernährungstechnischen, nicht die onkologischen Konsequenzen durch die vorangegangene Operation.

Hier unterscheiden sich die beiden Leitlinien bezüglich der Nachsorge-Frequenz-Empfehlungen auf Basis der indizierenden Erkrankung, trotzdem die Operationsverfahren technisch vergleichbar sind. Im Gegensatz zum Magenkarzinom ist allerdings die Verbesserung des Outcomes nach adipositaschirurgischen Eingriffen durch die Langzeitbetreuung dokumentiert (Schwoerer 2017). Im nächsten Kapitel werden zudem Unterschiede bezüglich der empfohlenen Supplementation im Vergleich dargestellt werden.

Grundsätzlich lässt sich daraus schließen, dass adipositaschirurgische Patienten im Vergleich theoretisch nach der Operation eine hervorragende ärztliche Anbindung im Rahmen der Nachsorge-Untersuchungen erfahren.

Personelles Kapazitätsproblem durch die aktuelle Praxis

Die personelle Kapazität stellt gegenwärtig ein Problem dar. Die Anzahl der Nachsorgen, die durchzuführen sind steigen nahezu exponentiell an und bringen so Zentren für Metabolische und Adipositaschirurgie an die absolute Grenze der Leistungskapazität, insbesondere solche mit hoher Fallzahl und ausgewiesener Expertise (Exzellenzzentren > 200 Operationen/Jahr). Zudem wird die Nachsorge – wie bereits angesprochen – bisher nicht adäquat vergütet. Damit sind die personellen Ressourcen eines „High-Volume"-Zentrums überwiegend in der Nachsorge und nicht durch die Operationen gebunden. Eine Umstrukturierung dieser Nachsorge in den niedergelassenen Bereich, wie bei anderen chronischen Erkrankungen nach einer Operation, ist damit zukünftig unumgänglich. Dies soll die Abb. 5.2 verdeutlichen (Abb. 5.2).

5.2 Schwerpunkte

Die Schwerpunkte liegen im ersten Jahr der Nachsorge insbesondere in der Begleitung der Umstellung der operierten Patienten an die neue Situation. Die einzelnen Themen umfassen gastrointestinale Symptome wie Erbrechen, Schmerzen, Obstipation oder Diarrhoe, Makro- und Mikronährstoffmängel, und die Anpassungen von Medikamenten an die neue Resorptions-Situation. Grundsätzlich muss ein Monitoring der vorbestehenden Begleiterkrankungen mit Dokumentation von Verbesserung (Dosisreduktion von Medikamenten), Remission oder Rezidiv erfolgen. Insbesondere die Verbesserung

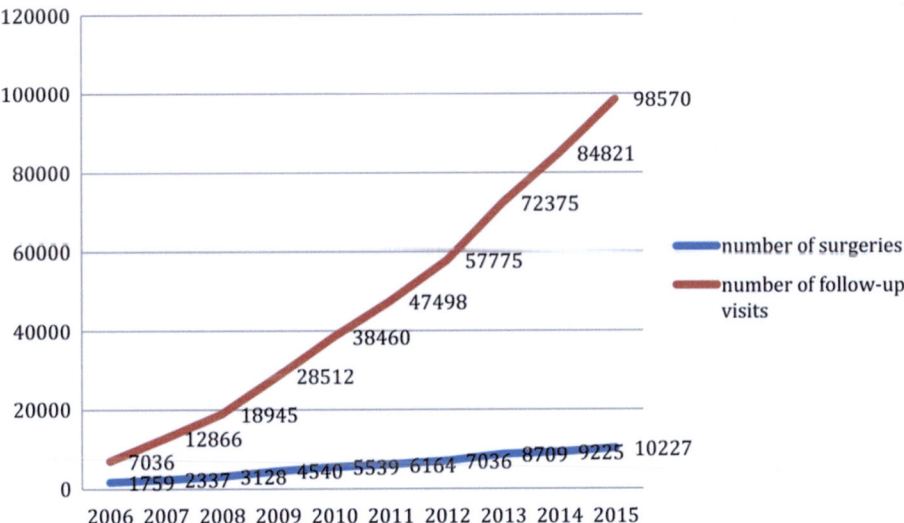

Abb. 5.2 Anzahl der Follow-Up Visiten basierend auf den Operationen in Deutschland durchgeführten adipositaschirurgischen Operationen zwischen 2006 und 2015 (Chiappetta 2017)

oder die Remission der Begleiterkrankungen qualifiziert neben dem Gewichtsverlust einen adipositaschirurgischen Eingriff als erfolgreich.

Die dann folgenden Jahre kreisen um die Stabilisierung des erzielten Therapieerfolges. Hierzu zählen das Monitoren von Langzeitkomplikationen sowie das frühzeitige Erkennen eines ungünstigen Verlaufes. Dies schließt eine Gewichtswiederzunahme, Makro- und Mikronährstoffmängel, das Dumping Syndrom, einen sogenannten „de-novo"-Reflux sowie neu auftretende psychische Probleme mit ein.

Die einzelnen Schwerpunkte werden in den nachfolgenden Kapiteln tiefergehend abgehandelt.

Resümee

- Leitliniengemäß sind adipositaschirurgische Patienten im Vergleich zu Patienten mit anderen schweren chronischen Erkrankungen postoperativ hervorragend angebunden.
- Es erfolgt eine lebenslange jährliche Nachbetreuung, die in den ersten zwei Jahren höherfrequent stattfindet mit insgesamt 6 regulären Follow-Up Visiten.
- Dabei umfasst die Nachsorge nicht nur rein chirurgische, sondern vielmehr multidisziplinäre Probleme.
- Die aktuelle Nachsorgepraxis muss allerdings neu gestaltet werden, entsprechend dem rapide steigenden Bedarf. Dies erfordert eine obligate Einbeziehung des niedergelassenen Bereichs. Ein gesundheitspolitisches Umdenken als auch ein Umdenken in der medizinischen Lehre mit Anerkennung der Adipositas als chronische Erkrankung ist daher unumgäglich.

Literatur

Baiocchi GL et al (2016) Follow-up after gastrectomy for cancer: the charter scaligero consensus conference. Gastric Cancer 19(1):15–20

Chiappetta S, Stier C, Weiner RA (2018 Jan) How can we manage long-term follow-up after obesity and metabolic surgery? Obes Surg 28(1):253–254

DGAV. S3-Leitlinie: Chirurgie der Adipositas und metabolischer Erkrankungen. Version 2.3 (Februar 2018) AWMF-Register Nr. 088–001

Di Lorenzo N, Antoniou SA, Batterham RL et al (2020 Jun) Clinical practice guidelines of the European Association for Endoscopic Surgery (EAES) on bariatric surgery: update 2020 endorsed by IFSO-EC. EASO and ESPCOP. Surg Endosc. 34(6):2332–2358

D'Ugo D et al (2013) Follow-up: the evidence. Dig Surg 30(2):159–168

Gebhart M. Nachsorge von bariatrischen Patienten [Medical Follow Up After Bariatric Surgery]. Ther Umsch. 2019 Sep;76(3):154–160. German. https://doi.org/10.1024/0040-5930/a001078. PMID: 31498047.

Mechanick JI, Apovian C, Brethauer S et al (2020 Apr) Clinical practice guidelines for the perioperative nutrition, metabolic, and nonsurgical support of patients undergoing bariatric procedures – 2019 update: Cosponsored by American Association of clinical endocrinologists/American college of endocrinology, the obesity society, American society for metabolic and bariatric surgery, obesity medicine association, and American society of anesthesiologists. Obesity (Silver Spring) 28(4):O1–O58

Sjöström L (2013 Mar) Review of the key results from the Swedish Obese Subjects (SOS) trial – a prospective controlled intervention study of bariatric surgery. J Intern Med 273(3):219–234

Schwoerer A, Kasten K, Celio A, Pories W, Spaniolas K (2017 Aug) The effect of close postoperative follow-up on co-morbidity improvement after bariatric surgery. Surg Obes Relat Dis. 13(8):1347–1352

S3-Leitlinie: Chirurgie der Adipositas und metabolischer Erkrankungen Version 2.3 (Februar 2018) AWMF-Register Nr. 088–001

S3-Leitlinie Magenkarzinom. Diagnostik und Therapie der Adenokarzinome des Magens und ösophagogastralen Übergangs Langversion 2.0 – August 2019 AWMF-Registernummer: 032/009OL

Postoperative Ernährung

Christine Stier

Die Ernährung nach der Operation (DGAV 2019; Mechanik 2020, Fried 2014; Di Lorenzo 2020; IFB 2020) verändert sich entschieden. Dies ist vorallem der Anpassung an die anatomische Modifikation des Gastro-Intestinal Traktes geschuldet.

▶ **Wichtig**
Unterstützend gibt es allgemeine Ernährungsempfehlungen, die es gilt, wie selbstverständlich in den Alltag zu integrieren.

Dabei gilt es die Patienten uneingeschränkt zu unterstützen, ihnen nach dem Eingriff hilfreich zur Seite zu stehen, sie zu motivieren in ihrem Wunsch abzunehmen, und sie nicht mit sogenannten „Compliance-Forderungen" zu dominieren. (Therapeutische) unspezifische Dominanz hat der Großteil der Patienten ohne jeglichen erzielten Benefit meist ohnehin bereits im Übermaß erlebt („Sie müssen abnehmen").

6.1 Ernährung nach der OP

▶ **Praxistipp** Die Veränderungen der Essgewohnheiten nach der Operation sollen bereits im Vorfeld geübt werden und beginnen daher mit einer Vorbereitungsphase vor dem Eingriff. Im Rahmen der präoperativen Ernährungsschulung sollen die neuen Gewohnheiten geübt werden, umso leichter gelingt deren Umsetzung nach der Operation.

C. Stier (✉)
Adipositas- und metabolische Chirurgie und Endoskopie, Sana Adipositaszentrum, Nordrhein Westphalen, Deutschland

© Der/die Autor(en), exklusiv lizenziert durch Springer-Verlag GmbH, DE, ein Teil von Springer Nature 2022
C. Stier und S. Chiappetta (Hrsg.), *Interdisziplinäre Langzeitbehandlung der Adipositas- und Metabolischen Chirurgie,* https://doi.org/10.1007/978-3-662-63705-0_6

Präoperative Vorbereitungsphase auf die Ernährung nach der Operation
Hier sollen die wichtigsten Inhalte der präoperativen Ernährungsschulung dargestellt werden in Vorbereitung auf die Operation, um so bereits die postoperativen Ernährungsumstellung einzuüben:

- 3–4 Mahlzeiten pro Tag.
- Mit Genuss und entspannt langsam essen, gut kauen.
- Auf Hunger- und (Sättigungs)-gefühl achten.
- Auf eine ausreichende Zufuhr von Protein achten.
- Essen und Trinken trennen: 30 min vor dem Essen und 30 min nach dem Essen soll nicht getrunken werden.
- Schluckweise trinken.
- Keine kohlensäure- und/oder zuckerhaltigen Getränke. Auch Zuckerersatzstoffe sollen vermieden werden.
- Regelmäßige Bewegung (im Rahmen der individuellen Möglichkeiten).
- Beginn der Supplementation mit Vitaminen und Mineralstoffen bereits vor der Operation.

Die allgemeinen Ernährungsempfehlungen für die Zeit nach der OP, wie beispielsweise Essen und Trinken zu trennen, oder auf ausreichend Protein (DGAV 2018) zu achten, sind in allen LL überwiegend kongruent.

Bezüglich der Vorbereitung auf die Operation und den Kostaufbau nach dem Eingriff allerdings variieren Vorstellungen und Empfehlungen.

▶ **Praxistipp** Oft wird zur Vorbereitung auf die Operation eine mindestens 14-tägige protein-betonte „Flüssigphase" empfohlen, die aus 3–4 Mahlzeiten (z. B. selbstgemachtes Milchmixgetränk, pürierte Gemüsesuppe oder Proteindrink) pro Tag besteht.

Es soll eine kohlenhydratreduzierte, proteinreiche und kalorienreduzierte Ernährung erfolgen, um in dieser Phase eine signifikante Reduktion des intraabdominalen Volumens zu erreichen (Leber, Omentum). Dies senkt zusätzlich das intraoperative Risiko durch Verbesserung der intraabdominalen Übersicht während der Operation, vor allem durch die Reduktion des Lebervolumens bei obligat laparoskopischem Zugang. Diese „Konditionierung" ist zeitlich limitiert und dient ausschließlich der intraoperativen Risikominimierung.

6.2 Phasenweiser Kostaufbau

Hinsichtlich des Kostaufbaus nach der Operation gibt es keinen Standard und die Empfehlungen unterscheiden sich. Angepasst an die Empfehlungen der American Society for Metabolic and Bariatric Surgery (ASMBS) wird folgender Kostaufbau vorgestellt (Allis et al. 2008) (Abb. 6.1).

6 Postoperative Ernährung

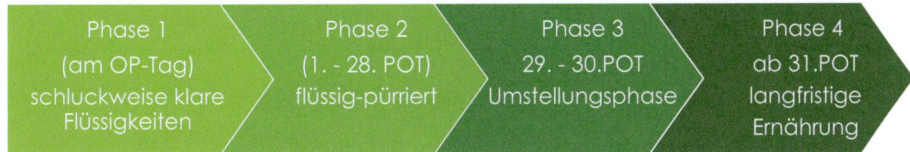

POT: postoperativer Tag

Abb. 6.1 Ernährungsaufbau und -phasen nach der Operation

Phase 1: Direkt nach der Operation wird der überwiegende Teil der Patienten (> 98 %) aus dem Aufwachraum auf Normalstation verlegt.

▶ **Merksatz** Bereits am Operationstag ist vorsichtiges schluckweises Trinken klarer, auch warmer Flüssigkeiten (Wasser, Tee) erlaubt.

Unmittelbar daran schließt sich Phase 2 mit zunächst flüssig-pürierter (z. B. pürierte Gemüsesuppe, Jogurt) und dann ab ca. dem 8. Postoperativen Tag pürierter Nahrung (z. B. Quark, Creme aus Eigelb, Kartoffelbrei) für insgesamt vier Wochen an. Zunächst sollte die Nahrung weich und nicht dicker als Joghurt sein, schließlich kann normales Essen püriert werden.

▶ **Merksatz**
Diese Phase ermöglicht es den Patienten sich unbewußt auf kleine Mundportionen einzustellen, ohne dass bereits zu Beginn extensiv gekaut werden muss. Kauen birgt zunächst die Gefahr des unwillkürlichen Schluckens von Luft oder zu großer Portionen unreichend zerkleinerter Nahrung.
    Das Essen mit einem kleinen Löffel (Teelöffel) unterstützt diesen Lernprozess.

Phase 3 dauert nur 2–3 Tage und besteht aus konsistenterem, aber weichem Essen, wie beispielsweise Fisch mit einer kleinen, weichgekochten Kartoffel und gedämpftem Gemüse (Abb. 6.2). Nach dem Erlernen der kleinen Mundportionen kann nun wieder gekaut werden.

▶ **Praxistipp** Länder wie Frankreich setzten eine Erhebung des Zahnstatus des Patienten vor einem adipositaschirurgischen Eingriff voraus, um postoperativ die Voraussetzung des guten Kauens der Nahrung sicherzustellen.

In der Phase 4 können alle Lebensmittel – je nach Verträglichkeit – gegessen werden. Zu Beginn ist es oft hilfreich, wenn der Patient ein Ernährungstagebuch schreibt, um eventuelle Unverträglichkeiten oder ernährungsbezogene Beschwerden (zum Beispiel Luftschlucken während des Essens mit nachfolgenden epigastrischen Schmerzen) herauszufinden und zu dokumentieren.

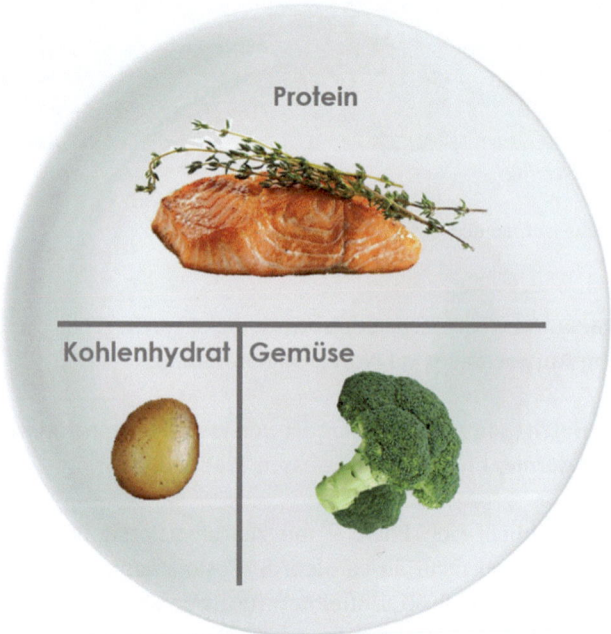

Abb. 6.2 Empfohlene Einteilung der Nahrung: ½ Protein, >>¼ Gemüse, <<¼ Kohlenhydrate angerichtet auf einem kleinen Kuchenteller

▶ **Praxistipp** Die bereits vor der OP eingeübten neuen Gewohnheiten sollten repetitiv in der postoperativen Nachsorge immer wieder besprochen werden. Für die Betroffenen stellen diese oft ein lebenslanges Training dar.

Postoperative Empfehlungen
- 4 Mahlzeiten pro Tag: Da nur noch kleine Portionen gegessen werden können, sind 4 Mahlzeiten pro Tag die minimale Frequenz, um insbesondere eine ausreichende Zufuhr von Protein zu gewährleisten. Eine weitere Protein-Zwischenmahlzeit muss anfangs eventuell zusätzlich erfolgen, um den Bedarf zu decken. Andere als Protein-Zwischenmahlzeiten sind obsolet. (Tab. 6.1)
- Die Portionsgröße wird mit ca. 150 ml angegeben. Diese Vorstellung der notwendigen Limitierung einer Portionsgröße generiert sich offensichtlich noch aus präoperativen Zeiten mit konservativer Therapie und Nahrungsrestriktion (Verbote/Gebote). Allerdings wirken kleinere Teller und Tassen visuell ansprechender bei den jetzt üblichen kleinen Nahrungsmengen (Abb. 6.2). Wichtig ist vielmehr ein Gespür für Sättigung zu erlernen, dass präoperativ durch die zugrunde liegende neuroendokrine Dysregulation und die großen Magenvolumina nie vorhanden war. Mit erlangter Sättigung soll und kann das Essen beendet werden, auch wenn es sich

Tab. 6.1 Postoperative Ernährungsempfehlungen

Phase 1	Operationstag	Schluckweises Trinken klarer Flüssigkeit
Phase 2a	1.–7. Postoperativer Tag	Flüssig-breiige Nahrung (Konsistenz wie Trinkjogurt)
		Joghurt, Suppen
		4–5 Mahlzeiten
		Trennen von Essen und Trinken
		Trinkmenge klarer Flüssigkeiten soll 1.5 L erreichen
Phase 2b	8.–28. postoperativer Tag	Breiige Nahrung
		Quark, Joghurt, Suppen, pürierte Speisen
		4–5 Mahlzeiten
		Trennen von Essen und Trinken
		Augmentieren des Proteinbedarfs (Minimum 60 g/Tag) mit Proteinpulvern
		Einüben kleiner Schluckportionen mit dem Teelöffel
		Beginn der Supplementierung
Phase 3	29.–30. Postoperativer Tag	Konsistentere, aber noch weiche Nahrungsmittel
Phase 4	Ab dem 31. Postoperativen Tag	Alle Nahrungsmittel
		Auf Unverträglichkeiten achten
		3–4 Mahlzeiten
		Trennen von Essen und Trinken
		Proteinbedarf möglichst durch Lebensmittel decken. Auf die biologische Wertigkeit achten, z. B. Ei mit Kartoffel 36 %: 64 % Wertigkeit 136
		Trinkmenge 1.5–2 L, Trinkflasche immer dabei haben
		Vermeidung von kohlensäure- und kalorienhaltigen Getränken
		Komplexe Kohlenhydrate sind stärker sättigend und haben einen niedrigeren glykämischen Index (langsamerer BZ-Anstieg)
		Essen genießen!
		Gut Kauen, kleine Schluckmengen

um ein „Lieblingsgericht" handelt. Geschmacksempfinden kann postprandial nie konserviert werden. Daher ist es unbedingt erforderlich ein Genusserlebnis während des Essens zu entwickeln, und dies in jedem Fall ohne schlechtes Gewissen. Dies führt zum nächsten Punkt:

- Mit Ruhe und langsam essen, und dabei gut kauen. Je länger das Essen im Mund ist, desto länger schmeckt man. Nahrungsmittel sollten allerdings nicht „zu Tode" gekaut werden. Lutschen der Nahrung kann oft das Geschmacksvergnügen verlängern.
- Ausreichende Zufuhr von Protein: mindestens 60 g (SG, RYGB), besser 100 g (1.5 g/kg/Körpergewicht) Patienten mit malabsorptiven Verfahren wie eine BPD bzw. BPD/DS oder einen OAGB/MGB benötigen mindestens 80–100 g Protein pro Tag. Die ausreichende Proteinversorgung stellt postoperativ häufig das größte Problem dar und kann mit Proteinshakes augmentiert werden. Proteinpulver können in Quarkspeisen eingerührt werden, süße Pulver (Vanille/Schokolade) in Kaffee, und im Geschmack neutrale Pulver auch in Suppen. Ziel soll aber sein mit natürlichen, proteinhaltigen Lebensmitteln die ausreichende Proteinzufuhr sicherzustellen. Proteinreiche Lebensmittel sind: Milch und -produkte, Fleisch, Geflügel, Fisch und Meeresfrüchte, Eier und Hülsenfrüchte.
- Besonderheiten bei Getränken: Essen und Trinken müssen aus anatomischen Gründen zeitlich voneinander getrennt werden. Es gilt 30 min vor dem Essen 30 min danach nicht zu trinken. Dabei kann man verfahrenstechnisch unterschieden welche der beiden trinkfreien Zeiten wichtiger ist. Bei der SG darf (tatsächlich ein postoperatives Gebot) aufgrund des noch funktionalen Pylorus insbesondere vor dem Essen nicht getrunken werden, da ansonsten der Magen bereits mit Flüssigkeit vorgefüllt ist und nicht mehr genug Nahrung aufgenommen werden kann. Anders ist es bei Bypass-Verfahren. Hier ist es insbesondere wichtig 30 min nach dem Essen nicht zu trinken, um dieses nicht noch zusätzlich beschleunigt in den Dünndarm zu spülen (Verkürzung der gastralen Verweildauer, Gefahr des Früh-Dumping Syndroms).
- Empfohlen wird zu Beginn eine Trinkmenge von ca. 150–300 ml pro Stunde tagsüber, am besten in kleinen Schlucken. „Sipping all day long" lautet die amerikanische Devise. Dies beutet, dass ein Trinkgefäß (z. B. verschließbare Flasche, eventuell mit Dosieraufsatz für kleine Schluckmengen) immer dabei sein sollte.
- Kohlensäure- und/oder zuckerhaltige Getränke sind unter allen Umständen zu vermeiden. Kohlensäure hat einen hohen Expansionsdruck (wird z. B. aus diesem Grund für die radiologische Volumetrie des Magenpouches verwendet) und kann so eine SG oder den Pouch wieder ausdehnen. Zudem ist bei jedem operativen Verfahren der Magenfundus, der als Gasreservoir im physiologischen Magen diente, nicht mehr in der Passage, sodass Gas entweder in den Dünndarm weiter gelangt (Drücken, Blähungen, Schmerzen) oder direkt wieder retrograd nach oben entlassen wird (permanentes Aufstoßen). Die Empfehlung zur Vermeidung zuckerhaltiger, oder Zucker-Ersatzstoff-haltiger Getränke ist selbsterklärend.

6.3 Unverträglichkeiten postoperativ

▶ **Praxistipp** Es ist häufig zu beobachten, dass die Verträglichkeit von Nahrungsmitteln tagesabhängig variiert. Unverträglichkeiten, die auf die veränderte Anatomie zurückzuführen sind eine demaskierte Laktoseintoleranz (verkürzter Dünndarm) und die Unverträglichkeit von rotem Fleisch (reduzierte Magensäureproduktion).

6 Postoperative Ernährung

- Zu sehr gewürztes, scharfes Essen wird häufig nicht mehr gut vertragen und kann eventuell die Entwicklung eines Anastomosenulkus fördern.
- Eine Unverträglichkeit besteht auch vielfach für stark nachquellende Kohlenhydrate wie lange Nudeln (z. B. Spagetti) und Reis, gerade, wenn Essen und Trinken getrennt wird. Hier können alternativ z. B. kürzere Nudeln (z. B. Penne) oft besser vertragen werden.

6.4 Laktoseintoleranz

▶ **Merksatz** Laktose ist ein Disaccharid und besteht aus Glukose und Galaktose. Sie wird von dem membranständigen Enzym Laktase in ihre Monosaccharide zerlegt.

Die beiden Monosaccharide Glukose und Galaktose konkurrieren miteinander um die sekundär-aktive Absorption über den SGLT1-Transporter (Na+/Glukose-Cotransporter). Die Aufnahme erfolgt im Normalfall schnell im oberen Dünndarm, so wird hyperosmolarer Darminhalt aktiv verhindert. Die maximale Aufnahmekapazität liegt bei 120 g/h. Der GLUT2-Transporter an der basolateralen Membran schleust die beiden Monosaccharide anschließend ins Blut.

Beim primär adulten Laktasemangel kann die Symptomatik bereits im frühen Kindesalter einsetzen und basiert auf einer Verringerung der mRNA in der Mukosa und damit einer reduzierten Proteinsynthese.

▶ **Merksatz**
Es gibt verschiedene Störungen der Laktosedigestion, die immer durch einen Laktasemangel bedingt sind.
Der sekundäre Laktasemangel – bezeichnet als primärer adulter Laktasemangel – imponiert mit spätem Beginn.
Der autosomal-rezessiv vererbte angeborene Laktasemangel kommt sehr selten vor.

In Deutschland weisen ca. 5–20 % der Normalbevölkerung einen primären adulten Laktasemangel auf.

▶ **Praxistipp**
Als Folge eines Laktasemangels gelangt Laktose in das Colon, wo sie durch das Mikrobiom zu Wasserstoff, Kohlendioxid und kurzkettigen Fettsäuren (SCFA) verstoffwechselt wird.
Durch die osmotische Wirkung der Lactose kommt es zu einem Wassereinstrom in das Lumen und so zu osmotischen Diarrhoen. Weitere Symptome sind Flatulenz, Meteorismus und Schmerzen.

▶ **Merksatz** Der primär adulte Laktasemangel gilt als physiologischer Zustand (nach dem Abstillen), da in einer Vielzahl von Bevölkerungsgruppen die Prävalenz des adulten Laktasemangels bei bis zu über 90 % liegt.

Nach Bypass-Verfahren verkürzt sich die funktionelle Dünndarmlänge signifikant und damit die Gesamtquantität der verfügbaren Laktase. Ein zuvor, möglicherweise subklinisch bestandener Laktasemangel, kann sich daher nach einer Bypass-Operation demaskieren und symptomatisch werden. Dies entspräche im weitesten Sinne einem sekundären Laktosemangel. Hierrüber sollte möglichst schon präoperativ durch die vorbereitende Ernährungsfachkraft aufgeklärt werden. Tritt postoperativ eine Laktoseintoleranz auf, so wird eine ausreichende nutritive Proteinversorgung deutlich erschwert, da Milchprodukte zu deren Deckung nicht mehr vertragen werden. Eine therapeutische Möglichkeit ist das fehlende Enzym extrinsisch zuzuführen in Form eines ubiquitär verfügbaren Enzympräparates oder Laktose-frei Lebensmittel zu konsumieren.

Unverträglichkeit von (rotem) Fleisch durch Reduktion der Magensäure
Im Magen kommt es durch den Einfluss der Magensäure und Pepsin zur Denaturierung der Nahrungseiweiße. Pepsin ist ein proteolytisches Enzym. Seine inaktive Vorstufe ist das von den Hauptzellen der Magenschleimhaut sezernierte Pepsinogen. Es wird bei einem sauren pH-Wert < 3 in das proteolytisch wirksame Pepsin gespalten. Als Peptidase trägt es zum Abbau der Nahrungsproteine bei. Das Zusammenspiel von Pepsin und Magensäure wird durch die anatomische Modifikation nach adipositaschirurgischen Eingriffen nachhaltig verändert und beide in ihrer Quantität signifikant reduziert. Eine häufig zu beobachtende Konsequenz ist die Unverträglichkeit von rotem Fleisch nach der Operation. Hier gibt es keine gut verfügbare medikamentöse Unterstützung. Alternativ kann möglicherweise bereits zerkleinertes Fleisch in Form von Hackfleisch als Proteinquelle etwas besser vertragen werden.

Resümee

Die Ernährungsumstellung nach der Operation ist einschneidend und erfordert ein Einüben der Gewohnheiten schon vor der Operation.

Jeder adipositaschirurgische Patient hat sich bewusst zur Operation entschieden und will von sich aus unbedingt Gewicht reduzieren. Dies entspricht seinem größten Wunsch!

Die postoperative Ernährungsberatung soll diesen vorherrschenden Patientenwunsch fördern und unterstützen und nicht therapeutisch dominieren.

Eine Ernährungsfachkraft ist wichtige und unverzichtbare Unterstützung und Führungshilfe in der Vorbereitung auf, und der Durchführung der postoperativen Ernährungsumstellung.

Durch eine erfolgreiche Ernährungsschulung wird der Patienten zum freiwilligen Genießer auch von kleinen Portionen. Genuss und Geschmack sind Trumpf! Der postoperative Patient soll sich zum Gourmet entwickeln. Verständnis für die Erkrankung, Motivation und Kenntnis der chirurgischen Methoden sind adäquate Schulungsgrundlagen; Verbote und Vorwurfshaltung sind wenig zielführend und völlig fehl am Platz.

Als empfohlene Gebote allerdings gelten die ausreichende Proteinversorgung, die Supplementation, das Trennen von Essen und Trinken, sowie die Vermeidung von kohlesäure- und kalorienhaltigen Getränken. Auch Zuckerersatzstoffe sind durch ihre appetitanregende Wirkung obsolet.

Literatur

Allis L, Blankenship J, Buffington C et al (2008). ASMBS Allied health guidelines for the surgical weight loss patient. American society for metabolic and bariatric surgery. Surg Obesy Relat Dis 4 S73-S108.

Deutsche Gesellschaft für Chirurgie (2018) (DGAV) S3-Leitlinie: Chirurgie der Adipositas und metabolischer Erkrankungen Version 2.3; AWMF-Register Nr. 088–001

Di Lorenzo N, Antoniou SA, Batterham RL et al (2020 Jun) Clinical practice guidelines of the European association for endoscopic surgery (EAES) on bariatric surgery: update 2020 endorsed by IFSO-EC. EASO and ESPCOP. Surg Endosc. 34(6):2332–2358

Fried M, Yumuk V, Oppert et al (2014). International Federation for Surgery of Obesity and Metabolic Disorders-European Chapter (IFSO-EC); European Association for the Study of Obesity (EASO); European Association for the Study of Obesity Obesity Management Task Force (EASO OMTF). Interdisciplinary European guidelines on metabolic and bariatric surgery. Obes Surg. Jan;24(1):42–55.

Integrierte Forschungs- und Behandlungszentrum (2020). (IFB) Adipositaserkrankungen. Patientenleitlinie „Chirurgie der Adipositas und metabolischer Erkrankungen"AWMF.

Mechanick JI, Apovian C, Brethauer S et al (2020 Apr) Clinical practice guidelines for the perioperative nutrition, metabolic, and nonsurgical support of patients undergoing bariatric procedures – 2019 update: Cosponsored by American association of clinical endocrinologists/American college of endocrinology, the obesity society, American society for metabolic and bariatric surgery, obesity medicine association, and American society of anesthesiologists. Obesity (Silver Spring) 28(4):O1–O58

Stein J, Wehrmann T (2006) Funktionsdiagnostik in der Gastroenterologie. Medizinische Standards. (2. vollständig, überarbeitete und erweiterte Aufl.). Springer, Berlin

Postoperative Supplementation

Christine Stier

Die postoperativen Supplementierungsempfehlungen sind in der nationalen (DGAV), der Europäischen (EASO) und der Amerikanischen Leitlinie (ASMBS) dargestellt, sie unterscheiden sich in einigen Punkten (die drei LL finden sich im Literaturanhang). Dies soll hier folgend Punkt für Punkt vergleichend dargestellt werden.

▶ **Merksatz**
Da LL der Evidenz verpflichtet sind, liegt es in der Natur der Sache, dass in das vorangehende Literatur-Review nur Arbeiten einfließen können, die zu diesem Zeitpunkt verfügbar waren.
Eine LL ist deshalb inert bezüglich aktueller Entwicklungen, die sich während deren Erarbeitung oder ab deren Erscheinen entwickeln.

Aus diesem Grund wird in den Supplementationsempfehlungen noch die BPD-DS als malabsorptives Referenz-Verfahren genannt, trotzdem diese Operation kaum mehr durchgeführt wird; im Gegensatz dazu ist der OAGB/MGB, aktuell das dritthäufigste Verfahren, noch nicht erwähnt. Gerade bezüglich der Supplementation können die beiden genannten Verfahren praktisch identisch behandelt werden, da der OAGB/MGB in Abhängigkeit von der individuellen Gesamtdünndarmlänge ebenfalls eine signifikante malabsorptive (Qualität und Quantität der Resorption ist eingeschränkt) Komponente aufweisen kann.

C. Stier (✉)
Adipositas- und metabolische Chirurgie und Endoskopie,
Sana Adipositaszentrum, Nordrhein Westphalen, Deutschland

▶ Definition
SUPPLEMENTATION:

Ergänzende Gabe von extrinsischen Substanzen = PRÄVENTION eines Mangels.

Die empfohlene Supplementation wird zusätzlich (präventiv) eingenommen, unabhängig davon, ob ein Mangel vorliegt. Nur, wenn gravierende Überdosierungen vorliegen, soll die Dosierung reduziert werden.

▶ Definition
SUBSTITUTION:

Extrinsischer Ersatz von Substanzen, die bereits im Mangel sind = Therapie eines MANGELZUSTANDS

Ein Mangelzustand erfordert eine zusätzliche, meist signifikant höhere Dosierung von Mineralstoffen und Vitaminen.

7.1 Leitlinien Empfehlungen zur postoperativen Vitamin und Mineralsupplementation

7.1.1 Protein

Protein Supplementation im Vergleich der nationalen (DGAV), Europäischen (EASO) und Amerikanischen (ASMBS) LL

Protein	SG	RYGB	BPD-DS OAGB/MGB
DGAV	60 g/d	60 g/d	90 g/d
EASO	60 g/d- 1,5 g/kg/KG	60 g/d- 1,5 g/kg/KG	60 g/d- 1,5 g/kg/KG
ASMBS	1–1,5 g/kg/KG	1–1,5 g/kg/KG	1–1,.5 g/kg/KG

7.1.2 Wasserlösliche Vitamin (Vitamin B1; B12; Folat)

Thiamin (Vitamin B1) Supplementation im Vergleich der nationalen (DGAV), Europäischen (EASO) und Amerikanischen (ASMBS) LL

Thiamin	SG	RYGB	BPD-DS OAGB/MGB
DGAV	Multivitamin 200 %/d ansonsten keine weiteren Empfehlungen	Multivitamin 200 %/d ansonsten keine weiteren Empfehlungen	Multivitamin 200 %/d ansonsten keine weiteren Empfehlungen

7 Postoperative Supplementation

Thiamin	SG	RYGB	BPD-DS OAGB/MGB
EASO	Multivitamin 200 %/d ansonsten keine weiteren Empfehlungen	Multivitamin 200 %/d ansonsten keine weiteren Empfehlungen	Multivitamin 200 %/d ansonsten keine weiteren Empfehlungen
ASMBS	> 12 g/d, 50–100 mg/d	> 12 g/d, 50–100 mg/d	> 12 g/d, 50–100 mg/d

Cobalamin (Vitamin B12) Supplementation im Vergleich der nationalen (DGAV), Europäischen (EASO) und Amerikanischen (ASMBS) LL

Cobalamin	SG	RYGB	BPD-DS OAGB/MGB
DGAV	Oral: 1000 µg/d Parenteral i.m.: 1000–3000 µg/ je 3–6 m	Oral: 1000 µg/d Parenteral i.m.: 1000–3000 µg/ je 3–6 m	Oral: 1000 µg/d Parenteral i.m.: 1000–3000 µg/ je 3–6 m
EASO	Parenteral.: 1 mg/m	Parenteral.: 1 mg/m	Parenteral.: 1 mg/m
ASMBS	Oral: 300–1000 µg/d Parenteral: 1000 µg / m	> Oral: 300–1000 µg/d Parenteral: 1000 µg/m	Oral: 300–1000 µg/d Parenteral: 1000 µg/m

Folat Supplementation im Vergleich der nationalen (DGAV), Europäischen (EASO) und Amerikanischen (ASMBS) LL

Folat	SG	RYGB	BPD-DS OAGB/MGB
DGAV	Multivitamin 200 %/d ansonsten keine weiteren Empfehlungen	600 µg/d	600 µg/d
EASO	Multivitamin 200 %/d ansonsten keine weiteren Empfehlungen	Multivitamin 200 %/d ansonsten keine weiteren Empfehlungen	Multivitamin 200 %/d ansonsten keine weiteren Empfehlungen
ASMBS	400–800 µg/d Fertile Frauen: 800–1000 µg/d	400–800 µg/d Fertile Frauen: 800–1000 µg/d	400–800 µg/d Fertile Frauen: 800–1000 µg/d

7.1.3 Fettlösliche Vitamine (Vitamin D; A; E; K)

Vitamin D Supplementation im Vergleich der nationalen (DGAV), Europäischen (EASO) und Amerikanischen (ASMBS) LL

Vitamin D	SG	RYGB	BPD-DS OAGB/MGB
DGAV	3000 IU/d Zielwert Serumspiegel 25(OH)D3:>30 ng/ml	3000 IU/d Zielwert Serumspiegel 25(OH)D3:>30 ng/ml	3000 IU/d Zielwert Serumspiegel 25(OH)D3:>30 ng/ml
EASO	3000 IU/d Zielwert Serumspiegel 25(OH)D3:>30 ng/ml	3000 IU/d Zielwert Serumspiegel 25(OH)D3:>30 ng/ml	3000 IU/d Zielwert Serumspiegel 25(OH)D3:>30 ng/ml
ASMBS	3000 IU/d Zielwert Serumspiegel 25(OH)D3:>30 ng/ml	3000 IU/d Zielwert Serumspiegel 25(OH)D3:>30 ng/ml	3000 IU/d Zielwert Serumspiegel 25(OH)D3:>30 ng/ml

Vitamin A Supplementation im Vergleich der nationalen (DGAV), Europäischen (EASO) und Amerikanischen (ASMBS) LL

Vitamin A	SG	RYGB	BPD-DS OAGB/MGB
DGAV	Multivitamin 200 %/d ansonsten keine weiteren Empfehlungen	Multivitamin 200 %/d ansonsten keine weiteren Empfehlungen	25.000–50.000 IU/d
EASO	Keine Empfehlung	Keine Empfehlung	Keine Empfehlung
ASMBS	5000 IU/d	5000–10.000 IU/d	10.000 IU/d

Vitamin E Supplementation im Vergleich der nationalen (DGAV), Europäischen (EASO) und Amerikanischen (ASMBS) LL

Vitamin E	SG	RYGB	BPD-DS OAGB/MGB
DGAV	Multivitamin 200 %/d ansonsten keine weiteren Empfehlungen	Multivitamin 200 %/d ansonsten keine weiteren Empfehlungen	Multivitamin 200 %/d ansonsten keine weiteren Empfehlungen
EASO	Keine Empfehlung	Keine Empfehlung	Keine Empfehlung
ASMBS	15 mg/d	15 mg/d	15 mg/d

7 Postoperative Supplementation

Vitamin K Supplementation im Vergleich der nationalen (DGAV), Europäischen (EASO) und Amerikanischen (ASMBS) LL

Vitamin K (Keine Unterscheidung in K1/K2)	SG	RYGB	BPD-DS OAGB/MGB
DGAV	Multivitamin 200 %/d ansonsten keine weiteren Empfehlungen	Multivitamin 200 %/d ansonsten keine weiteren Empfehlungen	Multivitamin 200 %/d ansonsten keine weiteren Empfehlungen
EASO	Keine Empfehlung	Keine Empfehlung	Keine Empfehlung
ASMBS	90–120 µg/d	90–120 µg/d	300 µg/d

7.1.4 Mineralstoffe (Calcium; Magnesium)

Calcium Supplementation im Vergleich der nationalen (DGAV), Europäischen (EASO) und Amerikanischen (ASMBS) LL

Calcium (Berechnet für elementares Calcium)	SG	RYGB	BPD-DS OAGB/MGB
DGAV Empfohlen: Calcium-Citrat	1200–1500 mg/d	1200–1500 mg/d	1200–1500 mg/d
EASO	1200–2000 mg/d	1200–2000 mg/d	1200–2000 mg/d
ASMBS • Calcium sollte auf mehrere Dosen verteilt werden • Calcium-Carbonat sollte mit den MZ eingenommen werden • Calcium-Citrat sollte zwischen den MZ eingenommen werden MZ = Mahlzeiten	1200–1500 mg/d	1200–1500 mg/d	1800–2400 mg/d

Magnesium Supplementation im Vergleich der nationalen (DGAV), Europäischen (EASO) und Amerikanischen (ASMBS) LL

Magnesium	SG	RYGB	BPD-DS OAGB/MGB
DGAV Empfohlen als Citrat	200 mg/d	200 mg/d	200 mg/d
EASO	Keine Empfehlung	Keine Empfehlung	Keine Empfehlung
ASMBS	Keine Empfehlung	Keine Empfehlung	Keine Empfehlung

7.1.5 Spurenelemente (Eisen; Zink; Kupfer; Selen)

Eisen Supplementation im Vergleich der nationalen (DGAV), Europäischen (EASO) und Amerikanischen (ASMBS) LL

Eisen	SG	RYGB	BPD-DS OAGB/MGB
DGAV Empfohlen als Sulfat, Fumarat, Glukonat	Multivitamin 200 %/d	50 mg/d	2 mal 100 mg
EASO	Empfehlung einer Supplementation ohne Dosisangabe	Empfehlung einer Supplementation ohne Dosisangabe	Empfehlung einer Supplementation ohne Dosisangabe
ASMBS • Verteile Dosen • Einnahme von Calcium-Einnahme separieren	18 mg/d Menstruierende Frauen: 45–60 mg/d	18 mg/d Menstruierende Frauen: 45–60 mg/d	18 mg/d Menstruierende Frauen: 45-60 mg/d

Zink Supplementation im Vergleich der nationalen (DGAV), Europäischen (EASO) und Amerikanischen (ASMBS) LL

Zink	SG	RYGB	BPD-DS OAGB/MGB
DGAV Empfohlen als Glukonat, Sulfat, Azetat	Multivitamin 200 %/d	Multivitamin 200 %/d	8–15 mg/d
EASO	Keine Empfehlung	Keine Empfehlung	Keine Empfehlung
ASMBS Empfehlung einer Zink/Kupfer-Ratio von 8–15 mg Zink zu 1 mg Kupfer, um das Risiko eines Kupfermangels zu minimieren	8–11 mg/d	8–22 mg/d	16–22 mg/d

Kupfer Supplementation im Vergleich der nationalen (DGAV), Europäischen (EASO) und Amerikanischen (ASMBS) LL

Kupfer	SG	RYGB	BPD-DS OAGB/MGB
DGAV Empfohlen als Glukonat, Oxid, Sulfat	Keine Empfehlung	Multivitamin 200 %/d mit 2 mg Kupfer	Multivitamin 200 %/d mit 2 mg Kupfer

7 Postoperative Supplementation

Kupfer	SG	RYGB	BPD-DS OAGB/MGB
EASO	Keine Empfehlung	Keine Empfehlung	Keine Empfehlung
ASMBS Empfehlung einer Zink/Kupfer-Ratio von 8–15 mg Zink zu 1 mg Kupfer, um das Risiko eines Kupfermangels zu minimieren	1 mg/d	2 mg/d	2 mg/d

Selen Supplementation im Vergleich der nationalen (DGAV), Europäischen (EASO) und Amerikanischen (ASMBS) LL

Selen	SG	RYGB	BPD-DS OAGB/MGB
DGAV Empfohlen als Natriumselenit	Keine Empfehlung	Supplemente sollen Selen enthalten	Supplemente sollen Selen enthalten
EASO	Keine Empfehlung	Keine Empfehlung	Keine Empfehlung
ASMBS	Keine Empfehlung	Keine Empfehlung	Keine Empfehlung

▶ **Wichtiger Praxistipp**
Vereinfachte Supplementations-Empfehlungen im klinischen Alltag
Supplementation bedeutet prophylaktische Gabe, auch ohne vorliegenden Mangel.

Multivitamin:	100 % des RDA 2 mal täglich
Calcium*:	1200–1500 mg verteilt auf mehrere Dosen
Vitamin D*:	20.000 IU einmal pro Woche oder. 3000 IE pro Tag; Ziel: Serumspiegel > 30 ng/ml
Vitamin B12	1000 µg parenteral 1/Monat
Eisen:	45–60 mg einmal pro Tag (menstruierende Frauen)

RDA: Recommend Daily Allowance = empfohlene Tagesdosis
 * bei malabsorptiv wirkenden Verfahren (long-limb RYGB, OAGB/MGB, BPD-DS) sind häufig höhere Dosierungen der fettlöslichen Vitamine erforderlich.

7.1.6 Vergleich der unterschiedlichen Empfehlungen der drei Leitlinien

Alle drei LL sind evidenzbasiert und dennoch zeigen sich kleine Unterschiede in den Empfehlungen, die praktisch alle individuell aufgeführten Vitamine und Mineralstoffe betreffen.

So reicht beispielsweise die Empfehlung bei der Vitamin B12 Supplementation von 1000 µg/Halbjahr bis hin zur monatlichen parenteralen Gabe, was letztlich der sechsfachen Dosis entspricht (Therapieziel zur Vermeidung eines Mangel: > 500 ng/l).

▶ **Merksatz** Ursache hierfür mag sein, dass es bisher keine definitiven Vorgaben zur klinischen Notwendigkeit und zum definierten Entnahmezeitpunkt der Blutproben gibt. In Deutschland gilt bisher die Entnahme noch grundsätzlich als individuelle, und damit selbst zu tragenden Gesundheitsleitung (IGeL). Nur in der nachgewiesenen Mangelsituation entspricht dies einer GKV-Leistung. Nicht bedacht bei dieser Regelung wird, dass auch ein Mangel zunächst laborchemisch nachgewiesen werden muss und die entsprechenden Serumspiel im Sinne einer Surveillance gemonitort werden müssten.

Grundsätzlich entsteht durch die fehlende strukturierte Surveillance so eine große Inhomogenität der Ergebnisse, welche die unterschiedlichen Empfehlungen der LL erklären mag.

Die nationale S3-Leitlinie statuiert folgende Empfehlung für Laborkontrollen
Laborkontrollen sollen nach sechs und zwölf Monaten erfolgen, dann jährlich in Abhängigkeit von Operation und Ko-Morbidität.

Die Laborbestimmungen sollen individuell entsprechend des Operationsverfahrens und der Komorbiditäten durchgeführt werden.

Die postoperativen Laborkontrollen sollen mindestens folgende Parameter beinhalten:

Kleines Blutbild und Elektrolyte, Leber- und Nierenwerte, Blutzucker und HbA1c (nur bei Diabetikern)
Vitamine B1, B12, Albumin, Calcium, Folsäure, Ferritin.
Bei allen Bypassverfahren: 25(OH) D3, Parathormon, Vitamin A
Bei distalen Bypässen: Zink, Kupfer, Selen, Magnesium

▶ **Praxistipp** Der Vitamin B12-Spiegel muss bei parenteraler Gabe kurz vor der nächsten geplanten Injektion gemessen werden, da man bei Abnahme kurz nach der Gabe nur den Serumspiegel des extrinsischen Vitamins bestimmt und daher keine Rückschlüsse ziehen kann.

> **Resümee**
>
> In der Adipositaschirurgie ist die postoperative Supplementierung in Leitlinien definiert und lebenslang erforderlich. Dies begründet sich durch die anatomische Modifikation des Magen-Darm-Traktes und der resultierenden Veränderung der Resorptions-Physiologie, auf die im folgenden Kapitel eingegangen wird.

Literatur

Deutsche Gesellschaft für Chirurgie (DGAV) S3-Leitlinie: Chirurgie der Adipositas und metabolischer Erkrankungen Version 2.3 2018; AWMF-Register Nr. 088–001

Fried M, Yumuk V (2014) Oppert et al. International Federation for Surgery of Obesity and Metabolic Disorders-European Chapter (IFSO-EC); European Association for the Study of Obesity (EASO); European Association for the Study of Obesity Obesity Management Task Force (EASO OMTF). Interdisciplinary European guidelines on metabolic and bariatric surgery. Obes Surg. 2014 Jan;24(1):42–55.

Mechanick JI, Apovian C, Brethauer S et al (2020 Apr) Clinical Practice Guidelines for the Perioperative Nutrition, Metabolic, and Nonsurgical Support of Patients Undergoing Bariatric Procedures – 2019 Update: Cosponsored by American Association of Clinical Endocrinologists/American College of Endocrinology, The Obesity Society, American Society for Metabolic and Bariatric Surgery, Obesity Medicine Association, and American Society of Anesthesiologists. Obesity (Silver Spring) 28(4):O1–O58

Nutritive Mangelerscheinungen

Christine Stier

Die lebenslange Supplementation ist nach adipositaschirurgischen Eingriffen obligat. Sie stellt eine Prävention dar, um nutritiven Mangelerscheinungen vorzubeugen. Eine fehlende, oder mangelhafte Supplementation macht eine Unterversorgung mit Vitaminen und Mineralstoffen sehr wahrscheinlich. Aber auch bei suffizienter Supplementation können Mängel auftreten. Daher gilt es, diese rechtzeitig zu diagnostizieren und Symptome richtig zu interpretieren, um eine additive Substitution frühzeitig durchführen zu können und so schwere nutritive Komplikationen zu vermeiden.

> **Merksatz** Die Vitamin- und Mineralsupplementation ist nach adipositaschirurgischen Eingriffen ausgiebig untersucht. Nach Eingriffen am Gastrointestinaltrakt aus anderer Indikation besteht bis dato noch keine Evidenz (Rino 2017). Eine Magenresektion und Umgehung des Duodenums kann pathophysiologisch Mangelerscheinungen hervorrufen, denn es resultiert ein iatrogenes Malabsorptionssyndrom.

Hier muss dringend eine Lanze gebrochen werden für die Adipositaschirurgie, die eine umfassende Vitamin-Supplementation und deren laborchemischen Kontrollen durchführt, und dieses Vorgehen in den entsprechenden Leitlinien seit langem verankert hat.

Trotz dieses strukturierten Vorgehens bezüglich der Supplementation kann es zu Mangelerscheinungen kommen. Einige Patienten vergessen auf lange Sicht möglicherweise, dass eine lebenslange Supplementation auch „für immer" bedeutet. Die aktuell nicht GKV-geregelte Nachsorge spielt hier sicherlich ebenfalls eine Rolle, insbesondere bei Patienten mit geringem Einkommen.

C. Stier (✉)
Adipositas- und metabolische Chirurgie und Endoskopie, Sana Adipositaszentrum, Nordrhein Westphalen, Deutschland

© Der/die Autor(en), exklusiv lizenziert durch Springer-Verlag GmbH, DE, ein Teil von Springer Nature 2022
C. Stier und S. Chiappetta (Hrsg.), *Interdisziplinäre Langzeitbehandlung der Adipositas- und Metabolischen Chirurgie,* https://doi.org/10.1007/978-3-662-63705-0_8

▶ **Praxistipp** Die empfohlenen Supplemente müssen lebenslang zuverlässig eingenommen werden, auch wenn sich die Serumwerte der Vitamine und Mineralstoffe im Normbereich befinden. Normale oder hochnormale Werte indizieren eine erfolgreiche Supplementation!

▶ **Merksatz** Hintergrund der empfohlenen Supplementation ist die postoperativ veränderte qualitative (Restriktion, duodenale Exklusion) und quantitative (Malabsorption) Resorptionsleistung des Dünndarms.

Dabei bezieht sich die qualitative Resorptionsleistung auf spezifische Abschnitte im Dünndarm (z. B. Duodenum, oberes Jejunum), wo eine exklusive Resorption von bestimmten Mineral- und Spurenelementen aktiv über Transporter stattfindet, während die sich quantitative Resorptionsleistung auf die Einschränkung der Resorption durch die Kürzung der Gesamtlänge des resorptiven Darmes bezieht (funktioneller Kurzdarm). (Abb. 8.1)

Im Folgenden wird auf die grundsätzliche Physiologie der einzelnen Nahrungsbestandteile und, aus einem jeweiligen Mangel, resultierenden Symptomen eingegangen.

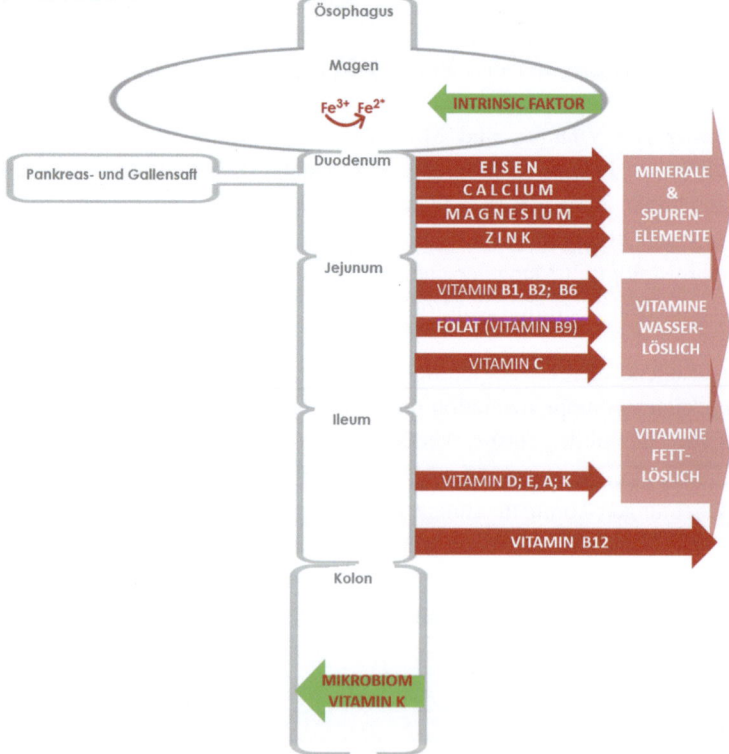

Abb. 8.1 Qualitative Resorption im Gastro-Intestinal Trakt

8 Nutritive Mangelerscheinungen

8.1 Protein

Die geringen postoperativen Nahrungsmengen bedingen eine katabole Stoffwechsellage und begünstigen so einen postoperativ auftretenden Eiweißmangel. Dieser ist relativ häufig, wenn keine adäquate Substitution erfolgt. Entsprechend ist die Hypoproteinämie einer der häufigsten Makronährstoffmängel nach adipositaschirurgischen Eingriffen. Eine adäquate Proteinzufuhr mit hoher biologischer Wertigkeit ist unerlässlich, um den um Erhalt der Muskelmasse zu gewähren. Es gilt eine Sarkopenie zu vermeiden.

Erste klinische Zeichen eines Eiweißmangels können Haarausfall, brüchige Nägel oder eine Ödem-Neigung sein.

Die Proteinverdauung ist eingeschränkt aufgrund der Restriktion und der damit verbundenen Verminderung der Salzsäuresekretion, bei zusätzlicher malabsorptiver Komponente (OAGB/MGB; BPD-DS) sogar um ca. weitere 25 % (Mechanick et al. 2013).

Daher ist die Einhaltung der Empfehlung für ein Minimum von 60 g Eiweiß pro Tag oder sogar bis zu 1,5 g/kg, bezogen auf das Normalgewicht (g/kg/KG), extrem wichtig. Nach malabsorptiv wirkenden Eingriffen (OAGB/MGB; BPD-DS) kann ggf. zudem eine Steigerung der Dosierung um weitere 50 % erforderlich werden.

8.2 Mineralstoffe und Spurenelemente: aktive Resorption überwiegend im Duodenum

Die Resorption der Mineralstoffe und Spurenelemente ist insbesondere nach Bypassverfahren mit duodenaler Exklusion signifikant eingeschränkt, da sich im Duodenum und oberen Jejunum deren Hauptresorptionsort befindet (aktive Resorption über Transporter) (Abb. 8.2). Dies entspricht einer einschneidenden Modifikation der qualitativen Resorption. (Tab. 8.1 und 8.2)

8.2.1 Mineralstoffe: Calcium, Magnesium
8.2.2 Calcium

8.2.2.1 Calcium Metabolismus
Es besteht eine strikte Calcium-Homöostase (Aufrechterhaltung der extrazellulären ionisierten, freien Calciumkonzentration), die hormonell komplex geregelt wird. Als Calcium-Pool (ca. 1–1,5 kg) des Körpers gilt die Knochenmasse. (Abb. 8.3)

Im Blut finden sich drei verschiedene Calciumfraktionen:

- Ionisiertes, freies Calcium (50 %)
- Albumin-gebundenes Calcium (40–45 %)
- Komplexiertes Calcium (5–10 %)

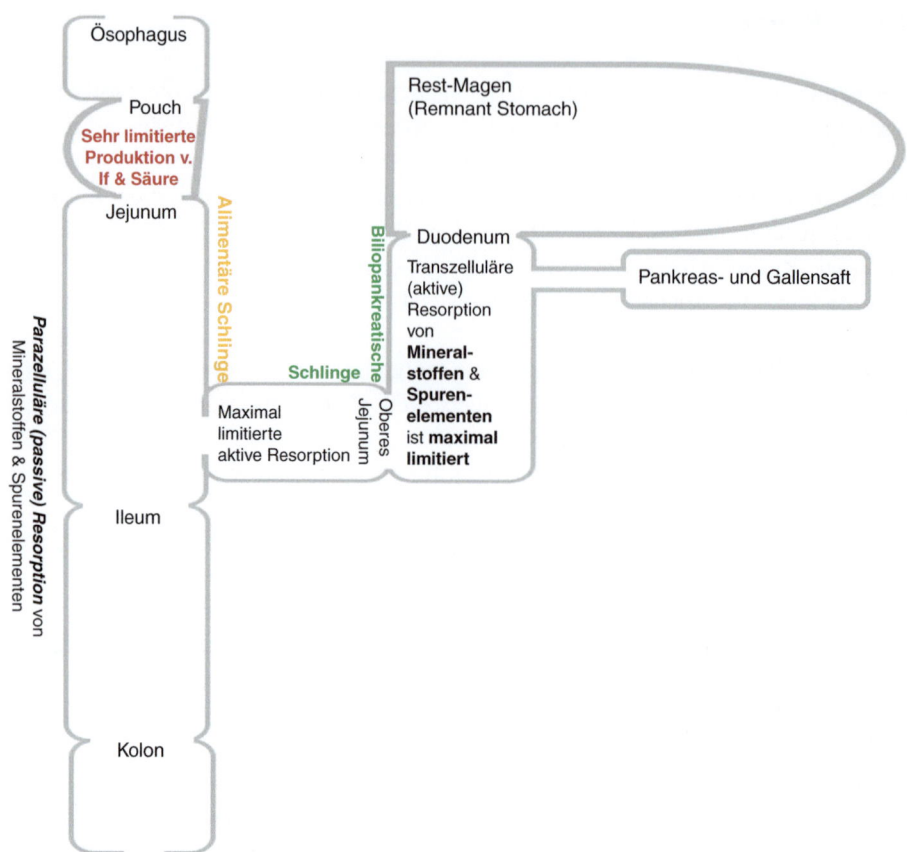

Abb. 8.2 Nach duodenaler Exklusion modifizierte, qualitative Resorption für Mineralstoffe und Spurenelemente

Tab. 8.1 Resorption, Homöostase und Ausscheidung

Mineralstoffe	Resorptionsort Transzellulär (aktiver Carrier-Transport)	Parazelluläre Diffusion (passiver Transport)	Homöostase	Ausscheidung
Calcium	Duodenum, proximales Jejunum CALBINDIN	Gesamter Darm, einschließlich Kolon (unterliegt keiner hormonellen Regulierung)	Hormonell: PARATHORMON CALCITONIN CALCITRIOL	Enteral renal (hormonell geregelt) Schweiß
Magnesium	Duodenum, proximales Jejunum DMT1	Gesamter Dünndarm	Hormonell: PARATHORMON CALCITONIN CALCITRIOL	Renal (hormonell geregelt)

8 Nutritive Mangelerscheinungen

Tab. 8.2 Hormonelle Regulierung an der Calcium- und Magnesium Homöostase

	Bildungsort	Wirkung am Darm	Wirkung an der Niere	Wirkung am Knochen
Parathormon Erhöhung des freien, ionisierten Calciums Steigert die extrazelluläre Magnesium-Konzentration	Glandulae Parathyreoideae (Hauptzellen Nebenschilddrüse)	Calciumaufnahme im Dünndarm↑	Calcium-Rückresorption↑ Bildung von Calcitriol↑ Magnesium-Rückresorption↑ Magnesium-Ausscheidung↓	Bildung von Osteoklasten (indirekt)↑
Calcitonin Senkt das freie ionisierte Calcium Senkt die extrazelluläre Magnesium-Konzentration	C-Zellen der Schilddrüse	Calciumaufnahme im Dünndarm↓	Calcium-Ausscheidung↑ Phosphat-Rückresorption↓ Magnesium-Ausscheidung↑	Osteoklasten-Aktivität↓
Calcitriol (Steigert die extrazelluläre Magnesium-Konzentration)	Niere: Hydroxylierung von 25-(OH) Cholecalciferol zu 1,25-(OH) Cholecalciferol	Calciumaufnahme im Dünndarm↑	Calcium-Rückresorption↑ Magnesium-Rückresorption↑ Magnesium-Ausscheidung↓	Calcium-Mobilisation↑

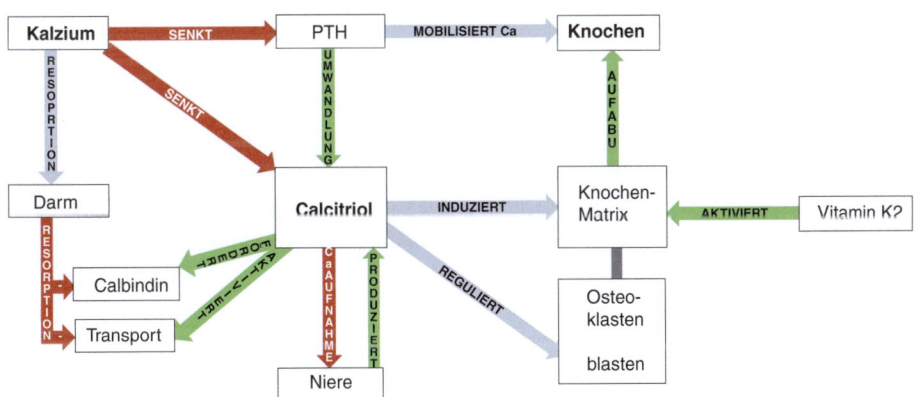

Abb. 8.3 Bildung des Carriers für den aktiven Transport des Calciums durch Vitamin D und Einfluss der Calcium Resorption auf den Knochenstoffwechsel. Vitamin K2 steigert die Knochenmatrix und fördert so die Anflutung von Calcium im Knochengewebe

▶ **Praxistipp**

Proteinmangelzustände (Albumin) und pH-Wert-Verschiebungen beeinflussen das Verhältnis der Calciumfraktionen zueinander.

Ein Albuiminmangel kann zu einer Pseudohypocalcämie führen, ohne dass ein Mangel an biologisch wirksamen ionisierten Calcium vorliegt. Daher ist es bei einem Protein-, bzw. Albuminmangel notwendig das korrigierte Calcium zu berechnen:

$$\text{Calcium}_{\text{Korrigiert}} \, [\text{nmol/L}] = \text{Calcium}_{\text{gemessen}} \, [\text{nmol/L}] - 0{,}025 \times \text{Albium} \, [\text{g/L}] + 1.$$

Anmerkung: Die Fraktion des ionisierten Calciums kann aus heparinisiertem Vollblut bestimmt werden.

Eine Azidose führt zu einer verminderten Calcium-Proteinbindung, eine Alkalose zu einer vermehrten Calcium-Proteinbindung.

▶ **Wichtiger Merksatz**

Ein Calciummangel nach adipositaschirurgischen Eingriffen ist aufgrund der Calcium-Homöostase selten am Serum-Calcium-Spiegel nachweisbar, sondern zeigt sich oft an der Entwicklung eines sekundären Hyperparathyreoidismus (erhöhtes PTH intakt) und anderer Parameter des Knochenabbaus (siehe Kap. 12).

Wichtig

Parathormon hat keinen metabolischen Einfluss auf die parazelluläre Diffusion, den nach einer duodenalen Exklusion überwiegenden stattfinden Resorptionsweg. Es wird durch einen bestehenden funktionellen Calcium-Mangel im Blut dennoch vermehrt gebildet und zeigt daher erhöhte Serum-Spiegel (sekundärer Hyperparathyreoidismus).

Die weitere klinische Abklärung des sekundären Hyperparathyreoidismus umfasst die Bestimmung des Vitamin D (Mangel ist die Hauptursache), der Calciumausscheidung im Urin, ggf. des Magnesiums (nicht sehr aussagekräftig), und des Serum-Albumin. In die Überlegungen mit einbezogen werden sollte ggf. die Möglichkeit einer ursächlichen Nieren- und/oder Leberfunktionsstörung.

8.2.2.2 Magnesium

Die freie extrazelluläre Magnesiumkonzentration wird durch die hormonell gesteuerte Homöostase durch Resorption, Ausscheidung und Austausch mit dem Knochenspeicher in einem sehr engen Bereich konstant gehalten.

Als Magnesium-Speicher des Körpers gilt wie bei Calcium die Knochenmasse (ca. 25 g).

Magnesium und Kalium sind die bedeutendsten intrazellulären Elemente. 95 % des Ganzkörper-Magnesiums ist intrazellulär lokalisiert und nur 5 % finden sich im Extrazellularraum (Blaine 2015; Quamme 1993).

Intrazelluläres Magnesium (95 %)

- 50–60 % im Knochen gebunden als Hydroxylapatit
- 28 % in der Muskulatur
- Restbestand im Weichteilgewebe:
  - Überwiegend gebunden an ATP, Nukleinsäuren, Phospholipide und Polyamine (insgesamt 90 %)
  - 10 % in ionisierter freier Form (Biesalski 2002)

Extrazelluläres Magnesium (5 %)

- Serum und interstitielle Flüssigkeit (1 % des Gesamt-Magnesiums)
- Magnesiumkonzentration im Serum: 0,8–1,1 mmol/L
  - 55 % freies, ionisiertes Magnesium
  - 32 % Protein-gebundenes Magnesium
  - 13 % komplexiertes Magnesium (Biesalski 2002)

Tab. 8.3 Symptome durch Mangel (Mangelerscheinungen) von Calcium und Magnesium

	Calcium	Magnesium
Herz	Rhythmusstörungen QT-Zeit-Verlängerung Low-Output-Syndrom	Rhythmusstörungen Tachykardie
Gastrointestinal-Trakt	Diarrhoe	Motilitätsstörungen mit Reizdarm-ähnlichen Symptomen Obstipation Magenschmerzen
Knochen	Frakturneigung Osteopenie Osteoporose Osteomalazie	Osteoporose
Zähne	Karies Zahnverlust*	
Muskulatur	Faszikulationen Tetanie Karpopedalspasmen Hyperreflexie Chvostek-Zeichen (Beklopfen des N. facialis mit folgender Kontraktion der Gesichtsmuskulatur)	Faszikulationen Wadenkrämpfe Krämpfe der Kau-Muskulatur Restless-Legs
Hautanhangsgebilde	Störungen des Haarwuchses Störungen des Nagelwuchses	
ZNS		Depression Reizbarkeit Spannungskopfschmerz Reizbarkeit Schlafstörungen

*Zu beobachten insbesondere nach malabsorptiven Verfahren

Konzentrationsschwankungen werden zwischen Intra- und Extrazellulärraum durch Influx und Efflux geregelt. (Tab. 8.3)

8.2.3 Spurenelemente: Eisen, Kupfer, Zink, Selen

Resorption und Ausscheidung

Spurenelemente	Resorptionsort Transzellulär (aktiver Carrier-Transport)	Parazelluläre Diffusion (passiver Transport)	Ausscheidung
Eisen	Duodenum, proximales Jejunum DMT1*, HCP1**, MIP***	Gesamter Dünndarm	Keine regulierte Ausscheidung
Kupfer	Duodenum, proximales Jejunum DMT1, ATP7A°	Gesamter Dünndarm	Biliäre, enteral
Zink	Duodenum, proximales Jejunum DMT1, Zip-Proteine	Gesamter Dünndarm	90 % enteral 10 % renal
Selen	Duodenum, proximales Jejunum Selenmethionin: Na-abhängiger Aminosäuren Transport Transport von Selencystein ist nicht vollständig geklärt	Anorganisches Selenat Gesamter Dünndarm	Renal

*Divalenter-Metall-Transporter; **Hem-Carrier Protein, ***Mobilferrin-Integrin-Parraferritin-Weg
°Copper-transporting ATPase

8.2.3.1 Eisen

Der Gesamtbestand des Körpers an Eisen liegt bei ca. 3–5 g. Der überwiegende Anteil steht für die Bildung von Erythrozyten zur Verfügung, deutlich weniger für die Myoglobinsynthese und für eisenabhängigen Enzyme. Speicherorgane sind vor allem Leber, Milz und Knochenmark (Ferritin/Hämosiderin) (20 %).

Resorption und Homöostase unterliegen dem Bedarf und werden über die enterale Aufnahme reguliert. Diese kann gestört sein bei Darmerkrankungen wie beispielsweise einer Zöliakie oder einen M. Crohn. (Abb. 8.4). Hoch signifikant eingeschränkt ist daher die Eisenresorption nach Bypassverfahren mit Exklusion des Duodenums und des oberen Jejunums aus der Nahrungspassage. Auch die beschleunigte Magenentleerung und Passage nach einer SG kann zu einem Eisenmangel führen.

▶ **Merksatz** Vitamin C fördert signifikant die Aufnahme von Nicht-Häm-Eisen, da es die Bildung von dreiwertigen Eisen hemmt und so dessen Resorptionsrate um 25 % steigern kann.

Liegt postoperativ eine Eisenmangelanämie vor, soll die Dosierung des Eisens auf 100–200 mg/d erhöht werden (Handzlik-Orlik 2015; Pinnock 2016).

8 Nutritive Mangelerscheinungen

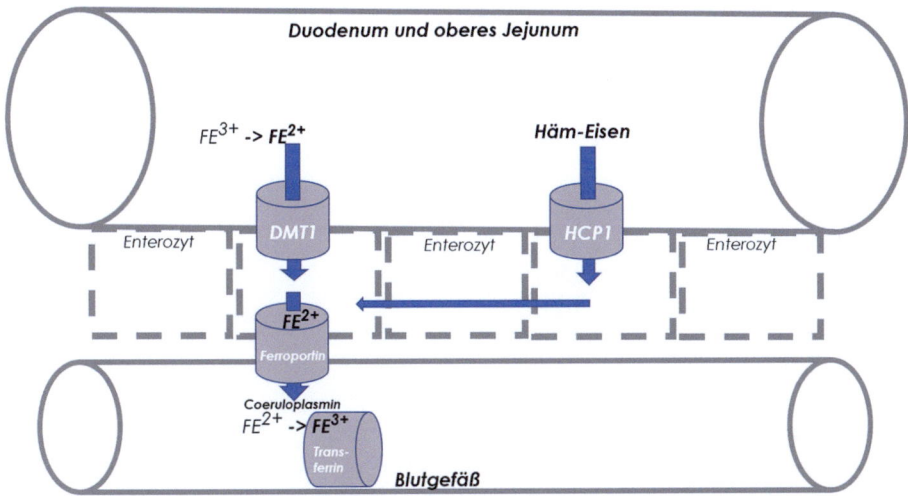

DMT1 = Divalenter Metall-Transporter; HCP1 = Hem-Carrier-Protein; Ferroportin = Membran-Transport-Protein (transportiert nur 2-wertiges Eisen; Coeruloplasmin = Plasmaprotein (Ferro-Oxidase), wirkt auch als Kupferspeicher; Transferrin hat zwei Speicherstellen für Fe3+ und transportiert Eisen.

Abb. 8.4 Eisenresorption und Efflux in das Gefäßsystem mit Bindung an Transferrin (Transportprotein)

	Hämoglobin repräsentiert den Eisen-Wert	Transport-Eisen: Transferrin Gemessen an der Transferrin-Sättigung in %	Eisenspeicher: Ferritin Leber, Milz, Knochenmark
		Normbefund	Eisenmangel	Eisenmangel-Anämie
Ferritin µg/L	> 50	< 30	< 10
Transferrin – Sättigung (%)	> 20	< 20	< 10
Hämoglobin (g/dL)	12 – 14	12-14	< 12

Der Hämoglobinwert repräsentiert den Eisenwert im Serum. Eine Bestimmung des Serum-Eisens ist daher unnötig und zu ungenau, da es einen zirkadianen Verlauf zeigt.

Abb. 8.5 Diagnostik Eisenmangel

Bei ausgeprägtem chronischen Eisenmangel kann die parenterale Substitution von Eisen erforderlich werden. Die modernen Eisenpräparate mit verbesserter Dextran-Galenik sind sehr gut verträglich und können hoch dosiert werden. (Abb. 8.5)

Vereinfachte Bestimmung des parenteralen Eisenbedarfes bei Eisenmangel und gestörter enteraler Resorption

Hämoglobin g/dL	<70 kg Körpergewicht	>70 kg Körpergewicht
<10 g/dL	1500 mg	2000 mg
>10 g/dL–14 g/dL	1000 mg	1500 mg
>14 g/dL	500 mg	500 mg

8.2.3.2 Kupfer
Kupfer ist ein essenzielles Spurenelement. Kupfermangel führt zu oxidativem Stress.

Transcuprein (spezifisches Cu-Transport-Protein), Albumin und Histidin transportieren Kupfer über die Pfortader zur Leber. Die Leber ist das zentrale Organ des Kupferstoffwechsels. Chaperone transportieren Kupfer schließlich zu spezifischen, subzellulären Kompartimenten. Dort wird es in kupferabhängige Enzyme, wie Caeruloplasmin, Cytochrom-c-Oxidase oder Superoxid-Dismutase eingebaut.

8.2.3.3 Zink
Zink ist ein essenzielles Spurenelement. Der Serumspiegel unterliegt einer Homöostase und ist daher auch bei bestehendem Zink-Mangel nur wenig aussagekräftig. Der Serum-Spiegel wird überwiegend durch die enterale Exkretion geregelt.

Zink (20–30 mg/kg KG) ist neben Eisen mengenmäßig eines der bedeutendsten Spurenelemente. Der Gesamtbestand liegt etwa bei 1,5–2,5 g.

Zink bildet mit Aminosäuren und Proteinen Bindungen, in denen es als zweiwertiges Kation vorliegt.

Vitamin C, Citrat und Tryptophan fördern die Zink-Resorption.
Zink-Speicher:

- Muskulatur (60 %, ~1500 mg)
- Knochen (20–30 %, ~500–800 mg)
- Leber, Niere, Myokard, Harnblase, Iris, Retina, Langerhans-Inseln, Haare, Haut, Nägel, Hoden, Prostata,

Zink-Plasmakonzentration: 11–17 µmol/L (70–110 µg/dL)

- 57–65 % Albumin-gebundenes Zink
- 32–40 % Makroglobulin-gebundenes Zink (Coeruloplasmin)
- 3 % an freie Aminosäuren gebundenes Zink
- Entzündung-Reaktionen bedingen eine Verschiebung des Zink nach intrazellulär und können den Serum-Spiegel etwas absenken.

8.2.3.4 Selen

Selen ist ein essenzielles Spurenelement. Der Gesamtbestand beträgt etwa 10–15 mg (0,15–0,2 mg/kg KG).
Serum-Spiegel: 55–103 µg/L.

Anorganisches Selenat

- Wird aktiv resorbiert und in der Leber zu Selenit oxidiert

Anorganisches Selenit:

- Wird passiv resorbiert und in der Leber zu Selenid reduziert

Selenid:

- Wird umgewandelt in Seleophosphat und an der tRNA zu Seleocystein, um schließlich in Proteine eingebaut zu werden. Alle funktionell bedeutsamen selenabhängigen Proteine des menschlichen Organismus enthalten Selenocystein

Selen-Speicher

- Skelett-Muskulatur (40–50 %)
- Unterschiedliche Konzentrationen in: Leber, Nieren, Herz, Pankreas, Milz, Gehirn, Gonaden, Erythrozyten und Thrombozyten (Biesalski 2004) (Tab. 8.4)

8.2.4 Fettlösliche Vitamine

▶ **Definition** Vitamine sind essentielle organische Substanzen, die der Stoffwechsel nicht (bedarfsgerecht) synthetisieren kann.

Die Resorption fettlöslicher Vitamine verhält sich im gastrointestinalen System entsprechend aller Nahrungsfette und ist Gallensäuren-abhängig. Daher führen eine länger dauernde Steatorrhö oder die grundsätzliche Veränderungen der intraluminalen Gallensäuren-Zusammensetzung zu einer modifizierten, bzw. reduzierten Resorption fettlöslicher Vitamine.

▶ **Merksatz** Nach ihrer Resorption werden die fettlöslichen Vitamine im Blut als Chylomikronen transportiert. Die Vitamine A, K werden in der Leber gespeichert, Vitamin E im Fettgewebe und Vitamin D hauptsächlich im Fett- und Muskelgewebe, geringere Menge auch in der Leber.

Tab. 8.4 Symptome durch Mangel (Mangelerscheinungen) an Spurenelementen

	Eisen	Kupfer	Zink	Selen
Inzidenz (Stein 2014) (Shankar 2010)	Bis zu 55 %	Bis zu 45 %	Bis zu 33 % bis zu 90 % (malabsorptive Verfahren)	Bis 22 %
Herz	Herzklopfen Erhöhtes Herzminuten-Volumen Atemnot Verminderte belastbarkeit	Rhythmusstörungen Tachykardie		Akute Herz-Muskel-Insuffizienz (Keshan-Krankheit)
Gastrointestinal-Trakt	Brennende Zunge Mundwinkelragaden	Motilitätsstörungen mit Reizdarm-ähnlichen Symptomen Obstipation Magenschmerzen	Glossitis Diarrhoe	
Sinnesorgane			Geschmacksstörungen Sehstörungen, Dry-Eye Geruchsstörungen Schleimhautentzündungen	
Knochen		Osteopenie		Bildungsstörungen Gelenk-Knorpel-Degeneration (Kaschin-Beck Krankheit)
Muskulatur	Restless-Legs	Muskelschwäche		Myositis Muskelschwäche Muskelkrämpfe
Hämatopoese und Gefäßsystem	Eisenmangelanämie	Kupfermangelanämie (normozytär, eisenrefraktär) Veränderung des aortalen Elastins		Anämie
Immunsystem			Erhöhte Infektanfälligkeit Wundheilungs-Störungen	Erhöhte Infektanfälligkeit

(Fortsetzung)

8 Nutritive Mangelerscheinungen

Tab. 8.4 (Fortsetzung)

	Eisen	Kupfer	Zink	Selen
Schilddrüse				Funktionsstörung (Selen ist ein Kofaktor bei der Bildung der peripheren Hormone)
ZNS	Kälte-Empfindlichkeit Kopfschmerzen Konzentrationsstörungen Schwindel Vergesslichkeit Leistungsabfall, Fatigue Ohrgeräusche	Hypothermie Geistiger Abbau Fatigue-Symp Posterolaterale Myopathie (Juhasz-Pocsine et al. 2007) Verwirrtheit Reizbarkeit	Antriebsschwäche Depression Konzentrationsstörungen	Schlafstörungen Gedächtnisstörungen Kopfschmerzen
Haut und Anhangsgebilde	Blässe Starker Haarausfall	Gestörte Pigmentierung (Ergrauen) Gestörte Keratinisierung Weiß verfärbte Fingerbette	Signifikanter Haarausfall Alopezie Dermatitis Akne Ekzeme Zinkmangeldermatitis	Gestörte Pigmentierung (Ergrauen) Haarausfall Weiße Verfärbungen der Nägel
Reproduktion				Infertilität

Der Resorptionsmechanismus von fettlöslichen Vitaminen bedarf besonderer Aufmerksamkeit. Alle fettlöslichen Vitamine werden im Rahmen der Fettverdauung im oberen Dünndarm resorbiert, d. h. die Anwesenheit von Nahrungsfetten als Transportmittel der lipophilen Moleküle, Gallensäuren zur Solubilisierung und Micellbildung sowie Pankreasesterasen sind für eine optimale intestinale Aufnahme notwendig. (Abb. 8.6)

Durch die duodenale Exklusion im Rahmen eines Bypass-Verfahrens verändert sich das Rückresorptionsverhalten der Gallensäuren (Abb. 8.6). Grundsätzlich erfahren zudem Gallensäuren im Darmlumen eine Veränderung, sie werden durch das Mikrobiom von primären in sekundäre Gallensäuren umgewandelt (Dehydroxylierung).

▶ **Merksatz**

Im biliopankreatischen Schenkel, der aus der Nahrungspassage exkludiert ist, werden Gallensalze passiv rückresorbiert. Dieser Effekt ist umso signifikanter, je weniger Chymus (Nahrung) sich im Lumen befindet (bedarfsgerecht). Damit verändert sich auch die Zusammensetzung der Gallensäuren im Blut, ein bereits illustrativ beschriebener Effekt (Lutz 2014).

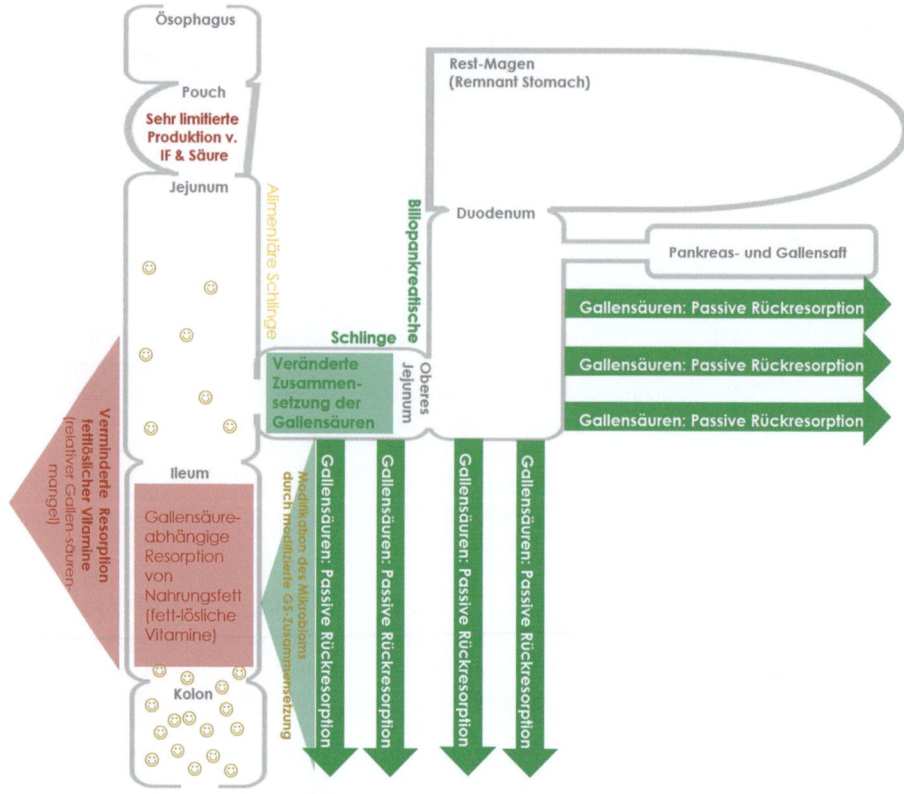

Abb. 8.6 Modifizierte qualitative Resorption von fettlöslichen Vitaminen durch eine duodenale Exklusion. Fettlösliche Vitamine werden limitierter resorbiert, da im biliopankreatischen Schenkel aufgrund der Exklusion aus der Passage Gallensäuren quantitativ passiv rückresorbiert werden. Die reduzierten und verändert zusammengesetzten Gallensäuren bedingen zudem eine Modifikation des kommensalen Mikrobioms (Gallensäuren dienen als Nahrung der Bakterien und werden von diesen zu sekundären Gallensäuren dehydroxyliert) ☺ = Mikrobiom

Zusätzlich wird ein Teil der bereits in der Zusammensetzung qualitativ veränderten und quantitativ reduzierten Gallensäuren nicht mehr resorbiert und es kann eine Steatorrhoe resultieren.

Da sich nach einem Bypass-Verfahren kein Chymus im biliopankreatischen Schenkel befindet, muss vermutet werden, dass die signifikante Rückresorption der Gallensäuren mit der Länge des biliopankreatischen Schenkels korreliert. Die Länge des Common Channel dagegen determiniert die Gesamtheit der anflutenden Gallensäuren (mögliches Gallensäuren-Verlust Syndrom).

▶ **Merksatz**
Damit resultiert eine signifikant veränderte Zusammensetzung der Gallensäuren am Rendezvous-Punkt mit der Nahrung (Ende des biliopankreatischen

8 Nutritive Mangelerscheinungen

Schenkels), der einem funktionellen Mangel an Gallensäuren entspricht. Resultat ist eine verminderte Gallensäuren-abhängige Resorption der fettlöslichen Vitamine und anderer Nahrungsfette (mögliche resultierende Steatorrhoe).

Ein Sekundär-Effekt ist die Veränderung der Zusammensetzung des Mikrobioms, das sich zu einem Teil von den präsenten Gallensäuren ernährt (Kommensale).

8.2.5 Vitamin D

Vitamin D wird in der Haut durch Sonneneinstrahlung gebildet. Hierzu wird eine Vitamin D-Vorstufe in der Leber aus Cholesterol gebildet, dass dann in die Haut transportiert wird. Dort erfährt es durch UVB Strahlung eine Umwandlung in das Provitamin D, dass weiter durch die erwärmte Haut in Cholecalciferol umgewandelt wird. Nach dessen Rücktransport in die Leber wird es zu 25-OH-Vitamin D3 umgebaut.

Je stärker sich die Haut durch die Sonne erwärmt, desto mehr Vitamin D3 wird gebildet. Dieser Schritt ist selbstlimitierend, wird es zu warm, wird das Provitamin in inaktive Abbauprodukte umgewandelt, sodass eine Überdosierung durch die Sonneeinstrahlung nicht möglich ist. (Abb. 8.7)

▶ Merksatz

Calcium-Homöostase = Endokrine Wirkung von Calcitriol.

In Anhängigkeit des Calcium-Spiegels erfolgt in der Niere bedarfsgerecht der weitere Umbau zum Hormon Calcitriol. Dies entspricht dem Calcium-abhängigen endokrinen Pfad zur Regulierung der Calcium-Homöostase.

▶ Merksatz

Genregulierung, Immunität = Parakrine, zelluläre Wirkung von Calcitriol.

Calcitriol kann auf zellulärer Ebene direkt aus Cholecalciferol Calcium-unabhängig gebildet werden (Abb. 8.8). Hier wirkt es zellulär über den parakrinen Weg, der Calcium-unabhängig ist. Calcitriol wirkt zellulär immunmodulierend und genregulierend (Abb. 8.8).

In Ländern nördlich des 40. Breitengrades ist von Oktober bis März keine ausreichende Vitamin D Bildung möglich (Chapuy 1997; Van Schoor 2011; Webb 1988), sodass im Winter eine Vitamin D Supplementierung nötig werden kann. Dabei ist die Fähigkeit Vitamin D zu bilden umgekehrt proportional zur Sonnenempfindlichkeit der Haut, hellere Hauttypen bilden schneller und mehr Vitamin D, dunklere langsamer und weniger (Jablonski 2004). Sonnenschutz reduziert zudem signifikant die Vitamin D Produktion, die Abhängig ist von der Fläche der exponierten Haut. Cholecalciferol (Vitamin D3) wird überwiegend durch Sonnenexposition, kann aber auch über eine

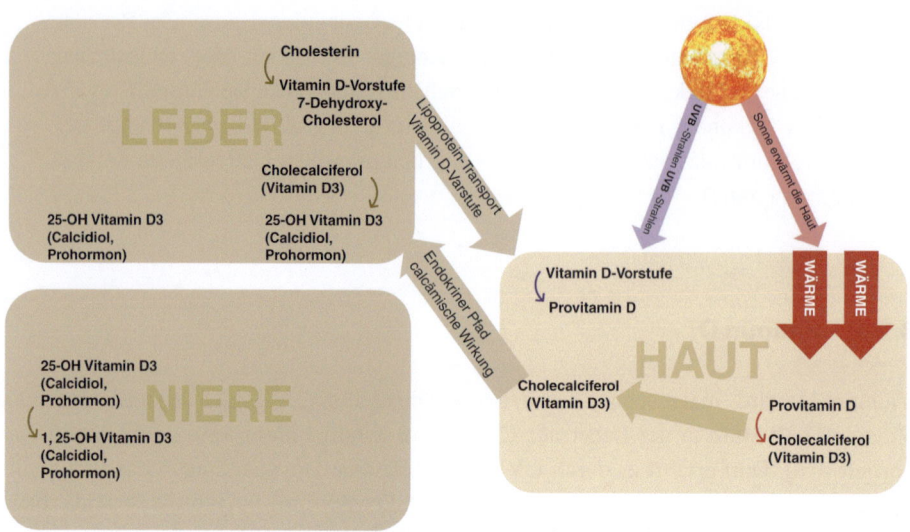

Abb. 8.7 Endokriner Calcium-abhängiger Pfad der Calcitriol-Bildung (Vitamin D-Hormon). Bildung einer Vitamin D-Vorstufe aus Cholesterol in der Leber, Transport in die Haut, durch UV-Strahlung Umwandlung in das Provitamin D, das dann durch die Hautwärme in Vitamin D (Cholecalciferol) umgewandelt wird. Diese wird zurücktransportiert, um es in der Leber dann umzuwandeln in 25-Hydroy-Cholecalciferol (Pro-Hormon). Das Prohormon wird schließlich in der Niere, in Abhängigkeit des Calcium-Spiegels umgewandelt in Calcitriol (1,25 Hyrdoxy-Cholecalciferol; Hormon)

fettfischreiche Ernährung gewonnen werden (z. B. Indigenen Völker im nördlichen Polargebiet: Lebertran-reiche Ernährung).

Ein interessanter evolutionärer Aspekt dabei ist, dass die indigenen Völker im nördlichen Polargebiet trotz der nur marginalen Sonneneinstrahlung im arktischen Zentral- und Ostkanada – möglicherweise aufgrund ihrer Vitamin D-reichen Ernährung – keine klimatische Hautfarbenanpassung erfahren haben, wie andere nördliche Volksstämme, die ihre Vitamin D Versorgung überwiegend über die Sonneneinstrahlung decken müssen.

Pro-Hormone des Calcitriols (1,25-OH Vitamin D3): Vitamin D3 und Vitamin D2

Cholecalciferol	Vitamin D3	Wird durch die Sonne in der Haut gebildet	Prohormon
		Tierische Nahrungsmittel (Fettfisch)	
Ergocalciferol	Vitamin D2	Wird im Körper aus pflanzlichen Sterin Derivaten synthetisiert (v. a. Pilze)	Prohormon mit signifikant geringerer Wirksamkeit

Adipositas korreliert überproportional häufig mit einem Vitamin D Mangel.

8 Nutritive Mangelerscheinungen

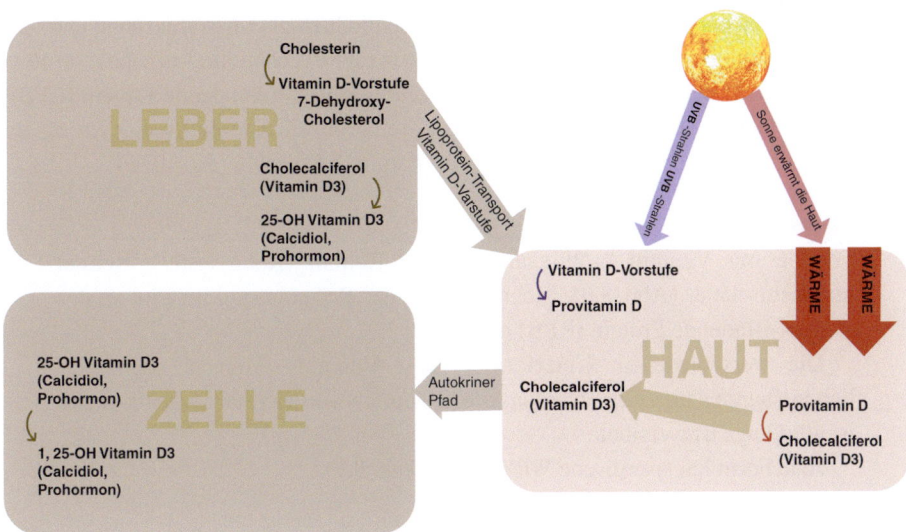

Abb. 8.8 Parakriner, nicht-calcämischer Pfad der Calcitriol-Bildung (Vitamin D-Hormon). Bildung einer Vitamin D-Vorstufe aus Cholesterol in der Leber, Transport in die Haut, durch UV-Strahlung Umwandlung in das Provitamin D, das dann durch die Hautwärme in Vitamin D (Cholecalciferol) umgewandelt wird. Cholecalciferol wird in der Zelle, enzymatisch umgewandelt in Calcitriol (1,25 Hyrdoxy-Cholecalciferol; Hormon). Wirkung: Immunität, Genregulierung)

Es gibt eine Kalkulation, die eine Erhöhung des BMI um eine Einheit mit einem 1,15 %igen Abfall des Serumspiegels von 25-(OH)-Vitamin D3 berechnet hat (Vimaleswaran KS 2013).

Dabei exponieren sich Patienten mit Adipositas zudem nur sehr reduziert mit unbedeckter Haut der Sonne (Savastano 2017). Die Sequestrierung im Fettgewebe und die volumetrische Verdünnung von oral eingenommenem oder kutan synthetisiertem Vitamin D3 in Korrelation zu der großen Fettmasse adipöser Patienten kann einen weiteren Faktor dieser hohen Inzidenz des Vitamin D Mangels darstellen. Sie findet sich schon bei nicht operierten Patienten mit Adipositas bei 26–69 % und kann postoperativ auf bis auf Werte von 80 % ansteigen (Stein et al. 2014).

8.2.6 Vitamin A

Die hauptsächliche Quelle von Vitamin A sind pflanzliche Provitamin-A-Carotinoide und vor allem Retinylester (lipophil) aus tierischen Produkten.

Retinylester werden im Darmlumen enzymatisch (Pankreaslipase) zu Retinol hydrolysiert und absorbiert. Carotinoide bleiben unprozessiert und werden erst in den Zellen teilweise zu Retinol umgewandelt.

Die Ausschleusung in die Lymphbahn erfolgt schließlich als Chylomikronen und nach Umbau zu Remnants weiter in die Leber, wo eine rezeptorvermittelte Aufnahme erfolgt.

Dort kann es in der Parenchymzelle an das zelluläre Retinolbindende Protein (CPBP) gebunden werden, oder perisinusosidal in den Stellatumzellen in die Speicherform Reverestert werden. Die Leber ist der wichtigste Vitamin-A Speicher (50–80 %).

▶ **Merksatz**

Formen mit Vitamin A-Wirksamkeit sind Retinol (Retinylester), Retinal und Retin-Säure (Abb. 8.9). Mehr als 90 % des Retinols sind im Blut an das Retinol-Bindende Protein (RPB) gebunden.

Die verschiedenen Unterformen des Vitamins können grundsätzlich ineinander überführt werden, die Oxidation von Retinal in Retin-Saüre ist allerdings irreversibel.

Jede Form hat spezifische Wirkungen (Abb. 8.9).

Die biologische Wirkung von Vitamin A wird in Internationalen Einheiten (IE) beziehungsweise in Retinolaktivitätsäquivalent (RAE) angegeben:

IE Vitamin A entspricht 0,3 µg Retinol
1 µg RAE entspricht [12]:

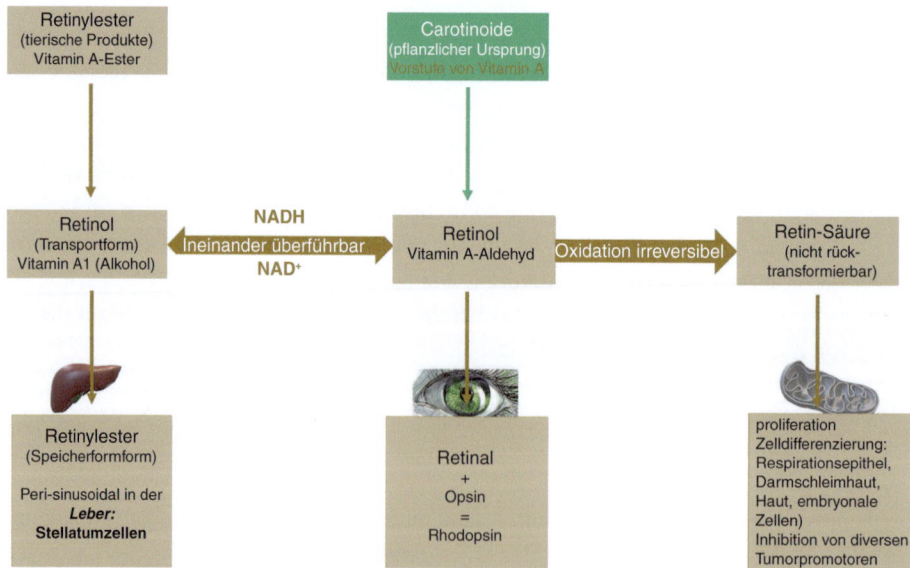

Abb. 8.9 Vitamin-A Unterformen: Retinol (Alkohol) – Retinylester – Retinal (Aldehyd) – Retin-Säure

- 1 µg Retinol
- 12 µg β-Carotin
- 24 µg andere Provitamin-A-Carotinoide

(DGE Referenzwerte).

▶ **Merksatz** Retinal (Aldehydform) ist am Sehvorgang beteiligt. Es wird an Opsin gekoppelt und ist so Bestandteil des Rhodopsins in der Netzhaut. Besteht ein Vitamin A-Mangel, entwickelt sich als erstes klinisches Symptom eine **Nachtblindheit**.

8.2.7 Vitamin K

Vitamin K findet als Vitamin wenig Bechtung, außer in seiner Funktion als Kofaktor der Gerinnungsfaktoren II, VII, IX, und X, die eben Vitamin K-abhängig sind.

Zwei Unterfraktionen des Vitamin K

- *Vitamin K1: Phylloquinon*
  - Kofaktor der Gerinnungsfaktoren II, VII, IX, und X
- *Vitamin K2: Menaquinon*
  - Die Bildung von Osteocalcin wird durch Calcitriol induziert. Die Glutamylreste werden Vitamin-K2-abhängig und mittels Gamma-Glutamylcarboxylase γ-carboxyliert. Sodass Osteocalcin im Knochen aktiv Calcium binden kann (Cranenburg 2007; Vermeer 2012).
  - aktiviert das Matrix-GLA-Protein (MGP): bindet Calcium im Gefäßsystem und wirkt so einer Gefäßverkalkung entgegen. Die Supplementation von Vit. K2 bereits im Zusammenhang mit der Reduktion des KHK-Risikos untersucht wurde.
  - aktiviert Gas6 (Growth-arrest-specific gene-6). Über diesen Weg spielt es eine signifikante Rolle bei der Zellteilung, Zelldifferenzierung und Zellmigration. Untersuchungen zu dessen Wirkung in der Anwendung bei Prostata-, Hepatozellulären-, Lungen- und Blasen- Karzinom wurden diskutiert (Nimptsch et al. 2008; Otsuka 2004; Yoshida 2003; Duan 2020).
  - Ebenso wird über den Osteocalcin-Mechanismus ein möglicher positiver Effekt auf eine Insulinresistenz postuliert (Li 2017).

Es gibt verschieden Unterformen des Menaquinons (MK4- MK13, je nach der Anzahl der Seitenarme). Die Vitamin K2-Produktion über Darmbakterien leistet einen signifikanten Beitrag zur Versorgung mit Vitamin K2, reicht häufig aber nicht aus (Conly 1994). Ein gestörte Darmflora beeinträchtigt diesen Weg möglicherweise und erklärt den, im Vergleich zum Vitamin K1, häufiger auftretenden Mangel (Sato 2012).

In der Supplementation am häufigsten verwendet wird ein Vitamin K2 (MK7), das aus Soja gewonnenen wird. Es ist gut bioverfügbar, wobei ausschließlich die trans-Form biologische Wirkung entfaltet.

8.2.8 Vitamin E

Vitamin E ist die Bezeichnung für alle natürlichen und synthetischen Tocol- und Tocotrienol-Derivate, die die biologische Aktivität von alpha-Tocopherol aufweisen.

Eine Vitamin E-Synthese findet ausschließlich in Pflanzen statt. Grüne Pflanzenteile enthalten entsprechend ihrem Gehalt an Chloroplasten relativ viel alpha-Tocopherol, gelbe Pflanzengewebe, Stängeln, Wurzeln und Früchte grüner Pflanzen haben dagegen eine vergleichsweise geringe Konzentration an Vitamin E.

In nicht-grünen Pflanzen kommt neben alpha-Tocopherol hauptsächlich gamma-Tocopherol vor, wobei sich der Vitamin E-Gehalt zur Konzentration an den farbgebenden Chromoplasten proportional verhält.

Bei langsam wachsenden und ausgewachsenen Pflanzen ist der Tocopherolgehalt höher als bei rasch wachsenden und jungen Pflanzen (Pietrzik 2008).

Vitamin E gelangt über Pflanzenkonsum in den tierischen Organismus und ist daher ebenfalls in tierischen Lebensmitteln nachweisbar, allerdings mit deutlich niedrigeren Tocopherol-Konzentrationen und in Abhängigkeit von der Haltungsform.

Grundsätzlich ist es ein hoch-effektives fettlösliches Vitamin mit multiplen Zellmembranstabilisierenden, anti-oxidativen und weiteren nicht-anti-oxidativen Funktionen.

> ▶ **Merksatz** Es wird propagiert, dass Vitamin E die Oxidation von mehrfach ungesättigten Fettsäuren in der Membran der roten Blutkörperchen (RBC) verhindert und so den vorzeitigen Erythrozyten-Abbau hemmt (Jilani 2011).

In mehreren klinischen Studien wurde Vitamin E therapeutisch als potenzielles erythropoetisches Mittel zur Verringerung der vorzeitigen Hämolyse der Erythrozyten eingesetzt, da es die Stabilität der Erythrozyten erhöht. So konnte es bei anämischen Probanden durch Supplementierung die Hämoglobin- und Hämatokritwerte verbessern (Jilani 2011).

> ▶ **Praxistipp** Eine Eisen-refraktäre Anämie sollte, nach Ausschluss eines Vitamin B Mangels, immer auch an einen Vitamin E Mangel denken lassen.

Biologische Aktivität in Prozent und Umrechnungsfaktoren für einzelne Vitamin E-Formen bezogen auf RRR-alpha-Tocopherol (DGE):

8 Nutritive Mangelerscheinungen

1 mg RRR-alpha-Tocopherol = 100 % entspricht 1,00 mg alpha-TÄ = 1,49 I.E. (Internationale Einheiten)

	Vitamin E- Form	Wirkungsäquivalent	Einheitenäquivalent
1 mg	RRR-beta-Tocopherol	50 %	0,75 I.E
1 mg	RRR-gamma-Tocopherol	10 %	0,15 I.E
1 mg	RRR-delta-Tocopherol	3 %	0,05 I.E
1 mg	RRR-alpha-Tocopherylacetat	91 %	1,36 I.E
1 mg	RRR-alpha-Tocopherylhydrogensuccinat	81 %	1,21 I.E
1 mg	R-alpha-Tocotrienol	30 %	0,45 I.E

Mangelsymptome fettlösliche Vitamine

	Vitamin D	Vitamin A	Vitamin K	Vitamin E
Sinnesorgane		Nachtblindheit Xerophtalmie Erblindung		
Knochen	Rachitis Osteoporose Osteomalazie		Osteomalazie Osteoporose	
Muskulatur	Muskelschwäche Muskelkrämpfe		Gesteigerte Insulinresistenz	
Herz			Erhöhtes KHK-Risiko	
Hämatopoetisches System			Blutungsneigung	Eisen-refraktäre Anämie
Immunsystem	Erhöhte Infektanfälligkeit			Erhöhte Infektanfälligkeit Erhöhung des oxidativen Stress
Haare und -anhangsgebilde	Haarausfall			
ZNS	Neuromuskuläre Übererregbarkeit Depression Müdigkeit Stimmungsschwankungen „There's no Sunshine anymore"		Antriebslosigkeit Konzentrationsstörungen	

Symptome, die als Praxistipp markiert waren, sind hervorgehoben

8.2.9 Wasserlösliche Vitamine (Vitamin B1, B6, B12, Vitamin C)

Resorptionsort wasserlöslicher Vitamine

Vitamin	Resorptionsort
Thiamin (Vitamin B1)	Jejunum, Duodenum, Ileum
Riboflavin (Vitamin B2)	Gesamter Dünndarm
Niacin (Vitamin B3)	Magen Gesamter Dünndarm
Pantothensäure (Vitamin B5)	Gesamter Dünndarm
Biotin (Vitamin B7)	Jejunum Gesamter Dünndarm
Pyridoxin ((Vitamin B6)	Jejunum
Folat ((Vitamin B9)	Jejunum Gesamter Dünndarm
Cobalamin (Vitamin 12)	Terminales Ileum Gesamter Dünndarm
Vitamin C	Magen Ileum Gesamter Dünndarm

Die Hauptresorptionsorte (meist aktive Resorption) wurden hervorgehoben

Im Detail vorgestellt werden die klinisch relevanten B-Vitamine.

8.2.10 Thiamin (Vitamin B1)

Aufgrund der Beobachtungen des niederländischen Arztes Christiaan Eijkman, dass Hühner nach Verfütterung von geschältem, poliertem Reis Beriberi-ähnliche Symptome entwickelten, nicht jedoch nach Gabe von Vollkorn-Reis oder Reiskleie, wird Thiamin seither als „Antiberiberi-Vitamin" bezeichnet (Eijkman 1987).

Über die Nahrung aufgenommenes, phosphoryliertes Vitamin B1 wird durch unspezifische Phosphatasen der Darmwand dephosphoryliert und damit in einen resorbierbaren Zustand überführt. Die biologische Wirkform ist Thiaminpyrophosphat. **(TPP)**

▶ **Merksatz** Die Resorption von freiem Thiamin ist nach dem Duodenum und Ileum im Jejunum am höchsten.

Physiologische Mengen des B-Vitamins unterhalb einer Konzentration von 2 µmol/l werden durch einen energieabhängigen, sättigbaren Natrium-vermittelten Carriermechanismus resorbiert. Oberhalb einer Konzentration von 2 µmol/l erfolgt zusätzlich eine passive Diffusion.

▶ **Praxistipp**
Alkohol führt zur Downregulation der thiaminspezifischen Transportproteine durch Inhibierung der Na-K Adenosintriphosphatase in der basolateralen Zellmembran und im Stoffwechsel der Pyrophosphatkinase.
Eine Substitution von Thiamin ist daher bei Bedarf zu empfehlen.

Die Speicherung erfolgt zu 40 % in der Muskulatur, ein eigentlicher Thiamin-Speicher existiert nicht; so werden 3–8 µg/g im Herzmuskel, 2–6 µg/g in der Niere, 2-8 µg/g in der Leber und 1–4 µg/g im Gehirn gespeichert.

Die Thiamin-Ausscheidung erfolgt dosisabhängig. In ca. 25 % erfolgt eine renale Elimination, bei hohen applizierten Dosen ist die Elimination fast vollständig renal. Nicht resorbiertes Thiamin wird dagegen biliär ausgeschiedenen, mit steigendem Thiaminanteil im Stuhl, der als renaler Überlaufeffekt bei Sättigung der tubulären Rückresorption bezeichnet wird.

▶ **Praxistipp**
Bei einer Halbwertszeit von 9–18 Tagen und einer Speicherkapazität von nur 25–35 mg und einem hohen täglichen Umsatz kann sich der Speicher sehr schnell verbrauchen und so ein Thiaminmangel resultieren. Es resultiert eine ausgeprägte Mangel-Symptomatik (siehe Kap. 21).
Die empfohlene tägliche Zufuhr liegt bei Frauen bei 1,0 mg und bei Männern bei 1,1 mg.

Zu einem Thiaminmangel kann es kommen durch eine Kombination aus verminderter Nahrungsaufnahme, Fehlernährung, Malabsorption und rezidivierendem Erbrechen. (Abb. 8.10)

▶ **Merksatz** Thiamin spielt eine essentielle Rolle als Ko-Enzym im Citratzyklus und damit bei der Gewinnung von Energie (ATP) aus der Nahrung.

Als typische Thiaminmangel-Erscheinung gilt das Beriberi Syndrom, das in eine kardiale Form mit Herzinsuffizienz und daraus resultierenden Ödemen, eine neurologische Form mit Muskelschwäche und anderen neurologischen Symptomen sowie eine zentrale Form mit möglicher Wernicke-Enzephalopathie und Korsakow-Psychose eingeteilt wird. Eine ähnliche Symptomatik findet sich auch im Rahmen des Refeeding-Syndroms, einer schweren Elektrolytentgleisung mit akutem Verbrauchs-Thiamin-Mangel (siehe auch Kap. 21).

8.2.11 Pyridoxin (Vitamin B6)

Vitamin B6 ist ein Sammelbegriff für alle vitaminwirksamen Derivate des 3-Hydroxy-2-Methypyridins: Pyridoxin, Pyridoxol, Pyridoxal, Pyridoxamin.

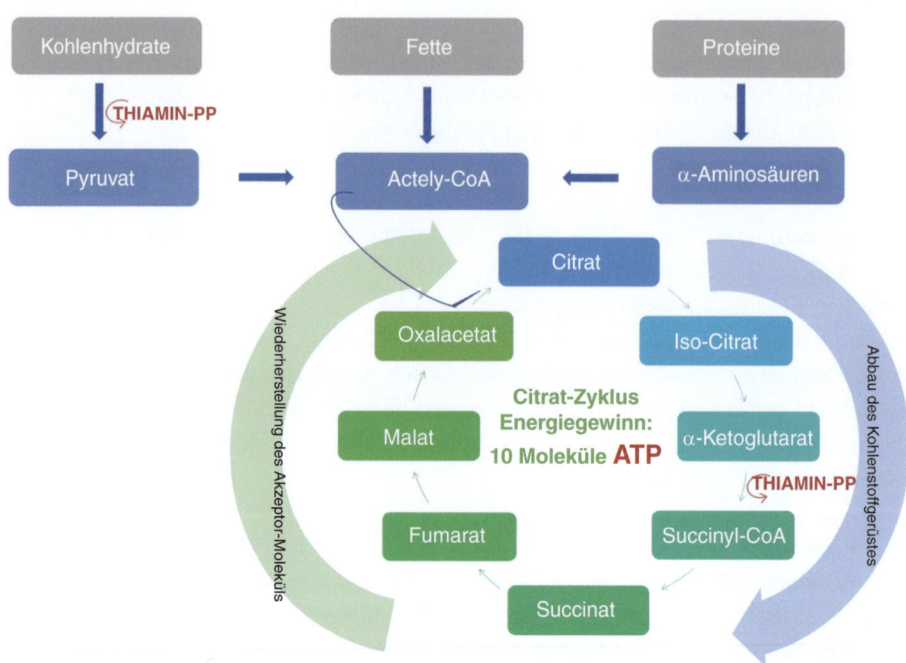

Abb. 8.10 Thiamin als wichtiges Ko-Enzym des Citratzyklus: Energiegewinnung aus Nahrungsenergie (Kohlenhydrate, Fett, Protein). Thiamin ist der Ko-Faktor bei der Umwandlung von Kohlenhydraten in Pyruvat sowie dem Abbau des Kohlenstoffgerüstes (erste Hälfte des Citrat-Zyklus) bei der Umwandlung von α-Ketoglutarat in Succinyl-CoA

Es ist ubiquitär aus pflanzlichen und tierischen Lebensmitteln verfügbar. Die Aufnahme von Nahrungs-Vitamin B6 erfolgt im Dünndarm, wobei die Absorptionsrate von der B6-Unterform abhängig ist. Im Dickdarm findet eine passive Aufnahme von bakteriell produziertem Vitamin B6 durch das Mikrobiom statt.

▶ **Praxistipp** Der Tagesbedarf liegt bei Frauen bei 1,2 mg, bei Schwangeren und Stillende: bei 1,9 mg und bei Männern bei 1,4 bis 1,6 mg.

Die Mangelsymptome werden in neurologische und nicht neurologische Symptome eingeteilt, wobei sich die Wirkung von Vitamin B6 nicht nur auf das Nervensystem beschränkt, sondern es hat auch wichtige Funktionen bei der Bildung der Erythrozyten, dem Proteinabbau und der Antikörperbildung. (Tab. 8.5 und Abb. 8.11)

8 Nutritive Mangelerscheinungen

Tab. 8.5 Mangelsymptomatik Vitamin B6 (Pyridoxin)

Neurologische Symptome	Nicht-neurologische Symptome
Konzentrationsverlust	Dermatitis
Aggression	Glossitis, Stomatitis
Krankheitsgefühl	Gastrointestinale Symptome
Schlafstörungen	Haarausfall
Angstzustände	Hypochrome, mikrozytäre, eisenrefraktäre Anämie
Apathie	Hyper-Homocysteinämie
Kopfschmerzen, Migräne	Hypercholesterinämie
Periphere Neuropathie	
Ataxie, Paralyse, Parästhesie	
Krampfanfälle	

Prodromal-Symptome wurden hervorgehoben

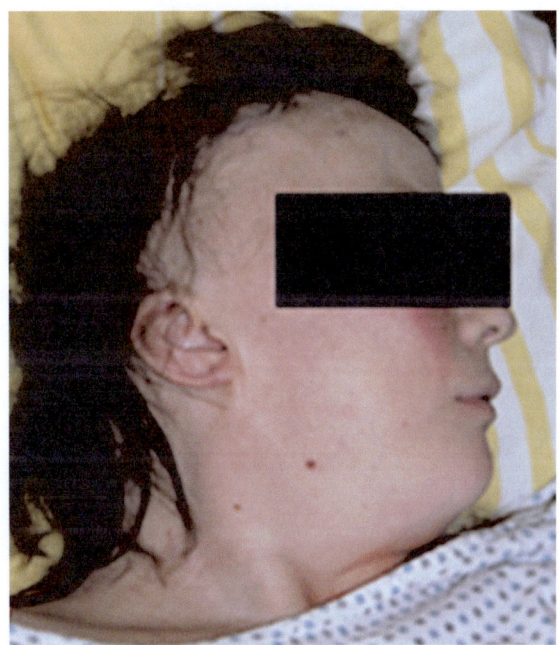

Abb. 8.11 Symptomatischer Vitamin B6 Mangel mit massivem Haarausfall, Glossitis und Angstzuständen

8.2.12 Folat (Vitamin B9)

Folat wird vor allem im Duodenum und dem oberen Jejunum resorbiert. Die Speicherkapazität von 5–10 mg ist für ca. 2–4 Monate ausreichend. Natürlicherweise kommen nur Folate vor, Folsäure dagegen wird artifiziell hergestellt. Folsäure weist im Vergleich zu den natürlichen Folat-Verbindungen die höchste Stabilität und Oxidationsstufe auf und wird als Reinsubstanz quantitativ nahezu vollständig resorbiert.

Folate sind sowohl in tierischen als auch pflanzlichen Lebensmitteln zu finden und müssen vor der Absorption im Duodenum und dem proximalen Jejunum enzymatisch hydrolisiert werden. Dies erfolgt durch eine γ-Glutamyl-Carboxy-Peptidase am Bürstensaummembran der Enterozyten. Die Resorption von Vitamin B9 ist ein vom pH-Wert abhängiger Prozess mit einem Resorptionsmaximum bei pH 6,0 (Pietrzik 2008).

▶ **Merksatz** Die Leber ist das Hauptspeicherorgan (50 %) und reguliert die Versorgung anderer Organe.

▶ **Praxistipp** Der Tagesbedarf liegt bei Erwachsenen bei ca. 300 µg, bei Schwangeren bei 550 µg.

„Folium" bedeutet grünes Blatt, entsprechend ist das Vorkommen. Folat findet sich in grünem Blattgemüse, in Hülsenfrüchten und Vollkornprodukten. Durch die Nahrungskette findet man Folat auch in tierischen Produkten wie Eigelb und Leber.

Die mit der Galle ausgeschiedene Menge von ca. 10–90 µg pro Tag unterliegt einem enterohepatischen Kreislauf und wird nahezu vollständig rückresorbiert.

Erkrankungen des Dünndarms oder Dünndarmresektionen können die enterale Rückresorption beeinträchtigen (Pietrzik 2008).

Der schnell verfügbare, vergleichsweise hohe biliäre Folat-Konzentration (Folat-Pool) übersteigt die des Blutplasmas um das 10-fache und reguliert gemeinsam mit dem vergleichsweise kleinen intrazellulären Folat-Pool (Leber und extrahepatische Geweben) die Folat-Homöostase zur Aufrechterhaltung eines konstanten Folat-Serumspiegels (Pietrzik 2008).

Die Menge an Folat, die enteral ausgeschieden wird, ist aufgrund der zusätzlich mikrobiell synthetisierten Folate schwer zu beurteilen. Es wird postuliert, dass die Fäzes 5- bis 10-fach höhere Folat-Konzentrationen aufweist als die aufgenommene Nahrung.

Symptome des Folatmangels
Schleimhautveränderungen der Mundhöhle
Höhere Inzidenz von Neuralrohrdefekten
Höhere Inzidenz Lippen-Kiefer-Gaumenspalten
Hohe Homocystein-Spiegel (Gefäßschädigung)
Megaloblastäre Anämie (ein Vitamin B12-Mangel muss ausgeschlossen werden)

8.2.13 Cobalamin (Vitamin B12)

Die Vitamin B12-Synthese ist komplex. Nur Mikroorganismen sind dazu befähigt. So trägt speziesspezifisch die bakterielle Synthese durch das Mikrobiom mit zur Deckung des Vitamin B12-Bedarfs bei.

Während bei Herbivoren die Synthese durch das Mikrobiom ausreichend ist, können Carnivoren ihren Bedarf zusätzlich über die Fleischzufuhr decken. Für den Mensch als Carnivor ist das Mikrobiom-synthetisierte Vitamin B12 nicht ausreichend, zumal die bakterielle Synthese unterhalb des terminalem Ileums und somit jenseits des biologischen Resorptionsmechanismus erfolgt.

Da Cobalamin säureempfindlich ist, wird es zunächst an Haptocorrin gebunden und so vor dem sauren pH-Wert des Magens geschützt. Im alkalischen Milieu des Zwölffingerdarms wird Haptocorrin dann durch Proteasen des Pankreas vom Vitamin B12 abgespalten, dass dann an den IF bindet, der in den Parietalzellen des Magen gebildet wurde. Die Stimulation der IF-Produktion wird über Gastrin vermittelt. Gelangt Protein in den Magen, wird Gastrin freigesetzt. Zirkulierendes Gastrin triggert die Freisetzung von Histamin und stimuliert so die Parietalzellen über deren H2-Rezeptoren zur Produktion.

Die Komplexbildung zwischen Vitamin B12 und dem IF ist essentiell für dessen Resorption, die durch den Cubam-Rezeptor-Komplex im terminalen Ileum vermittelt wird (Kozyraki 2020).

> **Praxistipp**
> Der tägliche Vitamin B12-Bedarf liegt bei 3 bis 4 µg pro Tag, die Reserven reichen für ca. 2 Jahre (Halbwertszeit 3–5 Jahre).
> Daher ist ein subklinischer Vitamin B12 Mangel im Labor nicht einfach nachweisbar.

Etwa 1 % des Nahrungscobalamins wird ohne vorherige Bindung an IF durch einen unspezifischen Mechanismus über den Magen-Darm-Trakt)oder Schleimhäute (Nase, Mund) resorbiert. Die Intrinsic Factor-vermittelte Vitamin B12-Resorption beträgt nur maximal 1,5–2,0 µg pro Mahlzeit, da die Kapazität des Cuban-Rezeptors-Komplexes für den Cbl-IF-Komplex limitiert ist.

Bei einer oralen Vitamin B12-Aufnahme oberhalb der physiologischen Dosis von circa 10 µg gewinnt daher die IF-unabhängige, passive Cobalaminresorption zunehmend an Bedeutung.

Dennoch kann sich eine Malabsorption der IF-vermittelten Vitamin B12 Resorption schon bereits bei kurzstreckigen Resektionen des terminalen Ileums ergeben. Im Rahmen der Adipositaschirurgie wird von der anderen Seite in das System eingegriffen und durch die signifikante Reduktion des Magenvolumens die Produktion des IF drastisch reduziert. (Abb. 8.12)

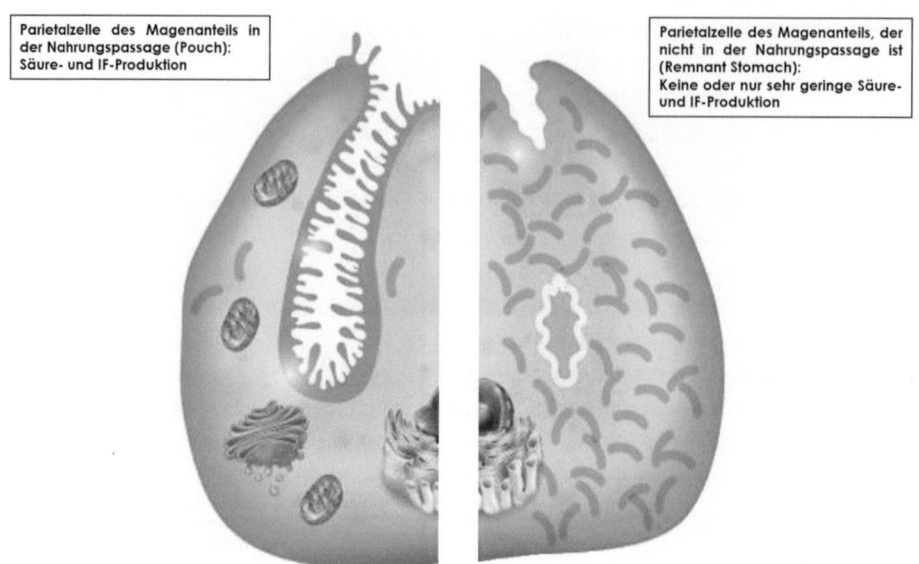

Abb. 8.12 Parietalzelle: in der Nahrungspassage und sezernierend; aus der Nahrungspassage exkludiert und nicht sezernierend (Bypass-Verfahren)

▶ **Merksatz** Je kleiner der funktionell verbleibende Magenpouch, desto geringer ist die anzunehmende Produktion des IF.

In der Folge spielt die Volumenreduktion, und damit konsekutiv die des IF nach adipositaschirurgischen Verfahren (Reduktion der Parietalzellen durch Restriktion), eine einflussreiche Rolle bei der Aufnahme von Vitamin B12. Dabei ist anzunehmen, dass der Remnant Stomach (Restmagen, der nicht mehr in der Passage ist) kaum IF produziert, da die IF-Produktion der Parietalzellen nicht mehr durch Histamin stimuliert wird. Hierzu gibt es allerdings keine Publikationen (pubmed).

▶ **Praxistipp**
Korrelierend zum Volumen des in der Passage verbleibenden Magenanteils, ist die IF Produktion vermindert, und bedarf daher einer entsprechenden Supplementation von Vitamin B12.
   Am kleinsten ist der funktionelle Magenpouch nach RYGB, gefolgt vom OAGB/MGB und dem SG.

Klinisch oft schwierig ist der Nachweis eines funktionellen und oft schon symptomatischen Vitamin B12 Mangels, trotz eines noch normwertigen Gesamt-Vitamin B12 Serum-Spiegels. Dies erfordert eine differenzierte Abklärung mit Bestimmung des Holo-Transcobalamins (Holo-TC), der Methyl Malonsäure (MMA) und des Homocysteins (Hcy), wie in der nachfolgenden Tabelle dargestellt. HoloTC als Parameter der ersten Wahl erfasst neben dem manifesten Vitamin-B12-Mangel zusätzlich noch das Stadium

8 Nutritive Mangelerscheinungen

der Speicherentleerung, dann, wenn bereits eine negative Vitamin B12-Bilanz vorherrscht, aber noch kein funktioneller Mangel vorliegt.

Bei einem Mangel von Vitamin B12 erhöht sich die Konzentration der MMA in Blut und Urin. Da es nur einen einzigen, Vitamin-B12-abhängigen Stoffwechselweg für den Umbau von MMA gibt, ist der MMA-Urintest ein verlässlicher Indikator, ob bereits ein funktioneller Vitamin-B12-Mangel vorliegt, oder eben noch nicht. MMA ist erst bei entleertem Speicher erhöht, dann, wenn der B12-Mangel metabolische Folgen hat. Die MMA-Bestimmung aus dem Urin hat dennoch ihre diagnostische Limitationen, da sie mitunter bei Nierenfunktionsstörungen sekundär erhöht ist, und zudem relativ teuer in der Bestimmung ist. (Tab. 8.6)

Dementsprechend lässt sich ein Diagnostik-Algorithmus ableiten, der in Tab. 8.7 dargestellt wird. (Tab. 8.7)

Tab. 8.6 Laborwerte zur Abklärung eines Vitamin B12 Mangels

Vitamin B12-	Gesamt-Vitamin B12	Holo-TC	MMA	Hcy
Normwert	196–900 ng/L	35–50 pmol/L	<2 mg MMA/g Kreatinin <3,6 mmol MMA/mol Kreatinin	<12µmol/L
	Serum	Serum	Morgenurin	Serum
Aussagekraft	Sehr unspezifisch Hohe Werte haben kaum Aussagekraft Misst undifferenziert und daher auch nicht-bioverfügbare Fraktionen und ähnliche Substanzen Nur ein sehr ausgeprägter Mangel wäre erkennbar	Hohe Aussagekraft Misst nur das bioverfügbare, an Transcobalamin gebundene Vitamin B12	Sehr hohe Aussagekraft	Unspezifisch Wert ist erhöht bei Vitamin-B12 Mangel, aber auch bei Folsäure Mangel

Tab. 8.7 Differenzierte Diagnostik des Vitamin B12 Mangels

Gesamt-Vitamin B12	Interpretation		
<500 ng/L	Vitamin B12-Mangel unwahrscheinlich		
200–500 ng/L	„Graubereich": Abklärung erforderlich	Holo-TC>50 pmol/L	Mangel unwahrscheinlich
		Holo-TC 35–50 pmol/L	Weitere Abklärung erforderlich[*]
		Holo-TC<35 pmol/L	Mangel wahrscheinlich
<200 ng/L	Vitamin B12 Mangel		

[*] Weiterführende, zusätzliche Diagnostik: Bestimmung MMA und Hcy

Symptome eines Vitamin B12 Mangel
Müdigkeit
Schwäche, Kraftlosigkeit
Konzentrationsstörungen
Blässe
Haarausfall
Parästhesien
Perniziöse, megaloblastäre Anämie
Thrombozytopenie
Hunter Glossitis (Lackzunge)
Funikuläre Myelose

> **Resümee**
>
> - Die lebenslange Supplementierung als Prophylaxe eines Mangelsyndroms ist essentiell nach adipositaschirurgischen Eingriffen. Sie sollte auch Routine werden nach anderen Operationen am Magen-Darm-Trakt.
> - Die Kontrolle der Laborwerte ist dabei das geeignete Instrument zur Surveillance. Normale oder hochnormale Werte indizieren eine erfolgreiche Supplementation, die nur unter sehr strenger Indikationsstellung unterbrochen werden kann.
> - Treten Symptome auf, so sollte bedarfsgerecht eine zusätzliche Kontrolle und erweiterte Diagnostik durchgeführt werden. Insbesondere die Abklärung einer Anämie erfordert oft detektivisches Gespür.
> - Viele der Bestimmungen sind nach adipositaschirurgischen Eingriffen bisher noch nicht durch die GKV abgedeckt. Aktuell laufende Studien zur Versorgungsforschung lassen aber hoffen, dass sich dies in naher Zukunft ändert und eine Surveillance durch Bestimmung von Laborparametern leitlinien- und ggf. bedarfsgerecht erfolgen kann, ohne, dass dies durch die Patienten in Eigenleistung abgedeckt werden muss.

Literatur

Biesalski HK, Köhrle J, Schümann K (2002) Vitamine Spurenelemente und Mineralstoffe. Prävention und Therapie mit Mikronährstoffen. Georg Thieme Verlag, Stuttgart

Biesalski HK, Nohr D (2004) New aspects in vitamin a metabolism: the role of retinyl esters as systemic and local sourcesfor retinol in mucous epithelia. J Nutr 134(12 Suppl):3453S–3457S

Blaine J, Chonchol M, Levi M (2015) Renal control of calcium, phosphate, and magnesium homeostasis. Clin J Am Soc Nephrol 10(7):1257–1272 (Jul 7)

Chapuy M-C et al (1997) Prevalence of vitamin D insufficiency in an adult normal population. Osteoporos Int 7(5):439–443

Cranenburg ECM, Schurgers LJ, Vermeer C (2007) Vitamin K: the coagulation vitamin that became omnipotent. Thromb Haemost 98:120–125

Conly JM, Stein K, Worobetz L, Rutledge-Harding S (1994) The contribution of vitamin K2 (menaquinones) produced by the intestinal microflora to human nutritional requirements for vitamin K. Am J Gastroenterol 89:915–923

Duan F, Mei C, Yang L, Zheng J, Lu H, Xia Y, Hsu S, Liang H, Hong L (2020) Vitamin K2 promotes PI3K/AKT/HIF-1α-mediated glycolysis that leads to AMPK-dependent autophagic cell death in bladder cancer cells. Sci Rep 10(1):7714 (May 7)

Eijkman C (1987) Ein Versuch zur Bekämpfung der Beri-Beri. Virchows Arch path Anat 149:187

Geleijnse JM, Vermeer C, Grobbee DE, Schurgers LJ, Knapen MHJ, van der Meer IM, Hofman A, Witteman JCM (2004) Dietary intake of menaquinone is associated with a reduced risk of coronary heart disease: the Rotterdam Study. J Nutr 134:3100–3105

Hallberg L, Hulthén L (2000) Prediction of dietary iron absorption: an algorithm for calculating absorption and bioavailability of dietary iron. Am J Clin Nutr 71(5):1147–1160 (May)

Handzlik-Orlik G, Holecki M, Orlik B, Wylezol M, Dulawa J (2015) Nutrition management of the post-bariatric surgery patient. Nutrition in clinical practice official publication of the American Society for Parenteral and Enteral Nutrition 30(3):383–392

Jablonski, NG (2004) The evolution of human skin and skin color. Annual Review of Anthropology 585–623

Jilani T, Iqbal MP (2011) Does vitamin E have a role in treatment and prevention of anemia? Pak J Pharm Sci 24(2):237–242 (Apr)

Juhasz-Pocsine K, Rudnicki SA, Archer RL, Harik SI (2007) Neurologic complications of gastric bypass surgery for morbid obesity. Neurology 68:1843–1850

Li Y, Chen JP, Duan L, Li S (2018) Effect of vitamin K2 on type 2 diabetes mellitus: a review. Diabetes Res Clin Pract 136:39–51. https://doi.org/10.1016/j.diabres.2017.11.020 Epub 2017 Dec 2 (Feb)

Lutz TA, Bueter M (2014) Physiological mechanisms behind Roux-en-Y gastric bypass surgery. Dig Surg 31(1):13–24

Mechanick JI, Youdim A, Jones DB et al (2013) American Association of Clinical Endocrinologists; Obesity Society;American Society for Metabolic & Bariatric Surgery. Clinical practice guidelines for the perioperative nutritional, metabolic, and nonsurgical support of the bariatric surgery patient--2013 update: cosponsored by American Association of Clinical Endocrinologists, the Obesity Society, and American Society for Metabolic & Bariatric Surgery. Endocr Pract 19(2):337–372

Nimptsch K, Rohrmann S, Linseisen J (2008) Dietary intake of vitamin K and risk of prostate cancer in the Heidelberg cohort of the European Prospective Investigation into Cancer and Nutrition (EPIC-Heidelberg). Am J Clin Nutr 87:985–992

Otsuka M, Kato N, Shao R-X et al (2004) Vitamin K2 inhibits the growth and invasiveness of hepatocellular carcinoma cells via protein kinase A activation. Hepatology 40:243–251

Pietrzik K, Golly I, Loew D (2008) Handbuch Vitamine. Für Prophylaxe Beratung und Therapie. Urban & Fischer, München

Pinnock GL (2016) Nutritional management after bariatric surgery. In: Agrawal S (Hrsg), Obesity, bariatric and metabolic surgery (S 593–601). Springer International Publishing, Switzerland

Quamme GA (1993) Magnesium homeostasis and renal magnesium handling. Miner Electrolyte Metab 19(4–5):218–225

Rino Y, Oshima T, Yoshikawa T (2017) Changes in fat-soluble vitamin levels after gastrectomy for gastric cancer. Surg Today 47(2):145–150. https://doi.org/10.1007/s00595-016-1341-5 (Epub 2016 May 25 PMID: 27226020 (Feb))

Savastano S, Barrea L, Savanelli MC, Nappi F, Di Somma C, Orio F, Colao A (2017) Low vitamin D status and obesity: Role of nutritionist. Rev Endocr Metab Disord 18(2):215–225 (Jun)

Sato T, Schurgers LJ, Uenishi K (2012) Comparison of menaquinone-4 and menaquinone-7 bioavailability in healthy women. Nutr J 11:93

Shankar P, Boylan M, Sriram K (2010) Micronutrient deficiencies after bariatric surgery. Nutrition Nov-Dec;26(11–12):1031–1037

Stein J, Stier C, Raab H, Weiner R (2014) Review article: the nutritional and pharmacological consequences of obesity surgery. Aliment Pharmacol Ther 40(6):582–609 (Sep)

Van Schoor NM, Lips P (2011) Worldwide vitamin D status. Best Pract Res Clin Endocrinol Metab 25(4):671–680 (Aug)

Vermeer C (2012) Vitamin K: the effect on health beyond coagulation – an overview. Food Nutr Res. https://doi.org/10.3402/fnr.v56i0.5329

Vimaleswaran KS, Berry DJ, Lu C, Tikkanen E, Pilz S, Hiraki LT, Cooper JD, Dastani Z, Li R, Houston DK et al (2013) Causal relationship between obesity and vitamin D status: bi-directional mendelian randomization analysis of multiple cohorts. PLoS Med 10(2):e1001383

Webb AR, Kline L, Holick MF (1988) Influence of season and latitude on the cutaneous synthesis of vitamin D3 exposure to winter sunlight in boston and edmonton will not promote vitamin D3 synthesis in human skin. J Clin Endocrinol Metab 67(2):373–378

Yoshida T, Miyazawa K, Kasuga I, Yokoyama T, Minemura K, Ustumi K, Aoshima M, Ohyashiki K (2003) Apoptosis induction of vitamin K2 in lung carcinoma cell lines: the possibility of vitamin K2 therapy for lung cancer. Int J Oncol 23:627–632

Frühe postoperative Beschwerden

Sonja Chiappetta

Die Adipositas- und metabolische Chirurgie ist standardisiert und die laparoskopische Operationstechnik erlaubt eine rasche Genesung. Nach einem primären adipositaschirurgischen Eingriff erfolgt die Entlassung in der Regel zwischen dem zweiten und fünften postoperativen Tag. Eine Arbeitsunfähigkeit ist für die ersten zwei Wochen postoperativ zu empfehlen.

Grundlegend sind die heutigen Operationsverfahren komplikationsarm. Wichtig ist es jedoch eine potenzielle Komplikation frühzeitig zu erkennen und bei Verdacht den Patienten in das jeweilige chirurgische Adipositaszentrum zu überweisen. Patienten mit morbider Adipositas sind Hochrisikopatienten, die schnell körperlich dekompensieren können, und bei postoperativen Komplikationen ist eine rasche Intervention notwendig, um die perioperative Morbidität und Mortalität so gering wie möglich zu halten.

9.1 Ausschluss einer chirurgischen Komplikation

In den ersten 30 postoperativen Tagen sollte jeder Patient in engmaschigem Kontakt zu seinem Adipositaszentrum stehen. Frühe postoperative Beschwerden nach der Entlassung können oft in Rücksprache mit dem Adipositaschirurgen und dem Ernährungsberater gelöst werden.

Tab. 9.1 (Kassir et al. 2016) zeigt die typischen postoperativen Komplikationen, die differentialdiagnostisch nach einem adipositaschirurgischen Eingriff in Betracht gezogen werden müssen (Siehe auch Kap. 3). Tachykardie, Fieber und chronisches Erbrechen sind typische und sehr alarmierende klinische Symptome.

S. Chiappetta (✉)
Adipositas- und metabolische Chirurgie, Ospedale Evangelico Betania, Neapel, Italien

Tab. 9.1 Frühe postoperative Komplikationen

Anastomoseninsuffizienz (1 %)
Anastomosenstenose (3–12 %)
Anastomosenulcus (0,5–20 %)
Gastrointestinale Blutung (2,5 %)
Trokarhernie (0,5–8 %)
Ileus (1,7 %)
Thrombose (1 %)
Wundinfekt (3 %)
Lungenembolie (0,5 %)
Pneumonie (0,2 %)
Cardiac Event Mortality (0,2–1 %)

▶ **Wichtig** Patienten mit morbider Adipositas sind Hochrisikopatienten und bei postoperativen Komplikationen ist eine rasche Intervention notwendig, um die perioperative Mortalität zu minimieren.

9.2 Wundinfekt

Der Wundinfekt ist eine seltene Komplikation in der laparoskopischen Chirurgie. Aufgrund der verminderten Durchblutung des subkutanen Fettgewebes kann ein Wundinfekt jedoch schwer zu therapieren sein, und aus diesem Grund ist eine Wundkontrolle durch den Chirurgen in jedem Fall indiziert. Der Wundinfekt kann zudem ein indirektes klinisches Zeichen für eine intraabdominelle Komplikation sein, da ausgeprägte Adipositas häufig die Klinik einer Peritonitis verschleiert.

9.3 Thrombose, Lungenembolie

Venöse Thromboembolien zählen zu den häufigsten 30-Tage Komplikationen in der Adipositas- und metabolischen Chirurgie und sind die häufigste Ursache für eine postoperative Mortalität. Aus diesem Grund muss die Inzidenz durch eine peri- und postoperative Thromboseprophylaxe minimiert werden. Es gilt die jeweilige optimale Dosierung und den richtigen Zeitinterwall der postoperativen Thromboseprophylaxe zu wählen.

Prof. Aminian aus der Cleveland Clinic erstellte für die individuelle Risikoabschätzung die öffentlich zugängliche App „BariatricCalc". Diese integriert 10 unabhängige Risikofaktoren und berechnet das jeweilige Thromboserisiko anhand der Daten Geschlecht, Alter (>60 Jahre), BMI (>50 kg/m^2), Herzinsuffizienz, Dyspnoe, Paraplegie, chirurgischer Eingriff, Operationsdauer, Revisionseingriff, Krankenhausaufenthalt (Aminian et al. 2017).

In unserer Klinik erfolgte die Standardprophylaxe präoperativ am Abend vor dem chirurgischen Eingriff und wurde nach 6 h postoperativ fortgesetzt mit einer Dosierung von Enoxaparin-Natrium 4000 I.E. alle 12 h (HWZ nach Aufsättigung: 7 h) bei Patienten mit einem Gewicht <150 kg und Enoxaparin-Natrium 6000 I.E. alle 12 h bei Patienten mit einem Gewicht >150 kg. Die postoperative Thromboseprophylaxe erfolgte für 30 Tage.

In einer von uns durchgeführten prospektiven Kohortenstudie erhoben wir den Anti-Xa Faktor 2–3 Tagen nach Therapiebeginn (nach Aufsättigung) und 3–4 h nach Enoxaparin-Gabe (Peak-Level). Korrespondierende biometrische Daten, mit möglichem Einfluss auf den Anti-Xa Faktor bei insgesamt zweihundertsechsunddreißig Patienten (Gruppe 1 <150 kg, Gruppe 2 >150 kg) wurden analysiert. In Gruppe 1 zeigten sich lediglich 57,25 % im prophylaktischen Zielbereich des Anti-Faktor Xa, in der Gruppe 2 waren es 60,71 %. Entsprechend des erhobenen Ergebnisses erfolgte gegebenenfalls eine Dosisanpassung. Dies führte zu keiner erhöhten Blutungsrate im perioperativen Verlauf. Ein sich anschließendes 3-Monats Follow-Up aller Patienten ergab in der gesamten Kohorte keinen Hinweis auf eine stattgehabte venöse Thromobembolie. Die Bestimmung des Anti-Xa-Wertes kann hilfreich sein, um eine Dosisoptimierung zu erreichen und diese gegebenenfalls anpassen zu können, um so die Inzidenz der venösen Thromboembolie zu senken (Stier et al. 2020).

▶ **Wichtig** Venöse Thromboembolien sind der häufigste Grund für eine postoperative Mortalität. Eine adäquate Dosierung und Dauer der Thromboseprophylaxe ist aus diesem Grund im postoperativen Verlauf essentiell.

9.4 Erbrechen und Dehydratation

Postoperatives Erbrechen und eine daraus resultierende Dehydratation können Folge des chirurgischen Eingriffs sein. Die Schlauchmagenoperation kann in den ersten 24–48 h zu vermehrtem Erbrechen führen. Eine adäquate antiemetische Prophylaxe ist grundlegend. Patienten nach Magenbypass-Verfahren leiden in der Regel seltener an postoperativem Erbrechen im Vergleich zu Patienten nach SG.

Ist das Erbrechen protrahiert, sind eine chirurgische Abklärung und der Ausschluss einer Stenose essentiell. Die Patienten müssen postoperativ animiert werden, häufig zu trinken. Anfangs sollten kleine Volumina alle 10–15 min aufgenommen werden. Zu empfehlen ist das Trinken aus einer Espressotasse mit einem Inhalt von ca. 40 ml und dies eventuell mit einem Strohhalm. Der entsprechende amerikanische Spruch ist: „Sipping all day long". Ein Getränk sollte immer und überall dabei und verfügbar sein.

▶ **Praxistipp** Postoperativ ist das Trinken – eventuell mit Strohhalm – aus einer Espressotasse (Inhalt ca. 40 ml) zu empfehlen.

9.5 Diarrhö und Obstipation

In der Flüssigphase leiden viele Patienten aufgrund der verminderten Nahrungsaufnahme an Obstipation. Manche dagegen berichten postoperativ über eine Diarrhö. Das Problem normalisiert sich in der Regel mit der Zeit und dem Übergang in die feste Nahrungsphase. Auf ausreichende Flüssigkeitszufuhr (1,5–2 L) und Bewegung sollte geachtet werden. Eine ballaststoffreiche Ernährung (>30 g/die) kann in der festen Nahrungsphase hilfreich sein. Bei ausgeprägter Obstipation kann eine supportive Therapie mit Magnesium, Makrogol, Bisacodyl oder Natriumpicosulfat unterstützend wirksam sein. Die Auswahl richtet sich nach der Präferenz des Patienten bzgl. Applikationsform (Dragee, Tropfen, lösliches Pulver, Suppositorium) und Geschmack (Andresen et al. 2013).

9.6 Epigastrische Schmerzen

Die ersten Wochen und Monate sind für jeden Patienten essentiell, um das Essverhalten an die neue Situation und den verkleinerten Magen zu adaptieren. Postoperativ leiden Patienten oft an akuten postprandialen epigastrischen Schmerzen. Häufig ist „der Bissen zu viel", „Luftschlucken" oder ein „zu hastiges Trinken" mit starken Schmerzen („reißender, stechender Dehnungsschmerz") verbunden. Es gehört auch zur „neuen Normalität", dass ein Nahrungsmittel, das an einem Tag gut vertragen wurde, an einem anderen Tag zu Schmerzen und Erbrechen führt. Jeder Patient ist individuell und hat eine unterschiedlich lange postoperative Anpassungsphase. Ein enger Kontakt zu dem vertrauten Ernährungsberater ist grundlegend.

9.7 Anpassung der Medikamente

Aufgrund des verminderten Magenvolumens kann die Einnahme von Medikamenten postoperativ erschwert sein. Daher sollten Tabletten gegebenenfalls halbiert oder sogar gemörsert werden. Im frühen postoperativen Verlauf kann bei resultierender Übelkeit oder Erbrechen die Galenik des jeweiligen Medikamentes gewechselt werden und gegebenenfalls eine flüssige oder sublinguale Form oder Suppositorien eingesetzt werden.

Grundlegend ist die Anpassung der Dauermedikation im postoperativen Verlauf. Die Operation und die Gewichtsabnahme bessern Adipositas-assoziierte Begleiterkrankungen und es kann im Verlauf zu einer Remission von vor allem Diabetes mellitus Typ 2, arterieller Hypertonie, Fettstoffwechselstörungen, Hypothyreose und Schlafapnoe kommen (De Luca et al. 2016). Engmaschige Kontrollen durch den Hausarzt sind aus diesem Grund essentiell.

Eine Dosisanpassung von Antidiabetika und Insulin ist bei Patienten nach Magenbypass-Verfahren oft schon ab dem ersten postoperativen Tag notwendig, da die duodenale Exklusion zu einer prompten Besserung des Glukosestoffwechsels führen kann, weiter unterstützt durch die sich nach der Operation anschließende hypokalorische Flüssigphase. Metformin ist nicht indiziert bei einer täglichen Nahrungszufuhr unter 800 kcal/die.

▶ **Wichtig** Im postoperativen Verlauf muss die Dauermedikation eines jeden Patienten regelmäßig durch den Hausarzt kontrolliert werden. Sowohl die Wirkweise der Operation als auch die Gewichtsabnahme verlangt eine regelmäßige und strenge Dosisanpassung.

9.8 Haarausfall

Möglicher Haarausfall ist eine gefürchtete Begleiterscheinung der Gewichtsabnahme und hat eine Inzidenz von ca. 57 % im ersten und eine reduziertere Inzidenz von 35 % im zweiten postoperativen Jahr. Vor allem junge, weibliche Patienten leiden an Haarausfall. Durch ein systematisches Review konnte nachgewiesen werden, dass Patienten mit Haarausfall vor allem niedrigere Zink, Ferritin und Folsäurewerte im Blut aufwiesen. Keine klare Evidenz zeigte sich in Bezug auf einen Eisen- oder Vitamin B12 Mangel (Zhang et al. 2021). Auch eine zu niedrige Proteinzufuhr (empfohlen >60 g/die) führt zu Haarausfall.

▶ **Praxistipp** Patienten, die einen postoperativen Haarausfall fürchten, sollten schon präoperativ mit der Einnahme von Zink (mindestens 30 mg Zink/die) und Folsäure beginnen. Diese soll postoperativ strikt fortgeführt werden. Zusätzlich muss auf eine tägliche Eiweißzufuhr von >60 g geachtet werden.

Resümee

Zu den frühen postoperativen Beschwerden zählen vor allem epigastrische Schmerzen, Übelkeit, Erbrechen, Diarrhö und Obstipation. Grundlegend gilt, eine postoperative Komplikation auszuschließen und bei Verdacht den Patienten an das jeweilige Adipositaszentrum zu überweisen. Tachykardie, Fieber und rezidivierendes Erbrechen sind alarmierende klinische Symptome.

Von großer Bedeutung ist die Anpassung der Dauermedikation im postoperativen Verlauf. Die Operation und die Gewichtsabnahme bessern Adipositas-assoziierte Begleiterkrankungen und es kann im Verlauf schon früh zu einer Remission von, vor allem, Diabetes mellitus Typ 2, arterieller Hypertonie, Fettstoffwechselstörungen, Hypothyreose und Schlafapnoe kommen. Engmaschige Kontrollen durch den Hausarzt und eine stetige Anpassung der Dauermedikation und, ggf. der nächtlichen Beatmungsparameter sind aus diesem Grund essentiell.

Literatur

Aminian A, Andalib A, Khorgami Z, Cetin D, Burguera B, Bartholomew J, Brethauer SA, Schauer PR (2017) Who should get extended thromboprophylaxis after bariatric surgery? a risk assessment tool to guide indications for post-discharge pharmacoprophylaxis. Ann Surg 265(1):143–150

Andresen V, Enck P, Frieling T, Herold A, Ilgenstein P, Jesse N, Karaus M, Kasparek M, Keller J, Kuhlbusch-Zicklam R, Krammer H, Kreis M, Layer P, Madisch A, Matthes H, Monnikes H, Muller-Lissner S, Preiss J, Sailer M, Schemann M, Schwille-Kiuntke J, Voderholzer W, van der Voort I, Wedel T, Pehl C, Deutschen Gesellschaft fur Neurogastroenterologie Motilität (DGNM), Deutschen Gesellschaft fur Neurogastroenterologie Motilität (DGNM) (2013) S2k guideline for chronic constipation: definition, pathophysiology, diagnosis and therapy. Z Gastroenterol 51(7):651–672

De Luca M, Angrisani L, Himpens J, Busetto L, Scopinaro N, Weiner R, Sartori A, Stier C, Lakdawala M, Bhasker AG, Buchwald H, Dixon J, Chiappetta S, Kolberg HC, Fruhbeck G, Sarwer DB, Suter M, Soricelli E, Bluher M, Vilallonga R, Sharma A, Shikora S (2016) Indications for surgery for obesity and weight-related diseases: position statements from the International Federation for the Surgery of Obesity and Metabolic Disorders (IFSO). Obes Surg 26(8):1659–1696

Kassir R, Debs T, Blanc P, Gugenheim J, Ben Amor I, Boutet C, Tiffet O (2016) Complications of bariatric surgery: presentation and emergency management. Int J Surg 27:77–81

Stier C, Koschker AC, Stier R, Sosnierz A, Chiappetta S (2020) Are we missing treatment standards for thromboprophylaxis of the obese and super-obese patient population? a prospective systematic cohort study. Obes Surg 30(5):1704–1711

Zhang W, Fan M, Wang C, Mahawar K, Parmar C, Chen W, Yang W (2021) Global bariatric research collaborative. Hair loss after metabolic and bariatric surgery: a systematic review and meta-analysis. Obes Surg 31(6):2649–2659

Postoperative Gallensteinentwicklung

10

Sonja Chiappetta

Die postoperative rasche Gewichtsabnahme nach adipositaschirurgischen Eingriffen führt zu einer veränderten Zusammensetzung der Gallensäuren. Das Risiko der Entstehung einer Cholelithiasis ist höher als im Vergleich zur Normalbevölkerung. Aus diesem Grund wird eine postoperative Prophylaxe mit Ursodesoxycholsäure für 6 Monate indiziert. Während der Follow-Up Untersuchungen sollte regelmäßig eine Sonographie des Abdomens zur Detektion einer de-novo Cholezystolithiasis erfolgen. Nach Magenbypassverfahren ist bei der Diagnose Cholezystolithiasis die laparoskopische Cholezystektomie indiziert (dieses Vorgehen entspricht nicht der deutschen Leitlinie, aber den internationalen Empfehlungen). Aufgrund der Exklusion des Duodenums ist eine endoskopisch retrograde Cholangiopankreatikographie (ERCP) via naturalis nicht mehr möglich und die Behandlung einer potenziellen Choledocholithiasis ist herausfordernd und sollte nur in Fachzentren erfolgen.

10.1 Cholelithiasis nach Adipositaschirurgie

Die wichtigsten prädisponierenden Faktoren für Gallensteine sind höheres Lebensalter, weibliches Geschlecht, hyperkalorische, kohlenhydratreiche und ballaststoffarme Ernährung sowie Adipositas und genetische Faktoren. Patienten mit morbider Adipositas haben ein siebenfach höheres Risiko ein Gallensteinleiden zu entwickeln. Eine starke Gewichtsabnahme erhöht zudem das bestehende Risiko (Magouliotis et al. 2017).

S. Chiappetta (✉)
Adipositas- und metabolische Chirurgie, Ospedale Evangelico Betania, Neapel, Italien

▶ **Merksatz** Die Inzidenz der Cholelithiasis nach adipositaschirurgischen Eingriffen wird in der Literatur mit bis zu 37 % beschrieben (Guzman et al. 2019). Aus diesem Grund sollte bei jeder Follow-Up Untersuchung die transkutane Sonographie zum Ausschluss einer de-novo Gallensteinbildung erfolgen.

▶ **Praxistipp** Eine pharmakologische Prävention mit Ursodesoxycholsäure reduziert statistisch signifikant (Magouliotis et al. 2017) die Bildung von Gallensteinen und wird nach einem primären adipositaschirurgischen Eingriff für insgesamt 6 Monate empfohlen (Desbeaux et al. 2010; Boerlage et al. 2017; Della Penna et al. 2019; Sakran et al. 2020).

Die Dosierungsempfehlung variiert von 500 mg/die (Gutt et al. 2020) bis zu einer Dosierung von 1000–1200 mg/die. Die höhere Dosierung scheint im Vergleich eine bessere Prophylaxe darzustellen (Magouliotis et al. 2017).

10.2 Simultane Cholezystektomie

Eine simultane Cholezystektomie während eines primären adipositaschirurgischen Eingriffs ist bei asymptomatischen Patienten aufgrund der erhöhten Komplikationsrate und der damit verbundenen Morbidität und Mortalität nicht mehr gerechtfertigt (Magouliotis et al. 2017).

Die Cholezystektomie sollte im Rahmen des adipositaschirurgischen Eingriffs ausschließlich bei symptomatischen Steinträgern (Morais et al. 2016; Gutt et al. 2018) und nach intensiver Risikoabschätzung erfolgen.

▶ **Merksatz** Eine simulante Cholezystektomie ist bei symptomatischer Cholezystolithiasis und geplanter Magenbypass-Operation indiziert, da hier eine ERCP postoperativ via naturalis nicht mehr möglich ist.

Besteht eine symptomatische Cholezystolithiasis bei geplanter Schlauchmagenoperation, empfiehlt sich bei ausgeprägter Adipositas primär die Durchführung der Schlauchmagenoperation und nach suffizienter Gewichtsabnahme die laparoskopische Cholezystektomie. In der Regel zeigt sich ein deutlicher Rückgang der Hepatomegalie und Steatosis hepatis ca. sechs Monate postoperativ. Ab diesem Zeitpunkt ist die Operation mit einem verminderten perioperativen Risiko durchführbar.

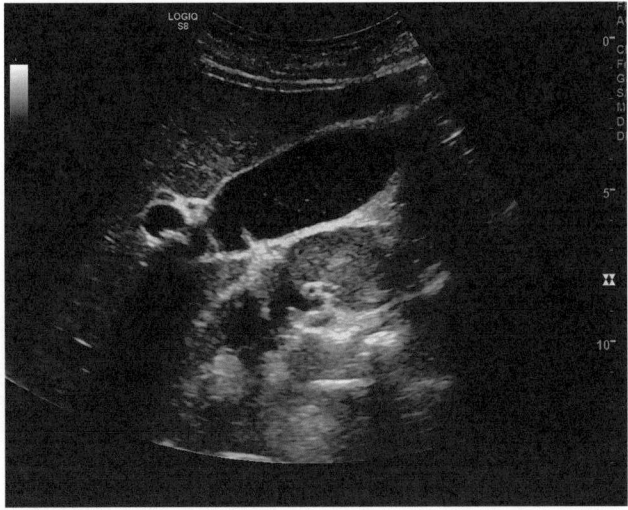

Abb. 10.1 Sonographie des Abdomens: Cholecystolithiasis (Zystikusstein und Sludge) nach erfolgreicher Gewichtsabnahme bei Z.n. Schlauchmagenoperation

10.3 Postoperative Operationsindikation

▶ **Praxistipp**
Die transkutane Sonographie ist die Methode der Wahl zur Diagnostik von Gallensteinen (Gutt et al. 2020). Diese sollte daher bei jeder Follow-Up Untersuchung durchgeführt werden. (Abb. 10.1).

Bei symptomatischen Gallensteinen/Sludge besteht immer die Indikation zur Cholezystektomie (Gutt et al. 2018, 2020) entsprechend der Deutschen Leitlinien.

Zur Vermeidung einer erhöhten Morbidität und Mortalität besteht bei asymptomatischen Gallensteinen/Sludge nach Magenbypass die Indikation zur Cholezystektomie entsprechend der internationalen Leitlinien.

10.4 Choledocholithiasis

Die Choledocholithiasis nach Magenbypassoperation stellt eine therapeutische Herausforderung dar und sollte nur in spezifischen Fachzentren erfolgen. Aufgrund der Exklusion des Duodenums aus der Passage ist die ERCP nach Magenbypassoperation via naturalis nicht mehr durchführbar – die Behandlung einer Choledocholithiasis muss individuell und je nach Erfahrung des behandelnden Gastroenterologen, Radiologen, Endoskopiker und Chirurgen erfolgen.

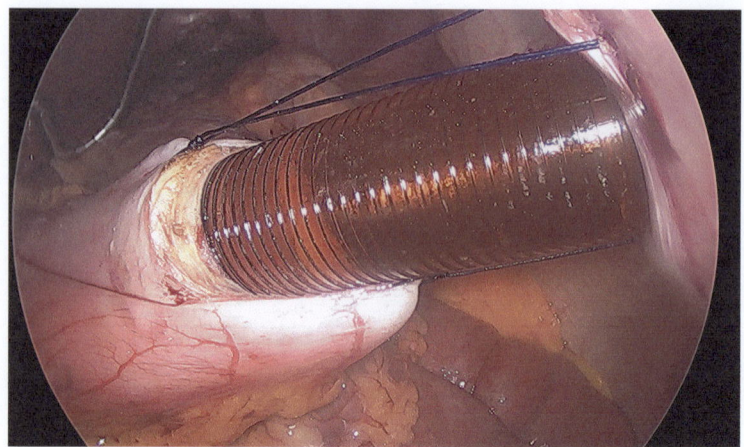

Abb. 10.2 Rendez-Vous ERCP nach Umwandlung in einen OAGB/MGB nach vorausgegangener Schlauchmagenoperation: Das Zusammenspiel des Gastroenterologen und Chirurgen ist in der Behandlung der Choledocholithiasis nach Magenbypass essentiell. Das Bild zeigt die Intubation des ausgeschalteten Magens mit dem Trokar, über welchen die ERCP durchgeführt wird

Durchgesetzt hat sich die Rendez-Vous ERCP, bei der der Chirurg laparoskopisch den ausgeschalteten Magen intubiert und der erfahrene Gastroenterologe die ERCP per via abdominalis über den Restmagen durchführt (Aiolfi et al. 2018; Mohammad et al. 2020). Andere endoskopische und radiologische Techniken sind möglich (z. B. Axios Stent zwischen Magenpouch und Restmagen, mit dem Risiko der verbleibenden gastrogastrischen Fistel). Die laparoskopische Choledochusrevsion stellt in hepatobiliären Zentren ebenfalls eine Therapieoption dar.(Abb. 10.2).

> **Resümee**
>
> - Aufgrund der gesteigerten Inzidenz einer de-novo Cholelithiasis nach adipositaschirurgischen Eingriffen sollte postoperativ eine medikamentöse Prophylaxe mit Ursodesoxycholsäure für 6 Monate erfolgen.
> - Im Rahmen der Follow-Up Untersuchungen ist eine Sonographie des Abdomens zur Detektion von Gallensteinen indiziert.
> - Nach Magenbypassverfahren stellt entsprechend der internationalen Empfehlungen die Cholecystolithiasis, auch bei asymptomatischen Patienten, eine Indikation zur Cholezystektomie dar. Patienten mit Choledocholithiasis und Z.n. Magenbypass sollten nur in fachspezifischen Adipositaszentren behandelt werden.

Literatur

Aiolfi A, Asti E, Rausa E, Bernardi D, Bonitta G, Bonavina L (2018) Trans-Gastric ERCP After Roux-en-Y Gastric Bypass: Systematic review and meta-analysis. Obes Surg 28(9):2836–2843

Boerlage TCC, Haal S, Maurits de Brauw L, Acherman YIZ, Bruin S, van de Laar A, Moes DE, van Wagensveld BA, de Vries CEE, van Veen R, Schouten R, Dijkgraaf MG, Fockens P, Gerdes VEA, Voermans RP (2017) Ursodeoxycholic acid for the prevention of symptomatic gallstone disease after bariatric surgery: study protocol for a randomized controlled trial (UPGRADE trial). BMC Gastroenterol 17(1):164

Della Penna A, Lange J, Hilbert J, Archid R, Konigsrainer A, Quante M (2019) Ursodeoxycholic acid for 6 months after bariatric surgery is impacting gallstone associated morbidity in patients with preoperative asymptomatic gallstones. Obes Surg 29(4):1216–1221

Desbeaux A, Hec F, Andrieux S, Fayard A, Bresson R, Pruvot MH, Mulliez E (2010) Risk of biliary complications in bariatric surgery. J Visc Surg 147(4):e217–220

Gutt, C., C. Jenssen, A. P. Barreiros, T. O. Gotze, C. S. Stokes, P. L. Jansen, M. Neubrand, F. Lammert, K. fur die Teilnehmer der, V. Deutsche Gesellschaft fur Innere Medizin e, H. Osterreichische Gesellschaft fur Gastroenterologie und, G. Schweizer Gesellschaft fur, H. Gesellschaft fur, M. Deutsche Gesellschaft fur Ultraschall in der, C. Deutsche Gesellschaft fur, G. Institut fur Qualitatssicherung und Transparenz im, L. Deutsche Arbeitsgemeinschaft zum Studium der, R. Deutsche and V. Deutsche Leberhilfe e (2018). "[Updated S3-Guideline for prophylaxis, diagnosis and treatment of gallstones. German society for digestive and metabolic diseases (DGVS) and German society for surgery of the alimentary tract (DGAV) – AWMF Registry 021/008]." Z Gastroenterol 56(8):912–966.

Gutt C, Schlafer S, Lammert F (2020) The Treatment of gallstone disease. Dtsch Arztebl Int 117(9):148–158

Guzman HM, Sepulveda M, Rosso N, San Martin A, Guzman F, Guzman HC (2019) Incidence and risk factors for cholelithiasis after bariatric surgery. Obes Surg 29(7):2110–2114

Magouliotis DE, Tasiopoulou VS, Svokos AA, Svokos KA, Chatedaki C, Sioka E, Zacharoulis D (2017) Ursodeoxycholic acid in the prevention of gallstone formation after bariatric surgery: an updated systematic review and meta-analysis. Obes Surg 27(11):3021–3030

Mohammad B, Richard MN, Pandit A, Zuccala K, Brandwein S (2020) Outcomes of laparoscopic-assisted ERCP in gastric bypass patients at a community hospital center. Surg Endosc 34(12):5259–5264

Morais M, Faria G, Preto J, Costa-Maia J (2016) Gallstones and bariatric surgery: to treat or not to treat? World J Surg 40(12):2904–2910

Sakran N, Dar R, Assalia A, Neeman Z, Farraj M, Sherf-Dagan S, Gralnek IM, Hazzan R, Mokary SE, Nevo-Aboody H, Dola T, Kaplan U, Hershko D (2020) The use of Ursolit for gallstone prophylaxis following bariatric surgery: a randomized-controlled trial. Updates Surg 72(4):1125–1133

Postoperative Nierensteinentwicklung

11

Christine Stier

Eine Nephrolithiasis entsteht durch eine veränderte Zusammensetzung des Urins (Hyperoxalurie, Hypocitraturie) und niedrigem Urinvolumen.

Ursache einer primären Hyperoxalurie ist in der Regel eine seltene monogenetische Störung, die zu einer erhöhten Produktion von endogenem Oxalat in der Leber führt.

Eine sekundäre Hyperoxalurie beruht dagegen auf einer übermäßigen Oxalataufnahme oder einer erhöhten Resorption im Darm (enterisch). Patienten nach adipositaschirurgischen Eingriffen leiden an einer sekundären Hyperoxalurie, die eine der häufigsten Stoffwechselstörung darstellt, die postoperativ auftreten kann. Die Prävalenzraten reichen postoperativ von 29 % nach 3 Monaten bis zu 67 % nach 2 Jahren (Duffey 2009; Patel 2009; DeFoor 2016).

▶ **Merksatz** Die Prävalenz einer Nephrolithiasis ist bei bei nichtoperierten Patienten mit Adipositas (11,2 %) bereits hoch-signifikant ($p<0{,}001$) häufiger als im Vergleich zu normalgewichtigen Personen (6,1 %). (Scales 2012).

Bei Patienten nach RYGB, die präoperativ bereits eine Steinanamnese hatten, zeigte sich zudem eine sehr hohe Rezidivrate mit einer Inzidenz bis zu 18,6 % innerhalb der ersten 2 postoperativen Jahre (Canales 2014).

▶ **Merksatz** Ursache hierfür ist eine hohe Übersättigung mit Kalziumoxalat, hohe Oxalatwerte per se und eine Hypocitraturie im Urin bei insgesamt geringeren Urinvolumina.

C. Stier (✉)
Adipositas- und metabolische Chirurgie und Endoskopie, Sana Adipositaszentrum, Nordrhein Westphalen, Deutschland

© Der/die Autor(en), exklusiv lizenziert durch Springer-Verlag GmbH, DE, ein Teil von Springer Nature 2022
C. Stier und S. Chiappetta (Hrsg.), *Interdisziplinäre Langzeitbehandlung der Adipositas- und Metabolischen Chirurgie*, https://doi.org/10.1007/978-3-662-63705-0_11

Diese entspricht einem lithogenen Urinprofil und stellt wahrscheinlich den kritischen Faktor bei der Auskristallisation von Nierensteinen dar. Prädiktiv scheint insbesondere der Oxalatwert im Urin zu sein. Die Arbeitsgruppe um Nelson berichtete von einer Calciumoxalat-Übersättigung des Urins mit Mittelwerten von 2,38 µmL/L (Normalbereich < 1,77 µmL/L) bei acht Standard-RYGB und 2,69 µmL/L bei sechs Patienten mit malabsorptiven/distalen RYGB-Patienten (Nelson 2005).

11.1 Äthiologie

Eine kürzlich durchgeführte Meta-Analyse hat ebenfalls einen Anstieg der Oxalatwerte im 24h-Urin um 36,4 % nach adipositaschirurgischen Eingriffen beschrieben (Espino-Grosso 2017). Die zugrunde liegenden Mechanismen für den signifikanten Anstieg des Oxalats im Urin bei Patienten nach adipositaschirurgischen Eingriffen sind bisher nicht vollständig geklärt, können aber mutmaßlich auf diätetische Faktoren, eine intestinale Fettmalabsorption, eine Veränderungen des Mikrobioms und/oder Veränderungen des intestinalen Oxalat-Transports zurückgeführt werden (Ormanji 2020):

- Eine oxalatreiche und/oder kalziumarme Ernährung vermindert die Bildung von nicht resorbierbaren Kalziumoxalat (CaOx)-Komplexen, und führt so letztlich zu einer höheren Menge an freiem Oxalat im Darm.
- Eine **gesteigerte Vitamin C Supplementation** (>1000 mg/d) kann zu einer Verstoffwechselung zu Oxalat führen.
- Adipositaschirurgische Eingriffe prädisponieren die Entwicklung einer Fettmalabsorption, die bei gesteigerter Nahrungsfettaufnahme die Absorption von freiem Oxalat aufgrund der Sequestrierung von Kalzium durch Fett weiter erhöht.
- Die veränderte intestinale Zusammensetzung der Gallensalze und Fettsäuren beeinflusst die Zusammensetzung des Mikrobioms und kann so zu einer Verringerung von **Oxalobacter formigenes** und anderen oxalatabbauende Bakterien führen.
- Hypothetisch kann eine erhöhte Darmpermeabilität durch die veränderte Zusammensetzung der Gallensalze und weiterer Faktoren resultieren.
- *Veränderungen am intestinalen Oxalat-Transporter* könnten zu einer erhöhten intestinalen Oxalat-Nettoabsorption führen
- *Vitamin B6 (Pyridoxin),* in Form von Pyridoxalphosphat, ist ein notwendiger Cofaktor des Enzyms Alanin-Glyoxylat-Aminotransferase (AGT) für die Transaminierung von Glyoxylat zu Glycin. Wenn der Vitamin B6-Status für die Enzymaktivität unzureichend ist, wird eine höhere Menge von Glyoxylat durch die Laktatdehydrogenase in Oxalat umgewandelt.

11.2 Diätetische präventive Maßnahmen

- Erhöhung des **Trinkvolumens** auf 2 L pro Tag (Semins 2010)
- **Reduktion von Oxalat** in der Nahrung (Harvard 2020)
- Ausreichende Versorgung mit **Vitamin B6**:
  Ausreichende Vitamin B6-Spiegel reduzieren die hepatische Oxalogenese bei primärer Hyperoxalurie. (Ferraro 2018)
- Ausreichende Versorgung mit **Calcium** (Sakhaee 1994)
- Ausreichende Versorgung mit **Vitamin D**:
  Die minimale tägliche **Vitamin-D-Supplementierung** beträgt mindestens 3000IU bis der Blutspiegel über 30 ng/mL liegt; in Fällen von schwerer Vitamin-D-Malabsorption werden 50.000 IE für 1 bis 3 Mal wöchentlich empfohlen (Bussetto 2017)
- **Monitoring** von Patienten mit bekannter Steinhistorie bei Gabe von Vitamin C: Epidemiologische Daten haben gezeigt, dass eine Vitamin-C Supplementation (>1000 mg/Tag) mit einer 16 %igen Erhöhung der Inzidenz von Nierensteinen und einem Anstieg der Oxalurie bei Männern assoziiert war (Baxmann 2003)

Resümee

- Veränderungen des Stoffwechsels können bei adipositaschirurgisch operierten Patienten zu einem erhöhten Risiko einer Nephrolithiasis führen. Korrelationen fand sich für ein vermindertes 24-h-Urinvolumen, erhöhte Oxalatwerte im Urin und eine Hypocitraturie.
- Patienten mit einem Risiko für Nierensteine bedürfen daher der besonderen Aufmerksamkeit vor und nach einer adipositaschirurgischen Operation. Die Operation kann das Steinrisiko bei Patienten mit oder ohne Steinanamnese erhöhen.
- Eine erhöhte Trinkmenge und eine optimale Supplementierung mit Vitamin B6, Vitamin D und Calcium sowie die Reduktion von Nahrungs-Oxalat kann das Auftreten einer Lithogenese einschränken. Achtsamkeit ist geboten bei einer hochdosierten Vitamin C Supplementation.

Literatur

Baxmann AC, De OG, Mendonça C, Heilberg IP (2003) Effect of vitamin C supplements on urinary oxalate and pH in calcium stone-forming patients. Kidney Int 63:1066–1071

Busetto L, Dicker D, Azran C et al (2017) Practical recommendations of the obesity management task force of the european association for the study of obesity for the post-bariatric surgery medical management. Obes Facts 10:597–632

Canales BK, Hatch M (2014) Kidney stone incidence and metabolic urinary changes after modern bariatric surgery: review of clinical studies, experimental models, and prevention strategies. Surg Obes Relat Dis 10:734–742

DeFoor WR, Asplin JR, Kollar L, et al. (2016) Prospective evaluation of urinary metabolic indices in severely obese adolescents after weight loss surgery. Surg. Obes. Relat. Dis. 2, 363–367.

Duffey BG, Pedro RN, Makhlouf A et al (2008) Roux-en-Y gastric bypass is associated with early increased risk factors for development of calcium oxalate nephrolithiasis. J Am Coll Surg 206:1145–1153

Espino-Grosso PM, Canales BK (2017) Kidney Stones After Bariatric Surgery: Risk Assessment and Mitigation. Bariatr. Surg. Pract. Patient Care 12:3–9

Ferraro PM, Taylor EN et al (2018) Vitamin B6 intake and the risk of incident kidneystones. Urolithiasis 46:265–270

Harvard. Oxalate Content of Foods. Available online: https://regepi.bwh.harvard.edu/health/Oxalate/files (accessed on 05 April 2021)

Nelson WK et al (2005) Enteric hyperoxaluria, nephrolithiasis, and oxalate nephropathy: potentially serious and unappreciated complications of Roux-en-Y gastric bypass. Surg Obes Relat Dis 1:481–485

Ormanji MS, Rodrigues FG, Heilberg IP (2020 May 16) Dietary recommendations for bariatric patients to prevent kidney stone formation. Nutrients 12(5):1442

Patel BN, Passman CM, Fernandez A et al (2009) Prevalence of hyperoxaluria after bariatric surgery. J Urol 181:161–166

Sakhaee K, Baker S, Zerwekh J et al (1994) Limited risk of kidney stone formation during long-term calcium citrate supplementation in nonstone forming subjects. J Urol 152:324–327

Scales CD Jr et al (2012) Prevalence of kidney stones in the United States. Eur Urol 62:160–165

Semins MJ et al (2010) The effect of restrictive bariatric surgery on urinary stone risk factors. Urology 76:826–829

Knochenstoffwechsel und Osteoporose

Sonja Chiappetta

Der Knochenstoffwechsel ist ein dynamischer Prozess und wird kontinuierlich an die funktionellen Bedürfnisse des Körpers angepasst. Osteogenese (Knochenaufbau) und Osteolyse (Knochenabbau) sind die grundlegenden Aktivitäten der Knochensubstanz.

Eine Veränderung der Nahrungsaufnahme oder des Ernährungszustandes und eine signifikante Gewichtsabnahme wirken sich auf den metabolisch aktiven Knochenstoffwechsel aus und können in einer Reduktion der Knochendichte resultieren.

Knochenstoffwechsel und Knochendichte müssen aus diesem Grund regelmäßig nach einem adipositaschirurgischen Eingriff kontrolliert werden.

Das Risiko der Entstehung eines postoperativen sekundären Hyperparathyreoidismus und einer postoperativen Osteoporose wird durch körperliche Bewegung und durch die zuverlässige und regelmäßige Supplementation von Kalzium und Vitamin D minimiert.

12.1 Kalzium und Vitamin D3 (Cholecalciferol)

Kalzium wird vor allem im Duodenum und proximalen Jejunum und Vitamin D im gesamten Dünndarm aufgenommen. Bypassverfahren, die das Duodenum und unterschiedlich lange Strecken des Jejunums umgehen, können somit die Aufnahme von Kalzium und Vitamin D aus dem Darm signifikant vermindern. Die Aufnahme von Kalzium erfolgt zudem Vitamin D-abhängig. Eine Steatorrhoe kann zusätzlich zu einer verminderten Resorption des fettlöslichen Vitamin D führen.

S. Chiappetta (✉)
Adipositas- und metabolische Chirurgie, Ospedale Evangelico Betania, Neapel, Italien

Wenn Kalzium mit der Nahrung nicht ausreichend zugeführt wird, oder die Aufnahme aus dem Darm durch einen Vitamin D-Mangel beeinträchtigt ist, besteht die vitale Notwendigkeit die Kalziumhomöostase trotzdem aufrecht zu halten. Folglich kommt es zur Freisetzung von Kalzium aus dem Knochen und somit zum Knochenabbau und schließlich zur Osteoporose. Ein niedriges Serum-Kalzium tritt erst spät auf und kann anzeigen, dass die ossären Kalziumspeicher bereits aufgebraucht sind.

Sowohl die Adipositas als auch zunehmendes Alter erhöhen das Risiko für einen Vitamin D-Mangel. So haben bis zu 90 % der Patienten mit Adipositas häufig schon vor dem adipositaschirurgischen Eingriff einen ausgeprägten Vitamin D-Mangel (Allied Health Sciences Section Ad Hoc Nutrition, Aills et al. 2008). Mit Beginn der Wechseljahre und dem dadurch bedingten Östrogenmangel kommt es zu einem gesteigerten Knochenstoffwechsel und die Knochendichte beginnt abzunehmen.

Neben Vitamin D begünstigt ein Magnesium-Mangel zudem, direkt und indirekt, über erhöhte Parathormonspiegel die Entstehung einer Osteoporose. Magnesium sollte daher, konform mit den existierenden Leitlinien, oral als Magnesium-Citrat in einer Dosierung von 300 mg pro Tag verabreicht werden.

▶ **Praxistipp** Bereits vor einem adipositaschirurgischen Eingriff ist es essentiell, Mangelzustände auszuschließen bzw. einen bestehenden Mangel auszugleichen.

Beispiel

Der *Normwert* von *Kalzium* beträgt 2,2–2,6 mmol/L.
Der Kalzium-Serumwert unterliegt einer hormonellen *Homöostase*. Normalwerte schließen einen Kalziummangel nicht aus! Erniedrigte Serumwerte zeigen einen bereits existentiellen Kalzium-Mangel an.

Der *Normwert* von *Vitamin D* (25(OH)D) beträgt 25–40 ng/mL.
Bei 20–30 ng/mL (50–75 nmol/L) spricht man von einer Minderversorgung, bei < 20 ng/mL (< 50 nmol/L) von einem Mangel. ◀

▶ **Wichtig**
S3-Leitlinie: Chirurgie der Adipositas und metabolischer Erkrankungen. Version 2.3 (Februar 2018) AWMF-Register Nr. 088–001.

Supplementationsempfehlung

Kalzium: mindestens 1000 und bis zu 2000 mg/d; Serumkontrollen haben kaum Aussagekraft.
Vitamin D: mindestens 3000/IU/d (angestrebter Serumwert: > 30 mg/dl).
Magnesium: 300 mg/d als Magnesium-Citrat; Serumkontrollen haben kaum Aussagekraft.

Luger et al. empfehlen in Ihrer Arbeit im ersten postoperativen Jahr nach Ein-Anastomosenbypass sogar eine Vitamin D-Konzentration von mindestens 50 nmol/L, um einen beschleunigten Knochenabbau zu reduzieren (Luger et al. 2018).

12.2 Kalzium- und Vitamin D-Mangel nach einem adipositaschirurgischen Eingriff

Vor allem nach Bypassverfahren (z. B. Roux-Y Magenbypass, Ein-Anastomosen/Mini Magenbypass, Biliopankreatische Diversion) kann es zu einer mangelnden Aufnahme von Kalzium und Vitamin D aus dem Magen-Darm-Trakt kommen.

Sinkt Kalzium im Blut, kommt es zu einer vermehrten Produktion von Parathormon aus den Nebenschilddrüsen. Es resultiert ein sekundärer Hyperparathyreoidismus.

Dieser Mechanismus führt durch direkte und indirekte Wirkungen an Niere, Knochen und Darm zu einer Steigerung der Kalziumkonzentration im Blut. Chronischer Kalziummangel führt zu einer Hypertrophie der Nebenschilddrüsen.

Der sekundäre Hyperparathyreoidismus macht sich letztendlich durch einen gestörten Knochenstoffwechsel mit Neigung zu Spontanfrakturen und Knochenschmerzen bemerkbar. Schließlich kommt es zu einer Osteopenie, Osteoporose und letztendlich zur schmerzhaften Knochenerweichung (Osteomalazie) (Goldner et al. 2002).

Aktuelle Arbeiten zeigen, dass nach einem adipositaschirurgischen Eingriff das Risiko für einen sekundären Hyperparathyreoidismus stark ansteigt. Fünf Jahre nach Implantation eines Magenbands litten 38,5 %, nach Schlauchmagen 41,7 %, nach Roux-Y Magenbypass 56,6 % und nach Ein-Anastomosen Magenbypass 73,6 % der Patienten an einem sekundären Hyperparathyreoidismus (Wei et al. 2018).

▶ **Praxistipp** Aus diesem Grund ist die Einnahme von Kalzium und Vitamin D nach der Operation essentiell und eine regelmäßige Kontrolle der Werte Kalzium, Vitamin D, Alkalische Phosphatase, Phosphat, 24h- Kalzium im Urin, und Parathormon intakt muss erfolgen. Aussagekräftiger als die Bestimmung des Serum-Kalziums ist dabei die Bestimmung der Kalziumausscheidung im Urin.

Vor allem Patienten mit Einnahme von Cortison, Schilddrüsenhormonen, Methotrexat, Heparin und Cholestyramin haben ein erhöhtes Risiko für eine metabolische Knochenerkrankung.

▶ **Wichtig**
Die amerikanische Gesellschaft für Adipositas- und metabolische Chirurgie (ASMBS – American Society for Metabolic and Bariatric Surgery) und die europäische Adipositasgesellschaft (European Association for the Study of Obesity (EASO)) empfehlen allen Patienten nach einem adipositaschirurgischen Eingriff das Durchführen einer Knochendichtemessung alle 2 Jahre, um so eine Osteoporose

auszuschließen bzw. frühzeitig zu detektieren (Allied Health Sciences Section Ad Hoc Nutrition, Aills et al. 2008; Busetto et al. 2017).

Eine DEXA-Messung sollte im Grunde schon vor dem adipositaschirurgischen Eingriff erfolgen. Zudem sollten regelmäßig die Marker des Knochenstoffwechsels kontrolliert werden (Parrott et al. 2017), um das Risiko für Knochenfrakturen im Langzeitverlauf zu reduzieren (Busetto et al. 2017).

Regelmäßige prä- und postoperative BIA (Bioelectrical Impedance Analysis) Messungen, können helfen zudem die Körperzusammensetzung besser zu kontrollieren (Marra et al. 2019).

Typische Symptome eines Kalziummangels
- Beinkrämpfe, Tetanie
- Serum-Hypokalziämie
- Übererregbarkeit der Nerven und Muskeln
- Muskelschwäche
- Osteoporose

Laborwerte, die auf einen Kalziummangel hinweisen (Allied Health Sciences Section Ad Hoc Nutrition, Aills et al. 2008)
- iPTH >65 pg/mL ist ein Zeichen für ↓ Kalzium
- Serum-Kalzium (schlechter Indikator für Knochenspeicher)
- Ionisiertes Kalzium (biologisch aktive Form des Kalziums, Gesamt-Kalzium in Korrelation zum Albumin-Spiegel)
- ↑ N- and C- Telopeptide im Urin
- ↑ Crosslink Typ 1 Collagen Telopeptide im Urin (Indikator für Knochenabbau)

Typische Symptome eines Vitamin D Mangels
- Serum-Hypokalzämie
- Tetanie
- Kribbeln
- Krämpfe
- Übererregbarkeit von Nerven und Muskeln
- Störung im Knochenstoffwechsel

Laborwerte, die auf einen Vitamin D Mangel hinweisen (Allied Health Sciences Section Ad Hoc Nutrition, Aills et al. 2008)
- ↓ Serumphosphor
- ↑ Alkalische Phosphatase
- ↓ Kalzium im Urin

12 Knochenstoffwechsel und Osteoporose

- ↓ Östradiol post-RNYG mit
- ↓ intestinaler Kalziumresoprtion und ↑ N-Telopeptide (Marker für Knochenabbau)
- ↑ Osteocalcin (Marker für Knochenbildung)

Körperliche Bewegung, die Einnahme von Kalzium und Vitamin D, eine moderate Sonnenexposition, Nikotinkarenz und die Reduktion von Kaffee und Alkohol sollten prinzipiell im Alltag integriert werden. Diese Maßnahmen tragen zur Knochengesundheit signifikant mit bei.

Zudem existieren Studien, die aufzeigen, dass neben Kalzium und Vitamin D vor allem Vitamin K2 am Knochenstoffwechsel beteiligt ist. Aus diesem Grund gibt es heutzutage häufig schon Kombinationspräparate (Vitamin D und K2) zu kaufen. Weitere Studien müssen zu diesem Thema folgen.

Beispiel

Kalzium ist ein wichtiger Bestandteil des Zahnes. Bei Kalziummangel kann die Wiedereinlagerung von Mineralstoffen in die Zähne eingeschränkt sein. Somit kann durch einen Kalzium- und/oder Vitamin D-Mangel die Remineralisierung des Zahnes vermindert sein und deshalb die Zähne werden brüchig. Brüchige Zähne sind somit ein alarmierendes Zeichen und ein Kalzium- und Vitamin-D Mangel muss immer ausgeschlossen werden. ◄

▶ **Wichtig**
Während des Follow -Up sollte aus diesem Grund regelmäßig (Mechanick et al. 2013):

- die körperliche Aktivität kontrolliert werden
- die Kalzium-Ausscheidung im 24-h-Sammelurin nach 6 Monaten und jährlich kontrolliert werden
- 25-Vitamin D and Parathormon im Blut kontrolliert werden
- eine DEXA Messung alle 2 Jahre durchgeführt werden (hat bisher noch keinen Einzug gefunden als Empfehlung in die Deutschen Leitlinien)

Eine Supplementation gilt als adäquat, wenn die Serum-Kalziumkonzentration, die knochenspezifische alkalische Phosphatase und/oder Osteocalcin, Vitamin D, Parathormon, und die Kalzium-Ausscheidung im 24-h-Sammelurin im Normbereich sind.

▶ **Praxistipps** Empfehlungen zur Kalzium- und Vitamin D-Einnahme nach Adipositas- und metabolischer Chirurgie (Allied Health Sciences Section Ad Hoc Nutrition, Aills et al. 2008; Mechanick et al. 2013):

- Kalziumcitrat wird leichter als Kalziumcarbonat resorbiert und sollte bevorzugt werden.
- Die Einnahme eines Kombipräparates bestehend aus Kalziumcitrat, Vitamin D_3 und Vitamin K2 ist sinnvoll.
- Die Supplementation sollte präoperativ begonnen und direkt postoperativ fortgeführt werden. Anfangs kann, wenn verfügbar, die Einnahme flüssig oder mittels Kautabletten erfolgen. Im Verlauf kann auf Tabletten oder Kapseln übergegangen werden.
- Dosisempfehlung Kalzium: Magenband und Sleeve 1500 mg/d, RYGB 1500–2000 mg/d, BPD/DS 1800–2400 mg/d [1]. Die Empfehlung für den Ein-Anastomosen Magenbypass/Mini Bypass sollte ebenfalls mindestens 1800-2000 mg/d sein.
- Die Dosierung des Kalziums soll über den Tag auf drei (vier nach BPD-DS) Dosen mit je 500–600 mg verteilt werden.
- Dosisempfehlung Vitamin D_3: mindestens 3000 UI/Tag (Maximum 6000 IU/d) bis 25(OH)D > 30 ng/mL oder 20.000 IU Vitamin D_2 1–3-Mal wöchentlich
- Die **Aufnahme von > 1700 mg Kalzium/Tag** ist notwendig, um einem **Knochenverlust** während einer **schnellen Gewichtsabnahme** vorzubeugen.
- Die Kalziumeinnahme sollte nicht mit der Einnahme eines Eisenpräparates kombiniert werden, um so die Resorption zu optimieren und gastrointestinale Beschwerden zu minimieren. Aus diesem Grund sollte nach der Kalziumeinnahme mindestens zwei Stunden abgewartet werden, bevor ein Multivitaminpräparat oder Eisenpräparat eingenommen wird.

Resümee

Kalzium und Vitamin D sind grundlegend am Knochenstoffwechsel beteiligt und müssen nach einem adipositaschirurgischen Eingriff substituiert und regelmäßig kontrolliert werden. Ein Vitamin D Mangel sollte schon vor einem adipositaschirurgischen Eingriff korrigiert werden. Die postoperative Supplementation ist obligat mit einer Kalziumdosierung von mindestens 1000–2000 mg am Tag und einer Vitamin D Substitution von 3000 IU am Tag. Vitamin K2 unterstützt die Kalziumhomöostase essentiell. Der Knochenstoffwechsel muss regelmäßig mittels Laborkontrollen kontrolliert werden. Eine DEXA Messung sollte alle 2 Jahre durchgeführt werden.

Regelmäßige körperliche Aktivität (150–300 min Ausdauertraining die Woche, einschließlich 2–3 Mal pro Woche Krafttraining) wirkt nicht nur dem Muskelabbau entgegen, sondern führt zur Bildung von Muskelmasse und ist damit ebenfalls ein wichtiger Faktor in der Prävention einer Osteoporose.

Literatur

Allied Health Sciences Section Ad Hoc Nutrition, C. Aills L, Blankenship J, Buffington C, Furtado M, Parrott J (2008). ASMBS Allied health nutritional guidelines for the surgical weight loss patient. Surg Obes Relat Dis 4(5 Suppl):73–108.

Busetto L, Dicker D, Azran C, Batterham RL, Farpour-Lambert N, Fried M, Hjelmesaeth J, Kinzl J, Leitner DR, Makaronidis JM, Schindler K, Toplak H, Yumuk V (2017) Practical recommendations of the obesity management task force of the european association for the study of obesity for the post-bariatric surgery medical management. Obes Facts 10(6):597–632

Goldner WS, O'Dorisio TM, Dillon JS, Mason EE (2002) Severe metabolic bone disease as a long-term complication of obesity surgery. Obes Surg 12(5):685–692

Luger M, Kruschitz R, Winzer E, Schindler K, Grabovac I, Kainberger F, Krebs M, Hoppichler F, Langer F, Prager G, Marculescu R, Ludvik B (2018) Changes in bone mineral density following weight loss induced by one-anastomosis gastric bypass in patients with Vitamin D supplementation. Obes Surg 28(11):3454–3465

Marra M, Sammarco R, De Lorenzo A, Iellamo F, Siervo M, Pietrobelli A, Donini LM, Santarpia L, Cataldi M, Pasanisi F, Contaldo F (2019) Assessment of body composition in health and disease using Bioelectrical Impedance Analysis (BIA) and Dual Energy X-Ray Absorptiometry (DXA): A critical overview. Contrast Media Mol Imaging 2019:3548284

Mechanick JI, Youdim A, Jones DB, Garvey WT, Hurley DL, McMahon MM, Heinberg LJ, Kushner R, Adams TD, Shikora S, Dixon JB, Brethauer S, E, American Association of Clinical, S. Obesity, M. American Society for and S. Bariatric (2013). „Clinical practice guidelines for the perioperative nutritional, metabolic, and nonsurgical support of the bariatric surgery patient—2013 update: cosponsored by American Association of Clinical Endocrinologists, The Obesity Society, and American Society for Metabolic & Bariatric Surgery." Obesity (Silver Spring) 21(Suppl 1): 1-27.

Parrott J, Frank L, Rabena R, Craggs-Dino L, Isom KA, Greiman L (2017) American society for metabolic and bariatric surgery integrated health nutritional guidelines for the surgical weight loss patient 2016 Update: micronutrients. Surg Obes Relat Dis 13(5):727–741

Wei JH, Lee WJ, Chong K, Lee YC, Chen SC, Huang PH, Lin SJ (2018) High incidence of secondary hyperparathyroidism in bariatric patients: comparing different procedures. Obes Surg 28(3):798–804

Dumping Syndrom

13

Christine Stier

Das Dumping-Syndrom (DS) ist eine postoperative Komplikation nach magenchirurgischen Eingriffen. Mit der zunehmenden Zahl von adipositaschirurgischen Operationen am Magen-Darm Trakt ist die Inzidenz des DS ansteigend.

▶ **Merksatz** Ein diagnostischer und therapeutischer Algorithmus wäre wünschenswert.

In diesem Zusammenhang wird die Physiologie des DS, der diagnostische Wert des Sigstad-Scores, des oralen Glukosetoleranztests (OGTT) und des kontinuierlichen Glukose Monitorings (CGM), des Mixed Meal Tolerance Tests (MMTT) sowie der Magenentleerungsszintigraphie erörtert. Ein neueres Diagnostikum ist das Arts-Scoring-System, das sich symptombezogen nur marginal vom Sigstad Score unterscheidet. Die Behandlungsmöglichkeiten umfassen bewährte und innovative Ansätze, einschließlich der medikamentösen Therapie, endoskopischer und chirurgischer Verfahren.

13.1 Historischer Rückblick und Entwicklung des Begriffes DS

Das DS ist eine seit langem bekannte Langzeitkomplikation nach chirurgischen Eingriffen am oberen Gastrointestinaltrakt, hervorgerufen durch den iatrogen induzierten Verlust der Verteilungsfunktion von Antrum und Pylorus. Dabei beschreibt das Wort „Dumping" (schütten, auskippen) bereits anschaulich die durch die Operation

C. Stier (✉)
Adipositas- und metabolische Chirurgie und Endoskopie, Sana Adipositaszentrum, Nordrhein Westphalen, Deutschland

© Der/die Autor(en), exklusiv lizenziert durch Springer-Verlag GmbH, DE, ein Teil von Springer Nature 2022
C. Stier und S. Chiappetta (Hrsg.), *Interdisziplinäre Langzeitbehandlung der Adipositas- und Metabolischen Chirurgie,* https://doi.org/10.1007/978-3-662-63705-0_13

resultierende, beschleunigte (Sturz-)Entleerung des Speisebreis in den anastomosierten Dünndarm. Grundsätzlich umfasst das Dumping Syndrom einen Symptomenkomplex von milden gastrointestinalen Beschwerden bis hin zu schweren hyperinsulinären Hypoglykämien (Neuroglykopenie) und wird in Früh-DS und Spät-DS unterteilt.

Die wahrscheinlich erste Publikation in englischer Sprache, die sich mit diesem Symptomkomplex befasst, stammt aus dem Jahr 1913 und wurde von A. Hertz verfasst (Herz 1913). Das beschreibende Idiom „Dumping-Syndrom" wurde anschließend von C. Mix geschaffen, der 1922 einen Artikel über den „Dumping-Magen nach Gastroenterostomie" veröffentlichte (Mix 1922).

Schon damals beschrieb das Wort „Dumping" vordergründig die vermutete Ursache dieses Syndroms – den beschleunigten Einstrom des Speisebreis in das an den teilresezierten Magen anastomosierte Jejunum.

Bereits 1935 findet dieses Syndrom Eingang in das „Lehrbuch der Gastroenterologie" von Eusterman und Belfort, die ein Auftreten sowohl nach einfacher Gastroenterostomie als auch nach Magenresektion beschrieben. Sie stellten damals fälschlicherweise fest, dass das DS nach einer gut indizierten und korrekt durchgeführten Gastroenterostomie so selten ist, dass es kaum einer Erwähnung verdiene (Eustermann 1935). Die auftretende Symptomatik wurde damals einer (Über-)Dehnung (Distension) des oberen Jejunums zugeschrieben. Auch A. Snell hielt sie für eine seltene Komplikation und berichtete im Jahr 1937 nur von „wenigen Fällen" (Snell 1937). Er stellte fest, dass sich das Jejunum wahrscheinlich anpassen würde und die Symptome tendenziell verschwinden würden.

▶ **Merksatz** Zunächst schrieb man die Symptomatik des Dumping Syndroms ausschließlich der schnellen (Über-) Dehnung der Wand (Distension) des anastomosierten Dünndarms durch die einfließende Nahrung zu und hielt es für ein eher seltenes Phänomen.

1940 veröffentlichte C. Glaessner neun Fälle (Glaessner 1940). Er führte einen „hyperglykämischen Schock" als Ursache des DS an, der mit einem plötzlichen Anstieg des Blutzuckers als direkte Folge einer raschen Resorption im Jejunum zusammenhängen würde.

Schwarzt und seine Arbeitsgruppe untersuchten diese Theorie weiter, konnten aber keinen Zusammenhang zwischen Glukosespiegel und auftretenden Symptomen finden (Schwarzt 1942). Sie insistierten, dass der ursächlicher Auslöser eine Dehnung des oberen Jejunums sein müsse (Glaessner 1940). So resultierte daraus die Empfehlung von häufigen kleinen Mahlzeiten als konservativen Therapieansatz zur Besserung der Symptome.

▶ **Merksatz** In den 1940er Jahren entstand ein Kompetenzstreit zwischen konkurrierenden Forschergruppen zum Thema, ob eine Darmwanddehnung oder ein Schwanken des Blutzuckerspiegels der Symptomatik des DS zugrunde läge.

Im Jahr 1941 veröffentlichte Jordan im JAMA, dass ein Viertel aller Fälle mit unbefriedigenden Ergebnissen nach partieller Gastrektomie sowohl auf ein Anastomosenulkus als auch auf ein DS zurückzuführen seien (Jordan 1941) und Mateer bestätigte die hohe Inzidenz des postoperativen DS mit einer Häufigkeit von bis zu 14 % (Maeter 1941).

▶ **Merksatz** Bereits 1941 zeigte sich dann doch, dass das DS eine häufige postoperative Komplikation nach magenchirurgischen Eingriffen war.

Daraufhin untersuchte die Mayo-Klinik 612 Patienten nach subtotaler Gastrektomie und definierte schließlich so das Postgastrektomie DS [9]. Eine Kohorte von 500 Patienten repräsentierte eine Gruppe A. Retrospektiv fanden sie in 5,6 % der Fälle das Auftreten eines DS. Sie teilten diese Patienten nach dem Schweregrad der auftretenden Symptome in drei Gruppen ein mit einer Graduierung von leicht über schwer bis zu einer resultierenden Behinderung durch das Krankheitsbild. Im Anschluss daran wurde eine zweite Kohorte mit 112 Patienten von einem einzelnen Chirurgen operiert und anschließend prospektiv analysiert. Mit besonderem Interesse an der Erkennung eines DS ergab die Nachbeobachtung dieser Gruppe B eine erheblich höhere Inzidenz von 12,5 % (Custer 1946).

▶ **Merksatz** Das noch heute aktuelle „Postgastrektomie Syndrom" wurde 1946 durch die Mayo-Klinik definiert. Prospektive Untersuchungen fanden eine Inzidenz von 12.5 %.

Gleichzeitig zeigte diese Arbeitsgruppe einen vollkommen neuen therapeutischen Ansatz auf. Durch eine chirurgische Einengung des Durchmessers der Anastomose zwischen Restmagen und Dünndarm konnte die Symptomatik positiv beeinflusst werden. Dabei wurde betont, dass durch eine derartige Revisionsoperation in einigen Fällen nicht nur eine Verbesserung sondern sogar die vollständige Beseitigung der Symptome erreicht werden könne.

Erst 1970 wurde von H. Sigstad ein Punktesystem eingeführt und veröffentlicht – der sogenannte Sigstad Dumping Score, der auftretende Symptome nun numerisch bewertet und so eine Etablierung der Diagnose DS bis heute erlaubt (Sigstad 1970).

13.2 Aktueller Stand des Wissens

Die DS ist ein Symptomenkomplex, der offensichtlich vor allem durch eine beschleunigte Entleerung von nahezu unverdautem Chymus aus dem Magen in den Dünndarm verursacht wird. Es besteht eine breite Skala der Symptomschwere, die von leichten gastrointestinalen Beschwerden über mäßige vasomotorische Störungen bis hin zu schwerer hyperinsulinärer Hypoglykämie mit Neuroglykopenie (zentrale Symptome bis hin zur Bewusstlosigkeit durch Unterversorgung des Gehirns mit Glukose) reicht. Diese aktuell gültige Definition des DS verspricht im Vergleich zum letzten Jahrhundert nicht viele neue Erkenntnisse über die Pathophysiologie dieses Phänomens.

▶ **Merksatz** Er besteht ein breites Spektrum der Symptomschwere von leichten gastrointestinalen Beschwerden über mäßige vasomotorische Störungen bis hin zu schwerer hyperinsulinärer Hypoglykämie (Neuroglykopenie).

Im Gegensatz zu den frühen Erfahrungen mit dem Postgastrektomie-/DS gibt es heute eine Unterscheidung in zwei verschiedene Entitäten, basierend auf der vorgeschlagenen Ursache und dem zeitlichen Auftreten der Symptome: Das Früh- und das Spät-DS. Aufgrund der weltweit steigenden Zahlen scheint die bariatrische Chirurgie aktuell die häufigste Ursache für das so provozierte DS zu sein (Abel 2006). Die Prävalenz reicht bis zu berichteten 75 % nach proximalem Roux-en-Y-Magenbypass (Abellán 2008; Ceppa 2012; Tack 2014; Dirksen 2013; Z'graggen 2008; Frantides 2011) und bis zu 33–45 % nach Sleeve-Gastrektomie(Banerjee 2008; Papamargaritis 2012; Tzovaras 2012; Natoudi 2014). Das Früh-DS, wie auch Spät-DS, können als eigenständiges Krankheitsbild auftreten, häufig finden sich aber auch gemischte Symptombilder.

▶ **Merksatz** Basierend auf der Pathophysiologie existiert heute die Unterscheidung in Früh-DS (Dehnung der Darmwand) und Spät-DS (reaktive hyperinsulinäre Hypoglykämie). Jedes kann als eigenständiges Krankheitsbild auftreten, es können aber auch gemischte Symptome auftreten.

13.3 Frühdumping

▶ **Merksatz**
Früh-DS tritt innerhalb von 30 min nach Ingestion der Nahrung auf.
Die zugrunde liegende Pathophysiologie unterscheidet sich grundlegend von der des Spät-DS. Die namentliche Union beider Entitäten als DS entspringt dem zugrundeliegenden und auslösenden Faktor der vorangegangenen Magenoperation.

Der Magen ist in zwei Funktionseinheiten unterteil:

- Der Bereich des Corpus des Magens dient als Reservoir (Depot), in dem die Durchmischung der Nahrung mit den Magensekreten stattfindet und die Verdauung durch Säuredenaturierung und enzymatische Hydrolyse von Proteinen in Gang gesetzt wird. Gleichzeitig findet, indiziert über die Dehnung der Magenwand, die initiale nervale Vermittlung von Sättigung, bzw. Völlegefühl nach zentral statt.
- Die zweite Funktionseinheit wird durch Antrum und Pylorus gebildet, wobei das Antrum als Schrittmacher der Motilität in Richtung Duodenum wirkt, oder retrograd, um Nahrung wieder in das Reservoir zurück zu schieben. Der Pylorus determiniert Quantität und Geschwindigkeit der Magenentleerung. So wird Chymus in definierten Mengen an den Zwölffingerdarm abgegeben.

Auf diese Weise wird die Nahrungsmenge, die aus dem Magen in den Darm abgegeben wird, ständig reguliert. Die reguläre Magenentleerung nach einer gemischten Mahlzeit dauert ca. 3–4 h (Gastric Accomodation). Nach chirurgischer Veränderung der Anatomie des oberen Gastrointestinaltraktes, wie z. B. nach einer Gastroenterostomie, geht diese aktive Verteilungsfunktion des Pylorus verloren.

▶ **Merksatz**
Nach einem Bypassverfahren bestimmt ausschließlich die Weite und der Widerstand (Obstruktion) der Anastomose die Magenentleerungsgeschwindigkeit, die sich in der Folge auf einige Minuten verkürzt.

Dieser deutlich beschleunigte Einstrom von hyperosmolaren Chymus kann zu einer signifikanten Distension des Darms führen. Die folgende autonome Dysregulation erzeugt so eine Hypersekretion von gastrointestinalen Hormonen und löst damit eine erhebliche Volumenverschiebung aus, die zu den Symptomen eines Früh-DS führt.

Diese Symptome sind im Grunde unspezifisch, können aber prinzipiell in systemische und abdominale Manifestationen unterteilt werden.

Symptome des Frühdumpings, unteilt in abominale und systemische Beschwerden

Abdominale Beschwerden	Systemische Beschwerden
Bauchschmerzen	Verlangen sich hinzulegen/schlafen
Blähungen	Tachykardie
Völlegefühl	Herzklopfen
Borborygmi	Hitzewallungen
Durchfall	Schwitzen
	Hypotonie

Milde Frühdumpingsymptome wurden teilweise als erwünschte Unterstützung und Kontrolle der notwendigen Anpassung an das postoperativen Essverhalten nach einem proximalen Roux-en-Y-Magenbypass gesehen (Laurenius 2016).

13.4 Spätdumpingsyndrom

▶ **Merksatz** Das Spät-DS tritt 1–3 h nach Ingestion auf und wird auf eine reaktive hyperinsulinäre Hypoglykämie zurückgeführt.

Symptome eines Spät-DS können mit einem oralen Glukosetoleranztest (OGTT) bei ca. 75 % der Patienten nach proximalem Roux-en-Y-Magenbypass provoziert werden. Diese hohe Prävalenz des Spät-DS wurde von der Arbeitsgruppe um G. Prager bestätigt, die die Erkennungsrate des Spät-DS mit einer kontinuierlichen Glukosemessung im Vergleich zu einem Mixed-Meal Test verglichen hatten (Kerfurt 2015).

▶ **Merksatz** Der Blutzuckerverlauf des Spät-DS wird optimalerweise und präzise mit einem **K**ontinuierlichen **G**lukose **M**onitoring (CGM) so unter „Real-Life Bedingungen" über mehrere Tage und Nächte evaluiert. Auf diese Weise können auch die häufig zu beobachtenden nächtlichen, von Mahlzeiten scheinbar unabhängigen, Hypoglykämie-Episoden mit erfasst werden.

In der klinischen Praxis variieren die Manifestationen eines Spät-DS jedoch extrem in ihrem Ausprägungsgrad.

Die Pathogenese des Spät-DS ist bis heute unklar:

- Es wurde gemutmaßt, dass ein schneller Zufluss von Kohlenhydraten in den Dünndarm zu einer raschen Resorption führt und dadurch zunächst hohe Blutzuckerspiegel verursacht. Darüber hinaus scheint die zeitliche Inkongruenz des Anflutens der Glukose einen unverhältnismäßigen Anstieg der Inkretin-Sekretion auszulösen und damit eine überschießende, aber leicht verzögerte Insulinreaktion auszulösen. Zu diesem Zeitpunkt vollständig entleerte Glykogenspeicher der Leber könnten ebenfalls einen mutmaßlichen Faktor in der Pathogenese darstellen.
- Indessen trifft ein steigender Insulinspiegel auf bereits wieder sinkende Blutzuckerspiegel und generiert dadurch hypoglykämische Blutzuckerspiegel. Dies führt im Extremfall zur Bewusstlosigkeit und Konvulsionen (Neuroglykopenie) (Vecht 1997; Marsk 2010; Tack 2009; Ukleja 2005).

Symptome des Spät-DS

Metabolische Beschwerden	Systemische Beschwerden
Hyperinsulinäre Hypoglykämie	Synkope
	Verwirrung/Bewusstseinstrübung
	Heißhunger
	Schwäche
	Schwitzen
	Zittern

Interessanterweise treten die Symptome meist nicht unmittelbar nach der Magenoperation auf, sondern erst mit einigen Jahren Verzögerung. Dies lässt darauf schließen, dass eine gewisse metabolische Adaption ebenfalls eine zugrunde liegende Rolle spielen könnte.

13 Dumping Syndrom

Eigenes Patientenkollektiv

In unserem Patientenkollektiv (n = 72) mit Spät-DS betrug die Zeitspanne von der primären Operation bis zum Auftreten der Symptome 50,15 ± 26,77 (Bereich 15–106) Monate. Diese zeitliche Inhomogenität stellt einen Aspekt des breiten Spektrums dieser Entität dar. Bemerkenswert erscheint auch die Tatsache, dass von allen ausgewerteten DS-Patienten nach proximalem Roux-en-Y Magenbypass (n = 132) nur 6,06 % vor der Operation an einem Diabetes Typ 2 litten und damit eine uneingeschränkte pankreatische Funktions-Reserve erhalten war.

Vergleich der Symptome von Früh-DS und Spät-DS.

Frühdumping *Vaso-Motorische Beschwerden*	*Vaso-Vagale Beschwerden*	**Spätdumping** *Hyperinsulinäme Hypoglykämie*
Gastrointestinale Beschwerden	Systemische Symptome	Perspiration
Bauchschmerzen, Bauchkrämpfe	Der Wunsch sich hinzulegen	Hunger
Blähungen	Tachykardie	Schwäche
Völlegefühl	Palpitationen	Konfusion
Borborygmi	Hypotension	Tremor
Diarrhoe	Perspiration; Flushing	Synkope

13.5 Diagnostik

13.5.1 Sigstad Dumping-Score

Der Sigstad-Score ist ein evaluiertes, diagnostisches Basisinstrument (Sigstad 1970).

Er beinhaltet 16 Symptome und jedem Symptom ist ein numerischer Wert zugeordnet, deren Summe als Score berechnet wird.

Ein Wert ab 7 macht ein DS wahrscheinlich, übersteigt der Score den Wert von 4 nicht, so ist ein DS sehr unwahrscheinlich.

Sigstad Dumping Score

Symptome	Numerischer Wert
Shock	+5
Synkope, Bewusstlosigkeit	+4
Wunsch sich hinzulegen	+4

Symptome	Numerischer Wert
Atemlosigkeit, Dyspnoe	+3
Schwäche, Erschöpfung	+3
Schläfrigkeit, Benommenheit, Apathie, Neigung einzuschlafen	+3
Palpitation	+3
Ruhelosigkeit	+2
Schwindel	+2
Kopfschmerzen	+1
Wärmegefühl, schwitzen, Blässe, schwitzige Haut	+1
Übelkeit	+1
Völlegefühl, Blähungen	+1
Borborygmi	+1
Aufstoßen	−1
Erbrechen	−4

13.5.2 Oraler Glukose-Toleranztest (OGTT)

Beim OGTT erfolgt ein oraler Kohlenhydratstress mit reiner Glukose. Dabei liegt die Standarddosierung für den Test zur Diabetesdiagnostik bei 75 mg Glukose.

Ob diese Dosierung für Patienten nach Magenbypass-Operation adäquat ist, ist noch in Diskussion und wird sich auch nicht so einfach beantworten lassen. Es gibt einige Befürworter einer reduzierteren Dosierung (50 mg). Nach Abnahme des Nüchterglukose- und Nüchterninsulinwertes wird die Testflüssigkeit oral verabreicht und anschließen alle 30 min eine Blutentnahme zur Bestimmung von Glukose und Insulin durchgeführt. Die Bestimmung des Insulins dient dem Nachweis der Hyperinsulinämie (Abb. 13.1).

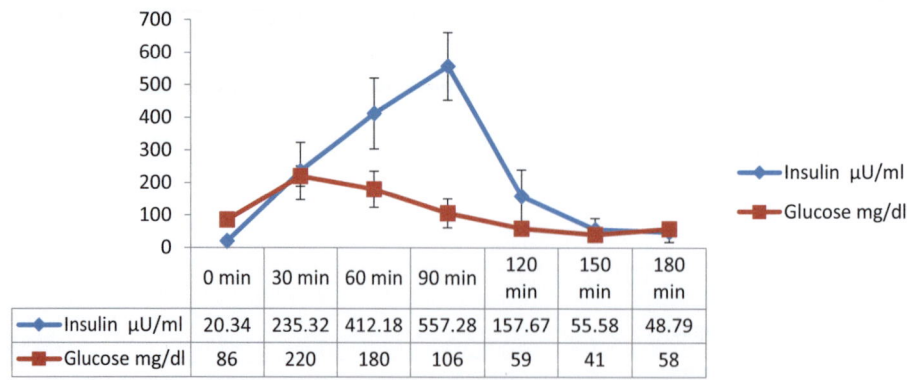

Abb. 13.1 Hyperinsulinäre Hypoglykämie im OGTT

13 Dumping Syndrom

Als Cut-off Kriterium kann die Whipple Trias (Symptomenkomplex der Insulinomdiagnostik) herangezogen werden, die einen Glukosewert unter 45 mg/dl als pathognomonisch beurteilt.

Eigenes Patientenkollektiv
Hypoglykämie Werte traten dabei bei den untersuchten 132 Patienten nach Magenbypass-Operation am häufigsten zwischen 120 und 180 min nach oralem Glukosestress mit 75 mg auf und hielten oft für länger als 30 min an, Hyperinsulinämien treten dagegen meistens nach 30–60 min auf.

13.5.3 HOMA-IR

HOMA-IR und dessen Interpretation:

Abstufung	HOMA-IR	Interpretation
1	<2	Insulinresistenz eher unwahrscheinlich
2	2,0–2,5	Hinweis auf mögliche Insulinresistenz
3	2,5–5,0	Insulinresistenz wahrscheinlich
4	>5,0	Durchschnittswert bei Typ 2 Diabetikern

Das Homeostasis Model Assessment (HOMA-IR) gibt Hinweis auf eine bestehende Insulinresistenz (Gayaso-Diz et al. 2013). Bei Patienten mit Spät-DS ist der HOMA-IR erniedrigt.

Eigenes Patientenkollektiv
In der eigenen Patientenkohorte (Der Cut-off für ein Spätdumping definierte sich an einem Glukosewert von <45 mg/dl; n=72/132) lag der berechnete HOMA-IR im Durchschnitt bei 1,55±0,61 (Bereich 0,3–2,9). Dies schließt eine zugrunde liegende Insulinresistenz als pathophysiologische Ursache der Hyperinsulinämie aus. Bei 32 dieser Patienten lag der HOMA-IR sogar unter einem Wert von 1.

13.5.4 Kontinuierliche Glukose-Überwachung (CGM)

Ein kontinuierliches Glukose Monitoring (CGM) misst und zeigt kontinuierlich interstitielle Glukosewerte an und hat sich als nützliches Instrument für die Diagnose und das Management von Glukosespiegelschwankungen bei Patienten mit Diabetes (Typ 1, aber auch Typ 2) und diabetischen Komorbiditäten sowie bei Patienten nach Magenoperationen erwiesen (Halperin et al. 2011; Kerfurt 2015) (Abb. 13.2 und 13.3).

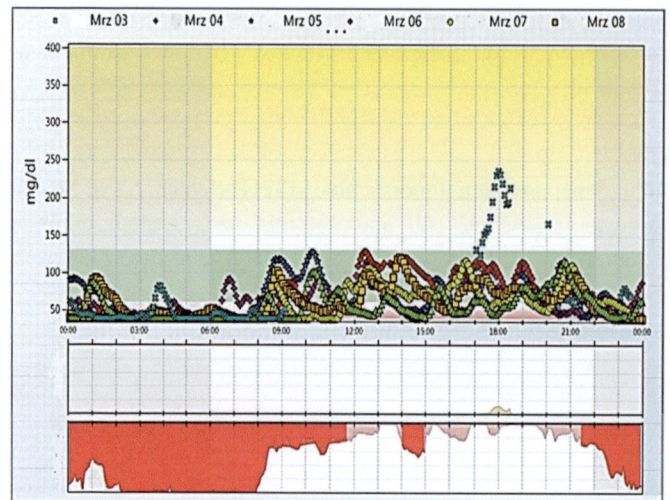

Abb. 13.2 CGM einer 50 jährigen Patientin, die 5 Jahre nach RYGB symptomatisch wurde mit einem Spät-DS. 55 % der Werte lagen im hypoglykämischen Bereich

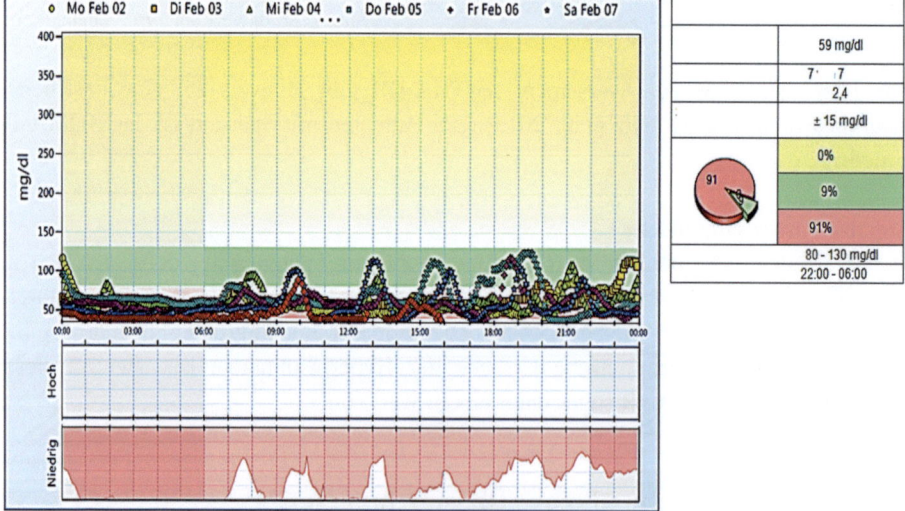

Abb. 13.3 CGM einer 45 jährigen Patientin 3 Jahre nach RYGB mit einer Neuroglykopenie. 91 % der gemessenen Werte lagen im hypoglykämen Bereich

▶ **Merksatz**

Das CGM zeigt hypoglykäme Episoden in Echtzeit an, und vor allem unter häuslichen Bedingungen (Nielsen 2016).

Sie findet ebenfalls Anwendung zur Überwachung des Therapieerfolges im Rahmen einer Insulinbehandlung, insbesondere bei Typ 1 Diabetikern (Vaceou 2011).

Im Jahr 2010 wurde erstmals die Anwendung der CGM zur Diagnose von Hypoglykämien eines postoperativen DS beschrieben, das im 72-h-Hunger-Test keinen Hinweis auf ein Insulinom als zugrundeliegende Ursache erbrachte (Hanaire 2010).

▶ **Praxistipp**
Postprandiale Glukose-Schwankungen können hochfrequente und insgesamt hohe Amplituden aufweisen.
Daher können sie unentdeckt bleiben, wenn der Blutzucker nicht sofort und direkt während der stattfindenden Hypoglykämie-Episode gemessen wird (Hanaire 2010).

▶ **Merksatz** Die Untersuchung weist eine Sensitivität von 90 % und eine Spezifität von 50 % auf beim Nachweis einer klinisch signifikanten Hypoglykämie, im Vergleich zu 33 % und 40 % beim Mixed-Meal Tolerance Test (MMTT).

Nicht nur bei symptomatischen Hypoglykämie-Patienten ist die CGM ein wertvoller diagnostischer Test, sondern insbesondere auch zur Identifizierung von Patienten, die in hypoglykämen Bereichen asymptomatisch bleiben und damit bereits an die Neuroglykopenie adaptiert sind (Liebl 2013; Kerfurt 2015).

Vidal et al. berichteten, dass bei 12,5 % der asymptomatischen Patienten mit der CGM eine Hypoglykämie nachweisbar war (Glukose < 50 mg/dl) (Vidal 2009).

Hanaire et al. zeigten wichtige pathophysiologische Mechanismen mit der CGM auf. So war die Zeit bis zum postprandialen Peak der maximalen intestinalen Glukose (IG) bei operierten Patienten ($42,8 \pm 6,0$ min) signifikant kürzer als bei den Diabetes-Kontrollpersonen ($82,2 \pm 11,1$ min, $P = 0,0002$). Signifikant beschleunigt war auch die Geschwindigkeit des Glukoseanstiegs bis zum Erreichen des Peaks ($2,4 \pm 1,6$ vs. $1,2 \pm 0,3$ mg/mL/min; $P = 0,041$). Eine echte Hypoglykämie mit Glukosewerten < 60 mg/dL war bei dieser Kohorte seltener zu beobachteten und die beschriebenen Symptome wurden daher vorwiegend der ausgeprägten Glukosedynamik zugeordnet (Hanaire 2011).

▶ **Praxistipp** Bei Patienten nach RYGB überschätzt die CGM-gemessene, interstitielle Glukose (IGF) im hypoglykämischen Bereich den tatsächlichen Serum-Glukosewert um etwa 1 mmol/l. Dies gilt es bei der Etablierung der Diagnose einer Hypoglykämie bei diesen Patienten zu berücksichtigen.

13.5.5 Mixed-Meal Tolerance Test (MMTT)

Die MMTT ist Standard in der Pädiatrie zur Evaluierung der residualen Insulinproduktion bei Diabetes mellitus Typ 1. Ansonsten wird ein kompletter MMTT überwiegend in der Forschung eingesetzt und aufgrund der Intensität der Probenentnahme selten in der klinischen Routine durchgeführt. In der postoperativen Dumping Diagnostik konnte sich der Test nicht etablieren, zumal nächtliche Hypoglykämien damit nicht abgebildet werden können (Kehrfurt 2015).

13.5.6 Szintigraphie

Die Magenentleerungsszinitgraphie wird im klinischen Alltag ebenfalls nicht routinemäßig durchgeführt, obwohl sie die einzige Untersuchung darstellt, um die Magenentleerungsgeschwindigkeit objektiv abzubilden. Aktuell wird die Pouch-Entleerungsszintigraphie meist nur unter Studienbedingungen angewendet.

13.5.7 Differentialdiagnosen

Differentialdiagnostisch kommen ein Karzinoidsyndrom, ein VIPoma oder Insulinom in Betracht.

- Zum Ausschluss eines Karzinoidsyndroms sollte die 5-Hydroxyindolessigsäure im 24-h-Urin bestimmt werden.
- Eine MR-Bildgebung der Bauchspeicheldrüse, ein 72-stündiger Hunger-Test und die Bestimmung von Chromogranin A (CgA) im Serum werden empfohlen, um ein Insulinom auszuschließen.
- Kardiovaskuläre Erkrankungen, Diabetes mellitus, Vitaminmangel und neurologische Erkrankungen können weitere Ursachen für Tachykardie, Schwindel oder Synkopen sein.
- Weitere gastrointestinale Differentialdiagnosen sind das Blind-Loop Syndrom, eine Laktoseintoleranz, Zöliakie, Magen-Darm-Fisteln, eine bakterielle oder virale Kolitis und entzündliche Darmerkrankungen sowie die exokrine Pankreasinsuffizienz (Steatorrhoe) oder eine bakterielle Fehlbesiedelungen des Dünndarms.

13.6 Therapie DS

Da die aktuellen Daten wenig wissenschaftliche Evidenz für einen definitiven therapeutischen Algorithmus bieten, wurden aktuell empfohlene Richtlinien ausschließlich im Konsens erarbeitet (Abb. 13.4).

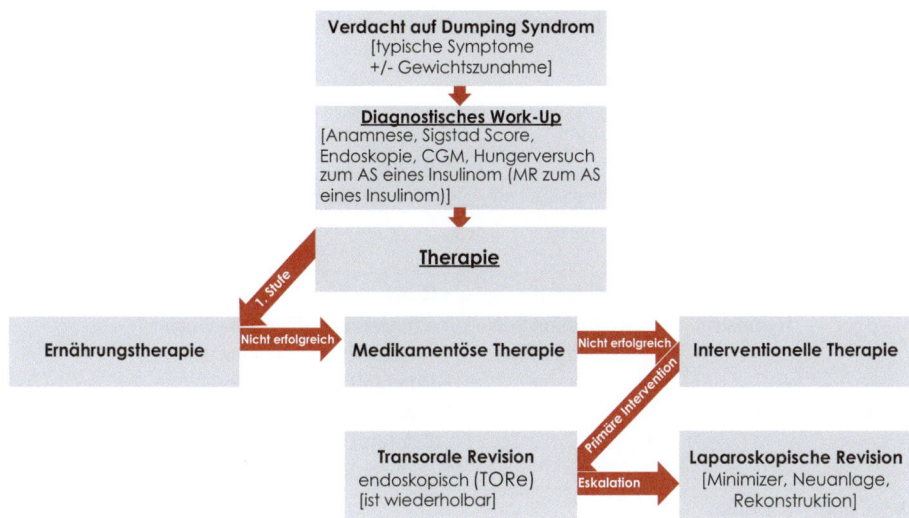

Abb. 13.4 Empfohlener Behandlungsalgorhythmus

13.6.1 Ernährungstherapie

Die empfohlene Ernährungstherapie zielt seit nun mehr 80 Jahren überwiegend auf das Frühdumping und damit der Vermeidung der Dünndarmdistension und umfasst (Ukleja 2005; Kellogg 2008):

- 5–6 kleine Mahlzeiten, die
- Kohlenhydratreduziert, Protein- und Balaststsoffreich sein sollten.
- Besonders wichtig ist das Trennen von Essen und Trinken, insbesondere nach der Mahlzeit, um zu verhindern den Mageninhalt direkt in den anhängenden Dünndarm aus zuwaschen.

▶ **Praxistipp** Die Verwendung von viskosen Lebensmittelzusatzstoffen wird empfohlen, umso die Konsistenz der Nahrung zu erhöhen (z. B. Flohsamen, Guarkernmehl oder Pektin). Dies kann die Magenentleerung zusätzlich verzögern.

Wenn diätetische Maßnahmen nach 4 Wochen keinen Erfolg zeigen, muss eine Therapieeskalation erfolgen.

13.6.2 Medikamentöse Therapie

Wirkstoff	Wirkgruppe	Wirkung	Nebenwirkung	Kommentar	FDS	SDS
					Wirksamkeit	
Acarbose	α-Glucosidase-Hemmer	Limitiert die Resorption von Kohlenhydraten	• Bauchschmerzen, - Krämpfe, • Durchfall • Allg. abdominale Beschwerden	Erfordert meist übermenschliche Adhärenz des Patienten	+	–
Verapamil	Kalziumantagonist			Wird bereits beim Insulinom erfolgreich eingesetzt stellt wahrscheinlich eine Therapieoption dar		+
Diazoxid	Kalziumkanalaktivator	aktiviert die ATP-sensitiven Kaliumkanäle (KATP-Kanal) in den Beta-Zellen des Pankreas: ->Hemmung der kalziumabhängigen Insulinausschüttung		Wird eingesetzt bei: • hypoglykämischen Zuständen unterschiedlicher Ätiologie • Inselzelltumoren – • Störungen der Glykogen-Speicherung • metastasierenden Insulinomen stellt wahrscheinlich eine Therapieoption dar		+

13 Dumping Syndrom

Wirkstoff	Wirkgruppe	Wirkung	Nebenwirkung	Kommentar	FDS	SDS
Octreotid (HWZ 2–3 h) Pasireotid (HWZ 11 h)	Somatostatin-Analoga	• verzögern die Magen-Entleerung • prolongieren die intestinale Transitzeit • verringern die Freisetzung von Peptidhormonen • verringern die postprandiale Vasodilatation	• Schmerzen • Rötungen • Schwellung an der Injektionsstelle • kardiale Rhythmusveränderungen • fruchtähnlicher Odor • Muskelkrämpfe • 10–50 % Risiko der Entwicklung von Gallensteinen	Behandlungsoption der Wahl bei schwerem F-DS und S-DS	++	++
Liraglutid	GLP-1 Agonst	Verlängerung der Magen-Entleerungs-Geschwindigkeit Synchronisierung der Insulinausschüttung	Übelkeit Völlegefühl	Bestätigte Wirksamkeit in der Off-label Anwendung	+	++

(Kellogg 2008; Valderas 2012; Ritz 2012; Moreira 2008; Thondam 2013; Spanakis 2009; Hopman 1988; Nelson-Piercy 1994; Parkinson 2002; van Berge 1994; Deloose 2014; Abrahamson 2013; Chiappetta 2014).

13.6.3 Chirurgische Therapie

Bei Patienten, die weder auf eine Diät noch auf die medikamentöse Therapie ansprechen, muss eine chirurgische Intervention in Betracht gezogen werden. Hierbei gilt es die Magenentleerungsgeschwindigkeit mechanisch zu drosseln durch Wiederherstellung der obstruktiven Wirkung der Anastomose.

Transorale endoskopische Revision der Gastroenterostomie (TORe)
Der Idee Custers von 1946 folgend, wirkt sich eine interventionelle Einengung des Pouch-Outlets therapeutisch auf ein DS aus, da so die Entleerungsgeschwindigkeit

signifikant reduziert werden kann. Heute ist der endoluminale, endoskopische Zugang das Verfahren der ersten Wahl, mit bisher vielversprechenden Ergebnissen. Bei dieser Technik wird zunächst die gastrale Schleimhaut oberhalb der Anastomose mit dem Argonplasmakoagulator kreisförmig abgetragen. Das therapeutische Doppellumenendoskop wird mit einem Nahtaufsatz mit einer Rundnadel (Overstitch) armiert, die Vollwandstiche erlaubt. Die Naht erfolgt mit einem 2/0 Prolene-Faden, möglichst oberhalb des alimentären Schenkels der RY- Rekonstruktion, sodass eine weitere Umleitung und damit additionale Verzögerung der Pouchentleerung resultiert. Die bisher verfügbaren Kurzzeitdaten zeigen eine hohe therapeutische Ansprechrate (Abb. 13.5) (Stier 2016; Vargas 2020).

Laparoskopsiche Implantation eines Silastic-Rings
Mit dem gleichen Ziel – der Wiederherstellung der gastrischen Restriktion/Obstruktion – können bandartige Implantate wie zum Beispiel ein Silastic/Minimzer-Ring um den Pouch implantiert werden [58–59]. Dies erfordert einen laparoskopischen Zugangsweg. Diese extraluminale Obstruktion durch ein Implantat begrenzt die Ausdehnung und damit den Durchmesser des Pouches, und damit die Nahrungsaufnahme, und verzögert so „übergeordnet" den Zufluss in das Jejunum. Diese Implantate führen bereits bei minimal überdosierten Nahrungsmengen imperativ zum Erbrechen. Hierdurch kann chronischer Druck durch das Implantat um die Magenwand entstehen mit der Konsequenz einer sukzessiven Bandmigration (Rasera 2015; Bessler 2007). Alternativ ist die vollkommene Neuanlage – mit Resektion der ursprünglichen Anastomose – eine weitere chirurgische Option.

Laparoskopische Konversion des Roux-en-Y-Magenbypasses zur natürlichen Anatomie mit intendierter Re-Installation der Pylorusfunktion
In ausgesuchten Fällen erfolgte bei Non-Respondern eine Rekonstruktion des RYGB zur natürlichen Anatomie in der Absicht, die Pylorusfunktion zu reinstallieren. Eine simultane Schlauchmagenbildung ist möglich, um die ansonsten unweigerliche Gewichtwiederzunahme möglichst zu vermeiden (Carter 2015). Dieses Verfahren stellt dennoch keine Garantie auf eine gesicherte, wiederhergestellte Pylorusfunktion dar.

Weitere chirurgische Therapieansätze
In Einzelfällen wird gar eine partielle, selten mitunter sogar die vollständige Pankreatektomie als chirurgische Ultima ratio beschrieben (Clancy 2006). Im Jahr 2017 kommt die Amerikanische Fachgesellschaft (ASMBS) in ihren Guidelines zur postprandialen hyperinsulinären Hypoglykämie folgerichtig zu dem Schluss, dass eine Pankreatektomie nicht mehr als Behandlungsoption empfohlen werden kann (Eisenberg 2017). Daher bleibt zu hoffen, dass solch destruktive Therapieansätze in Zukunft limitiert bleiben.

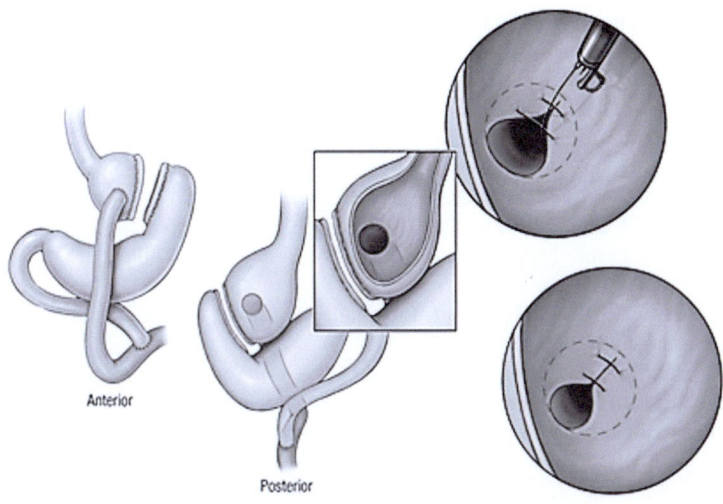
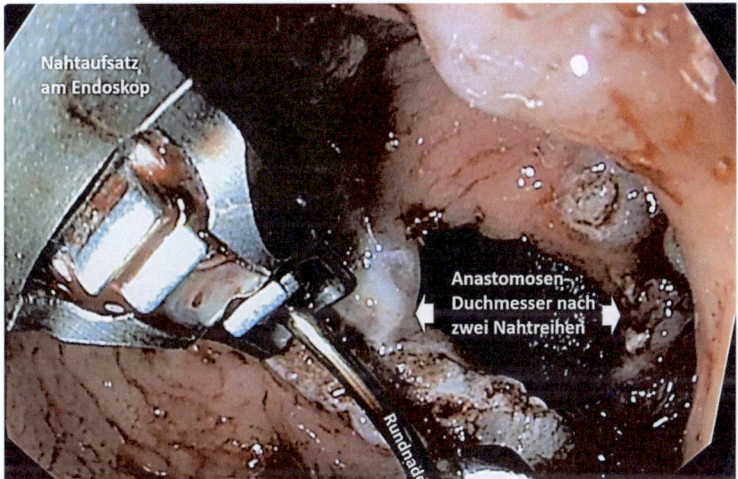

Abb. 13.5 Endoskopisch Transorale Revision der Gastroenterostomie

Literatur

Abellán P, Cámera R, Merino-Torres JF et al (2008) Severe hypoglycemia after gastric bypass surgery for morbid obesity. Diabetes Res Clin Pract 79(1):e7–9

Abrahamsson N, Engström BE, Sundbom M et al (2013 Oct 21) GLP1 analogs as treatment of postprandial hypoglycemia following gastric bypass surgery: a potential new indication? Eur J Endocrinol 169(6):885–889. https://doi.org/10.1530/EJE-13-0504

Banerjee A (2008) The role of dumping syndrome in weight loss after gastric bypass surgery for morbid obesity. Diabetes Res Clin Pract 79(1):7–9

Bessler M, Daud A, Kim T et al (2007) Prospective randomized trial of banded versus nonbanded gastric bypass for the super obese: early results. Surg Obes Relat Dis. 3(4):480–484

Carter CO, Fernandez AZ2, McNatt SS, Powell MS. Conversion from gastric bypass to sleeve gastrectomy for complications of gastric bypass. Surg Obes Relat Dis. 2015 Jul 4. pii: S1550-7289(15)00286–5. https://doi.org/10.1016/j.soard.2015.07.001.

Ceppa EP, Ceppa DP, Omotosho PA et al (2012) Algorithm to diagnose etiology of hypoglycemia after Roux-en-Y gastric bypass for morbid obesity: case series and literature. Surg Obes Relat Dis 8(5):641–647

Chiapetta S, Stier C (2017) A case report: Liraglutide as a novel treatment option in late dumping syndrome. Medicine (Baltimore) 96(12)

Clancy TE, Moore FD Jr, Zinner MJ. (2006 Sep–Oct) Post-gastric bypass hyperinsulinism with nesidioblastosis: subtotal or total pancreatectomy may be needed to prevent recurrent hypoglycemia. J Gastrointest Surg 10(8):1116–9

Custer MD, Butt HR, Waugh JM (1946) The so calles "dumping Syndrome" after subtotal gastrectomy. Ann Sug 123(3):410–418

Deloose E, Bisschops R, Holvoet L et al (2014 Jun) A pilot study of the effects of the somatostatin analog pasireotide in postoperative dumping syndrome. Neurogastroenterol Motil 26(6):803–809

Dirksen C, Jorgensen NB, Bojsen-Moller KN et al (2013) Gut hormones, early dumping and resting energy expenditure in patients with good and poor weight loss response after Roux-en-Y gastric bypass. Int J Obes 37(11):1452–1459

Eisenberg D, Azagury D, Ghiassi S et al (2017) ASMBS Position Statement on Postprandial Hyperinsulinemic Hypoglycemia after Bariatric Surgery. Surg Obes Relat Dis. 13:371–378

Eusterman GB, Balfour DC (1935) The stomach and duodenum. W. B. Saunders Company, Philadelphia, S 958

Frantides CT, Carlson MA, Shostrom VK et al (2011) A survey of dumping symptomatology after gastric bypass with or without lesser omental transcetion. Obes Surg 21(2):186–193

Gayoso-Diz P, Otero-González A, Rodriguez-Alvarez MX et al (2013) Insulin resistance (HOMA-IR) cut off values and the metabolic syndrome in a general adult population: effect of gender and age: EPIRCE cross-sectional study. BMC Endocr Disord 13:47

Glaessner CL (1940) Hyperglycemic shock. Rev Gestroenterol 7:528–533

Halperin F, Patti M E, Snow M, et al Continuous glucose monitoring for evaluation of glycemic excursions after gastric bypass. J Obes 2011; published online Feb. 2011

Hanaire H, Bertrand M, Guerci B et al (2011) High glycemic variability assessed by continuous glucose monitoring after surgical treatment of obesity by gastric bypass. Diabetes Technol Ther 13(6):625–630

Hanaire H, Dubet A, Chauveau ME et al (2010) Usefulness of continuous glucose monitoring for the diagnosis of hypoglycemia after a gastric bypass in a patient previously treated for type 2 diabetes. Obes Surg 20(1):126–129

Herzt AF (1913) The cause and treatment of certain unfavourable after-effects of gastroenterostomy. Ann Surg 58:466–472

Hopman WP, Wolberink RG, Lamers CB et al (1988 Feb) Treatment of the dumping syndrome with the somatostatin analogue SMS 201–995. Ann Surg 207(2):155–159

Jordan SM (1941) Endresults of radical surgery of the gastrointestinal tract as seen by the gastroenterologist. JAMA 116:586–590

Kefurt R, Langer FB, Schindler K et al (2015) Hypoglycemia after Roux-En-Y gastric bypass: detection rates of continuous glucose monitoring (CGM) versus mixed meal test. SOARD 11(3):564–569

Kehrfurt R, Langer FB, Schindeler K et al (2015) Hypoglycemia after Roux-en-Y gastric bypass: Detection rates of continuous glucose monitoring (CGM) versus mixed meal test. Surg Obes Relat Dis 11(3):564–569

Kellogg TA et al (2008) Postgastric bypass hyperinsulinemic hypoglycemia syndrome: characterization and response to a modified diet. Surg Obes Relat Dis. 4(4):492–499

Laurenius A, Engström M (2016) Early dumping syndrome is not a complication but a desirable feature of Roux-en-Y gastric bypass surgery. Clin Obes 6(5):332–340

Liebl A, Henrichs HR, Heinemann L et al (2013) Continuous glucose monitoring: evidence and consensus statement for clinical use. J Diabetes Sci Technol 7(2):500–519

Marsk R, Jonas E, Rasmussen F et al (2010) Nationwide cohort study of post-gastric bypass hypoglycaemia including 5,040 patients undergoing surgery for obesity in 1986–2006 in Sweden. Diabetologia 53:2307–2311

Mateer JG (1941) Discussion. JAMA 116:590

Mix CL (1922) "Dumping Stomach" following gastrojejunostomy. S. Clin North America 3:617–622

Moreira RO, Moreira RB, Machado NA et al (2008 Dec) Post-prandial hypoglycemia after bariatric surgery: pharmacological treatment with verapamil and acarbose. Obes Surg 18(12):1618–1621

Natoudi M, Panousopoulos SG, Nemos N et al (2014) Laparoscopic sleeve gastrectomy for morbid obesity and glucose metabolism: a new perspective. Surg Endosc 28(3):1027–1033

Nelson-Piercy C, Hammond PJ, Gwilliam ME et al (1994 Feb) Effect of a new oral somatostatin analog (SDZ CO 611) on gastric emptying, mouth to cecum transit time, and pancreatic and gut hormone release in normal male subjects. J Clin Endocrinol Metab 78(2):329–336

Nielsen JB, Abild CB, Pedersen AM et al (2016) Continuous glucose monitoring after gastric bypass to evaluate the glucose variability after a low-carbohydrate diet and to determinate hypoglycemia. Obes Surg 26:2111–2118

Papamargaritis D, Koukoulis G, Sioka E et al (2012) Dumping symptoms and incidence of hypoglycemia after provocation test at 6 and 12 months after laparoscopic sleeve gastrectomy. Obes surg 22(10):1600–1606

Parkinson C, Drake WM, Roberts ME et al (2002 Apr) A comparison of the effects of pegvisomant and octreotide on glucose, insulin, gastrin, cholecystokinin, and pancrea tic polypeptide responses to oral glucose and a standard mixed meal. J Clin Endocrinol Metab 87(4):1797–1804

Rasera I Jr, Coehlo TH, Raveli MN et al (2015) A comparative, prospective and randomized evaluation of Roux-en-Y gastric bypass with and without the silastic ring: a 2-year follow up preliminary report on weight loss and quality of life. Surg Obes 29:762–768

Ritz P, Vaurs C, Bertrand M et al (2012 Aug) Usefulness of acarbose and die tary modifications to limit glycemic variability fol- lowing Roux-en-Y gastric bypass as assessed by continuous glucose monitoring. Diabetes Technol Ther 14(8):736–740

Schwartz A, Reingold I, Necheles H (1942) Investigation of the relationship between blood sugar and general complaints following subtotal gastric resection. Am J Digest Dis 9:151–154

Sigstadt H (1970) A clinical diagnostic index in the diagnosis of dumping syndrome. Changes in plasma volume and blood sugar after a test meal. Acta Med. Scnad 188(6):479–486

Snell AM (1937) Behavior of stomach after operation for duodenal ulcer. Am J Surg 35(1):45–55

Spanakis E, Gragnoli C (2009 Sep) Successful medical management of status post-Roux-en-Y-gastric-bypass hyperinsulinemic hypoglycemia. Obes Surg 19(9):1333–1334. https://doi.org/10.1007/s11695-009-9888-5

Stier C, Chiappetta S (2016) Endoluminal Revision (OverStitch (TM), Apollo Endosurgery) of the Dilated Gastroenterostomy in Patients with Late Dumping Syndrome After Proximal Roux-en-Y Gastric Bypass. Obes Surg 26(8):1978–1984

Tack J, Arts J, Caenepeel P et al (2009) Pathophysiology, diagnosis and management of postoperative dumping syndrome. Nat Rev Gastroenterol Hepatol 6(10):583–590

Tack J, Deloose E (2014) Complications of bariatric surgery: dumping syndrome, reflux and vitamin deficiencies. Best Pract Res Clin Gastrroenterol 28(4):741–749

Thondam SK, Nair S, Wile D, Gill GV (2013 Sep) Diazoxide for the treatment of hypoglycaemic dumping syndrome. QJM 106(9):855–858. https://doi.org/10.1093/qjmed/hcr234

Tzovaras G, Papamargaritis SE et al (2012) D Symptoms suggestive of dumping syndrome after provocation in patients after laparoscopic sleeve gastrectomy. Obes Surg 22(1):23–28

Ukleja A (2005) Dumping syndrome: pathophysiology and treatment. Nutr Clin Pract 20(5):517–525

Vaceou A (2011) Continiuous glucose monitoring in diabetes treatment. Diabetes Sci Technol 93(Suppl 1):S125–S130

Valderas JP, Ahuad J, Rubio L et al (2012 Apr) Acarbose improves hypoglycaemia following gastric bypass surgery without increasing glucagon-like peptide 1 levels. Obes Surg 22(4):582–586. https://doi.org/10.1007/s11695-011-0581-0

van Berge Henegouwen MI, van Gulik TM, Akkermans LM et al (1994 Dec) The effect of octreotide on gastric emptying at a dosage used to prevent complications after pancreatic surgery: a randomised, placebo controlled study in volunteers. Gut 41(6):758–762

Vargas EJ, Abu Dayyeh BK, Storm AC, et al. (2020) Endoscopic management of dumping syndrome after Roux-en-Y gastric bypass: a large international series and proposed management strategy [published online ahead of print, 2020 Feb 26]. Gastrointest Endosc

Vecht J, Masclee AA, Lamers CB (1997) The dumping syndrome. Current insights into pathophysiology, diagnosis and treatment. Scand J Gastroenterol Suppl 223:21–27

Vidal J, Nicolau J, Romero F, et al.(2009) Long.term effects of Roux-en-Y gastric bypass surgery on plasma glucagon-like-peptide-1 and islet function in morbid obese subjects. J Clin Endocrinol Metab 94(39):884–91

Z'graggen K, Guweidhi A, Steffen R, et al (2008) Severe recurrent hypoglycemia after gastric bypass surgery. Obes Surg 18(8):981–88

Postoperative Fertilitätssteigerung und Verhütung nach bariatrischer Operation

14

Ann-Cathrin Koschker

Auch unter der Bevölkerung im reproduktiven Alter ist Adipositas ein wachsendes Problem. Sie kann sowohl bei Frauen als auch Männern die Fertilität beeinträchtigen, zudem stellt sie einen Risikofaktor dar für Komplikationen in der Schwangerschaft wie Gestationsdiabetes, Hypertonie, Präeklampsie. Kinder adipöser Frauen kommen häufiger mit hohem Geburtsgewicht zur Welt, was das Risiko der vaginalen Entbindung hebt (Schulterdystokie, Geburtsverletzungen der Mutter).

Zahlreiche Frauen mit unerfülltem Kinderwunsch hoffen, nach einer bariatrischen Operation durch den Gewichtsverlust eine bessere Fertilität zu erlangen und so ihren Kinderwunsch erfüllen zu können. Oder sie versuchen, risikoärmere Voraussetzungen zu schaffen für eine spontane oder aber auch reproduktionsmedizinisch herbeigeführte Schwangerschaft.

Gleichzeitig wird – je nach konsultierter Leitlinie – Frauen im gebärfähigen Alter dazu geraten, in den ersten ein bis zwei Jahren nach einer adipositaschirurgischen Operation eine Schwangerschaft sicher zu verhüten, um die postoperative Gewichtsabnahme voll ausschöpfen zu können und im Rahmen dieses Gewichtsverlustes keine Risiken für sich und ihr Kind in Kauf zu nehmen (siehe Kap. 15).

▶ **Merksatz**
Adipositas ist ein Risikofaktor für weibliche und männliche Infertilität.
Die häufigste adipositas-assoziierte Ursache weiblicher Infertilität ist das Polyzystische Ovar Syndrom (PCOS).

A.-C. Koschker (✉)
Endokrinologie und Diabetologie, Universitätsklinikum Würzburg, Würzburg, Deutschland

© Der/die Autor(en), exklusiv lizenziert durch Springer-Verlag GmbH, DE, ein Teil von Springer Nature 2022
C. Stier und S. Chiappetta (Hrsg.), *Interdisziplinäre Langzeitbehandlung der Adipositas- und Metabolischen Chirurgie*, https://doi.org/10.1007/978-3-662-63705-0_14

14.1 Fertilität

Adipositas beeinträchtigt die weibliche Fertilität: Das Risiko einer Infertilität ist für adipöse Frauen dreimal höher als für Nichtadipöse. Insbesondere ist die Adipositas ein Exazerbationsfaktor für ein Polyzystisches Ovarsyndrom (PCOS). Das PCOS ist mit >90 % die häufigste Ursache einer ovulatorischen Störung und eng assoziiert mit dem Vorliegen einer Insulinresistenz (Balen und Rutherford 2007).

Darüber hinaus bedingt Adipositas jedoch über die chronische Inflammation eine Störung der gonadotropen Achse, schafft ein prothrombotisches Milieu und stört die Differenzierung und Reifung der Oozyte. Selbst die Implantation im Endometrium ist bei Adipositas potenziell beeinträchtigt.

Dies bedingt ein zeitlich verzögertes Eintreten einer Schwangerschaft und erhöhte Fehlgeburtlichkeit.

Insgesamt reduziert Adipositas so nicht nur die Rate spontan eintretender Schwangerschaften, sondern auch den Erfolg von reproduktionsmedizinischen Bemühungen (Silvestris E et al. 2018; Sermondade et al. 2019).

▶ **Merksatz**
Nach den Rotterdam-Kriterien definiert sich ein PCOS über das Vorliegen von ≥ 2 der 3 Faktoren (nach Ausschluss anderer Ursachen wie androgenproduzierende Tumore, Cushing-Syndrom, Hyperprolaktinämie, Adrenogenitales Syndrom):

klinischer und/oder laborchemischer Hyperandrogenismus (Hirsutismus, Akne, androgenetische Alopezie)

Oligo-/Anovulation

(üblicherweise assoziiert mit Oligomenorrhoe/Amenorrhoe)

typischen polyzystischen Ovarien

Aber auch die männliche Fruchtbarkeit kann durch eine bestehende Adipositas beeinträchtigt sein: Eine Arbeit aus dem Jahr 2010 untersuchte in einer großen Kohorte von Patienten einer Fertilitätsbehandlung hormonelle Parameter sowie die Samenqualität in Abhängigkeit vom BMI.

Hier zeigte sich zwar insbesondere eine Altersabhängigkeit – die Spermienzahl war jedoch gerade im reproduktiv interessanten Alter zwischen 20 und 30 Jahren BMI-abhängig und insbesondere bei adipösen Männern signifikant reduziert (Paasch et al. 2010).

Ein niedriges Gesamttestosteron bei normalen oder niedrig-normalen Gonadotropinen ist häufig adipositasassoziiert, so gibt es eine gute Korrelation von Abdominalumfang und Testosteronspiegeln bei Männern (Fillo et al. 2017).

14.2 Gewichtsreduktion und Entwicklung der Fertilität

Eine Anzahl Studien untersuchte den Einfluss der konservativen wie der operativen Gewichtsreduktion auf die Fertilität.

Eine Metaanalyse zeigte auf, welche nicht-operativen Interventionen mit welchem Erfolg eine Gewichtsreduktion und Fertilitätssteigerung erzielen konnten (Best et al. 2017).

Lebensstilinterventionen (Kalorienrestriktion, Bewegungssteigerung) hatten hierbei – neben den bekannten moderaten Effekten auf das Körpergewicht – sowohl eine höhere Ovulationsrate wie auch eine um ca. 60 % höhere Schwangerschaftsrate als in den Kontrollgruppen zur Folge. Die Fehlgeburtsrate wurde allerdings durch die untersuchten Interventionen nicht reduziert.

Eine weitere kürzlich erschienene Übersichtsarbeit befasst sich mit dem Einfluss adipositaschirurgischer Operationen auf Marker der weiblichen und männlichen Sexualität und Fertilität sowie tatsächliche Schwangerschaften als hartem Endpunkt (Moxthe et al. 2020).

Hier zeigt sich recht konsistent über alle eingeschlossenen Studien (10 mit weiblichen, 7 mit männlichen und 1 mit Patient*innen beider Geschlechter) eine Verbesserung/Normalisierung der hormonellen Situation und der sexuellen Funktion, Spermienzahlen stiegen bei untersuchten Männern.

Daten zu erfolgreichen Schwangerschaften sind hingegen eher spärlich verfügbar, insbesondere wurde nicht erhoben, ob die Partnerinnen der untersuchten Männer tatsächlich schwanger wurden.

Die Autoren kritisieren die unzureichende Diskussion von zusätzlichen Einflussfaktoren und es wurde auch nicht nach operativen Verfahren differenziert. Wenig untersucht und dargestellt wurde auch der Einfluss eines operativ induzierten Gewichtsverlusts auf das Outcome einer assistierten Reproduktion (IVF) (Sermondade et al. 2019).

▶ **Praxistipp** Insgesamt zeigt die Erfahrung, dass gerade bei den zahlreichen Patientinnen mit PCOS es im Rahmen der raschen postoperativen Gewichtsreduktion sehr wohl und zuverlässig zu einer zügigen Besserung der Fertilität (bereits innerhalb der ersten Monate) kommen kann.

Diese Patientinnen, die präoperativ bei langjährigen anovulatorischen Zyklen und damit ausbleibender Schwangerschaft oft auf eine Kontrazeption verzichten hatten, müssen jetzt in dieser sensiblen postoperativen Phase eine ungeplante Schwangerschaft verhüten.

14.3 Kontrazeption nach bariatrischer Operation

Bei der Betreuung adipositaschirurgisch operierter Patientinnen sollte bereits vor OP eine auch postoperativ sichere Kontrazeption etabliert werden.

Welche sich hier eignet, hängt neben dem operativen Verfahren von Komorbiditäten (insbesondere Thrombophilie) der jeweiligen Patientin ab sowie ihrer Familienplanung (fester Partner? Kinderwunsch?).

Hier ist sicher der/die behandelnde Gynäkolog*in primärer Ansprechpartner für die medizinisch kompetente Beratung der Patientinnen. Diesem muss für die Beratung bewusst sein, welche Form von Eingriff bevorsteht und dass dieser mit einer evtl. eingeschränkten Resorption eines oralen Präparats assoziiert ist.

▶ **Merksatz** Bei Patientinnen im gebärfähigen Alter soll bereits vor einem geplanten adipositas-chirurgischen Eingriff eine postoperativ sichere Kontrazeption etabliert werden (Shawe et al. 2019; Ciangura et al. 2019).

14.3.1 Long-acting reversible contraception (LARC)

Einen zuverlässigen Schutz bieten parenterale, sogenannte long-acting reversible contraception (LARC) Methoden.

Hiervon prinzipiell gut geeignet sind Intrauterinpessare (IUP, „Spirale"), die eine sichere Kontrazeption über einen längeren Zeitraum bieten.

▶ **Praxistipp** Levonorgestrel (LNG) haltige IUP (LNG-IUP) haben den zusätzlichen Vorteil, dass die resultierende Endometriumatrophie bei vielen Frauen die Regelblutung ausbleiben lässt. Dies stellt einen signifikanten Vorteil dar in der Vermeidung der, ansonsten postoperativ häufig zu erwartenden Eisenmangelanämie.

Allerdings mehren sich Hinweise, dass es unter LNG-IUP häufiger zu depressiven Verstimmungen kommen kann. Das sollte bei einer potenziell vulnerablen Klientel berücksichtigt werden (Zeiss et al. 2020).

Auch die subkutane Applikation von Gestagenen in Form von Injektionen („3-Monatsspritze", auch i.m.) oder als subkutan implantiertes „Stäbchen" stellt eine geeignete Verhütung dar.

14.3.2 Barrieremethoden

Prinzipiell sind auch Barrieremethoden (Präservativ, Diaphragma) geeignet, um (mit geringerer Sicherheit als ein IUP!) eine Schwangerschaft nebenwirkungsarm zu verhüten. Ein positiver Nebeneffekt des Präservativs ist hier zudem die partielle Prävention einer Ansteckung mit sexuell übertragbaren Erkrankungen zu nennen.

Ein Problem des Diaphragmas ist, dass bei einer signifikanten Gewichtsänderung von mehreren Kilogramm (>3–4 kg) Körpergewicht die Passfähigkeit und dessen korrekter Sitz häufiger überprüft werden muss. Eine solche Gewichtsänderung wird üblicherweise im ersten postoperativen Jahr um ein Vielfaches überschritten, sodass dies in diesem Zeitraum nicht praktikabel erscheint.

14.3.3 Orale Kontrazeption

Ein orales Kontrazeptivum in Form einer Mikropille (Kombination aus Östrogen und Gestagen) birgt stets eine Steigerung des Risikos für ein thrombotisches Ereignis (Faktor 3–6) (Gorenoi et al. 2007), so dass bei Patientinnen nach adipositaschirurgischer Therapie, insbesondere vor der signifikanten postoperativen Gewichtsreduktion eine relative Kontraindikation besteht.

▶ **Merksatz** Patientinnen, die vor einer bariatrischen Operation ein orales Kontrazeptivum einnehmen, sollten es 4–6 Wochen vor OP absetzen und auf eine alternative Verhütung zurückgreifen.

Auch postoperativ sollte in den ersten 6 Wochen bei perioperativ erhöhtem Thromboserisiko auf eine Einnahme verzichtet werden. Zudem stellt sich postoperativ, in relativer Abhängigkeit des gewählten Verfahrens die Frage nach der Verlässlichkeit und Sicherheit der kontrazeptiven Wirkung eines oralen Präparates.

Die Wirkung eines kombinierten oralen Kontrazeptivums sollte bei Patientinnen mit Magenband oder auch mit Schlauchmagenbildung theoretisch nicht beeinträchtigt sein (Ciangura et al. 2019), solange es nicht zu Erbrechen oder Diarrhoen kommt. Bereits zum Schlauchmagen kommt die Konsensus-Empfehlung von Shawe et al. aus demselben Jahr zu einem tendenziell abweichenden Ergebnis (Shawe et al. 2019).

Für den Roux-en-Y-Magenbypass ist die Datenlage ohnehin eher dünn, sodass es uns nicht sinnvoll erscheint, sich in einer medizinisch und biografisch so wichtigen Frage darauf zu verlassen und wir unseren Patientinnen – auch nach Schlauchmagenanlage – von einer oralen Kontrazeption abraten.

Aufgrund der noch ausgeprägteren Malabsorption wird bei Verfahren wie OAGB, SADI-S, BPD-DS auch in den Praxisleitlinien klar hiervon abgeraten (Ciangura et al. 2019). Einige wenige ältere Daten zur kontrazeptiven oralen Einnahme eines reinen Gestagen-Präparates zeigen eine reduzierte Absorption bei dem heute nicht mehr gebräuchlichen Verfahren eines Jejunoilealen Bypasses.

> **Resümee**
>
> - Patientinnen sollte nach bariatrischer Operation zu einer parenteral wirksamen LARC (long-acting reversible contraception) geraten werden.
> - Eine zuverlässige der Kontrazeption, auch im zukünftigen Langzeitverlauf nach der OP, und die frühzeitige Einbindung des/der Gynäkolog*in sind der beste Schutz vor einer ungewollten Schwangerschaft. Dies bedarf bereits im Vorfeld der Operation der klaren Kommunikation und Aufklärung der Patientinnen.
> - Insbesondere sollte der signifikante Vorteil einer Kontrazeption – mindestens im ersten postoperativen Jahr, dem Zeitraum des stärksten Gewichtsverlustes – thematisiert werden und klar dargestellt werden, dass anderweitig die Gewichtsreduktion stagnieren oder es sogar zu einer Gewichts-Wiederzunahme kommen kann.

Literatur

Balen AH, Rutherford AJ (2007) Managing anovulatory infertility and polycystic ovary syndrome. BMJ 335(7621):663–666. https://doi.org/10.1136/bmj.39335.462303.80

Silvestris E, de Pergola G, Rosania R, Loverro G (2018) Obesity as disruptor of the female fertility. Reprod Biol Endocrinol 16(1):22

Sermondade N, Huberlant S, Bourhis-Lefebvre V, Arbo E, Gallot V, Colombani M, Fréour T (2019) Female obesity is negatively associated with live birth rate following IVF: a systematic review and meta-analysis. Hum Reprod Update 25(4):439–451

Paasch U, Grunewald S, Kratzsch J, Glander HJ (2010) Obesity and age affect male fertility potential. Fertil Steril 94(7):2898–2901

Fillo J, Levcikova M, Ondrusova M, Breza J, Labas P (2017) Importance of different grades of abdominal obesity on testosterone level, erectile dysfunction, and clinical coincidence. Am J Mens Health 11(2):240–245

Best D, Avenell A, Bhattacharya S (2017) How effective are weight-loss interventions for improving fertility in women and men who are overweight or obese? a systematic review and meta-analysis of the evidence. Hum Reprod Update 23(6):681–705

Moxthe LC, Sauls R, Ruiz M, Stern M, Gonzalvo J, Gray HL (2020) Effects of bariatric surgeries on male and female fertility: a systematic review. J Reprod Infertil 21(2):71–86

Shawe J, Ceulemans D, Akhter Z et al (2019) Pregnancy after bariatric surgery: consensus recommendations for periconception, antenatal and postnatal care. Obes Rev 20(11):1507–1522

Zeiss R, Schönfeldt-Lecuona C, Gahr M, Graf H (2020) Depressive disorder with panic attacks after replacement of an intrauterine device containing levonorgestrel: a case report. Front. Psychiatry 28(11). https://doi.org/10.3389/fpsyt.2020.561685

Gorenoi V, Schönermark MP, Hagen A (2007) Nutzen und Risiken hormonaler Kontrazeptiva bei Frauen. DIMDI, Köln

Ciangura C, Coupaye M, Deruelle P et al (2019) BARIA-MAT group clinical practice guidelines for childbearing female candidates for bariatric surgery, pregnancy, and post-partum management after bariatric surgery. Obes Surg 29(11):3722–3734

Schwangerschaft nach adipositaschirurgischer Operation

Ann-Cathrin Koschker

Die Mehrheit der adipositaschirurgischen Patient*innen ist weiblich und im fertilen Alter. So ist es nicht verwunderlich, dass Schwangerschaften von bariatrisch operierten Patientinnen ein zunehmend häufigeres Ereignis sind.

Tatsächlich ist die Datenlage zu der Thematik noch recht dürftig, insbesondere das postpartale Outcome der Mütter ist bislang wenig beleuchtet, auch die längerfristige somatische und kognitive Entwicklung der Kinder ist nicht hinreichend untersucht. Die derzeit existierenden Empfehlungen fußen zudem auf z. T. inkonsistenten Daten, so dass das Feld für zukünftige Forschung weit ist (Shawe 2019).

Je nach Leitlinie wird empfohlen, in den ersten 12 (bis sogar 24 Monaten) (Shawe 2019)) eine Schwangerschaft sicher zu verhüten, um vor Konzeption den maximalen Gewichtsverlust durch die OP zu ermöglichen und zu stabilisieren, einen eventuellen Makro-und Mikronährstoffmangel sowie Elektrolytstörungen zu verhindern (ACOG 2013).

▶ **Merksatz** Prinzipiell erscheint es also sinnvoll, für eine geplante Schwangerschaft, neben einem gewissen Mindestabstand zur OP, eine Gewichtsstabilisierung abzuwarten und eine adäquate Supplementierung sicherzustellen.

Bereits bei der Planung einer adipositaschirurgischen Operation sollte dies klar kommuniziert werden und so einer Frau im gebärfähigen Alter bewusst sein.

A.-C. Koschker (✉)
Endokrinologie und Diabetologie, Universitätsklinikum Würzburg, Würzburg, Deutschland
E-Mail: koschker_a@ukw.de

© Der/die Autor(en), exklusiv lizenziert durch Springer-Verlag GmbH, DE, ein Teil von Springer Nature 2022
C. Stier und S. Chiappetta (Hrsg.), *Interdisziplinäre Langzeitbehandlung der Adipositas- und Metabolischen Chirurgie*, https://doi.org/10.1007/978-3-662-63705-0_15

Tab. 15.1 Geburtshilfliches Outcome nach adipositaschirurgischer Operation. Die Kontrollgruppe wurde gematcht für den BMI, den die bariatrisch operierten Frauen vor ihrem Eingriff hatten (Johansson 2015)

Komplikation (in %)	Adipositas-chirurgische OP (n=596)	Kontrollen (n=2356)	Odds Ratio (OR)	p-Wert
GDM[a]	1,9	6,8	0,25 (0,12–0,47)	<0,001
Notwendigkeit Insulintherapie	0,7	3,6	0,17 (0,06–0,49)	<0,001
LGA[c]	8,6	22,4	0,33 (0,24–0,44)	<0,001
Makrosomie[b]	1,2	9,5	0,11 (0,05–0,24)	<0,001
SGA[d]	15,6	7,6	2,20 (1,64–2,95)	<0,001
Frühgeburt	10,0	7,5	1,28 (0,92–1,78)	0,15
Totgeburt	1,0	0,5	1,89 (0,59–6,05)	0,28
Neonataler Tod <28. Lebenstag	0,7	0,2	2,39 (0,57–15,14)	0,20
Kongenitale Fehlbildungen	2,4	3,4	0,72 (0,4–1,2)	0,27

[a]GDM Gestationsdiabetes mellitus; [b]Makrosomie: Geburtsgewicht >95. Perzentile; [c]LGA (Large for Gestational Age): Geburtsgewicht >90. Perzentile; [d]SGA (Small for Gestational Age): Geburtsgewicht <10. Perzentile

Typische adipositas-assoziierte Komplikationen wie Gestationsdiabetes, Präaklampsie, Makrosomie scheinen seltener nach adipositaschirurgischer Operation aufzutreten, andere Probleme allerdings häufiger (Tab. 15.1).

Studien, die früher eingetretene Schwangerschaften untersuchten, fanden v. a. ein signifikant niedrigeres Geburtsgewicht, minimal erhöhte Frühgeburtlichkeit und etwas vermehrte Aufnahmen auf eine neonatologische Intensivstation (Parent et al. 2017).

Zum eng assoziierten Thema Kontrazeption und Fertilität, lesen Sie bitte Kap. 14.

15.1 Betreuung während der Schwangerschaft

Patientinnen werden im Verlauf einer Schwangerschaft engmaschig im entsprechenden Adipositaszentrum gesehen, um eventuelle Komplikationen – vor allem nutritive Mängel – frühzeitig zu detektieren.

▶ **Praxistipp** Die Supplementierung sollte bereits 3–6 Monate vor Eintritt einer Schwangerschaft geprüft und ggf. optimiert werden, insbesondere der Folsäurestatus aufgrund des Risikos von Neuralrohrdefekten im Mangel.

▶ **Merksatz** Ab Bekanntwerden der Schwangerschaft ist ein Vorstellungsintervall von 4 bis 6 Wochen empfehlenswert und üblich.

Dies bedeutet, dass sich adipositaschirurgisch operierte Frauen dessen bewusst sein müssen, dass die Betreuung vor, in und nach der Schwangerschaft eine andere ist als üblich, um sie sich im Falle der Planung oder des Eintritts einer Schwangerschaft umgehend im Zentrum melden sollen.

▶ **Merksatz** Ein Informationsblatt wurde als Teil der „Consensus recommendations for periconception, antenatal and postnatal care" im Zusammenhang mit Schwangerschaften nach bariatrischer Chirurgie von der beteiligten Expertenkommission veröffentlicht unter der Überschrift „Recommendations for healthy pregnancies after bariatric surgery" (Shawe 2019).

Wir erachten eine enge Kooperation mit dem/der behandelnden Gynäkolog*in als sehr hilfreich und unbedingt notwendig, zumal trotz steigender Zahlen betroffener Patientinnen, der/die einzelne Gynäkolog*in allenfalls wenig Erfahrung in der Betreuung operierter Schwangerer hat.
Insbesondere Ergebnisse der Ultraschalluntersuchungen sollten kommuniziert werden.

▶ **Praxistipp** An unserem Zentrum (Universitätsklinikum Würzburg, Medizinische Klinik und Poliklinik I, Abteilung für Endokrinologie) haben wir ebenfalls eine Informationsschrift für die behandelnden Frauenärzt*innen abgefasst, die jede Schwangere erhält. Hier wird auf die Besonderheiten adipositaschirurgisch operierter Frauen eingegangen (nutritive Mängel, Gestationsdiabetes, Gewichtsverlauf in der Schwangerschaft, Entbindung, Stillen, sonographische Kontrollen) und der Kontakt bei Auffälligkeiten erbeten.

15.2 Ernährung

Eine ausgewogene Kost basierend auf natürlichen Eiweißquellen, Gemüse, Obst und langkettigen Kohlenhydraten wird als Basis für die Ernährung in der Schwangerschaft nach adipositaschirurgischer Operation empfohlen, auch wenn die konkrete Datenlage eher dünn ist. Von einer Mindestzufuhr von 60 g Eiweiß täglich bis zu gewichtsabhängigen Angaben gibt es verschiedene Empfehlungen. Mehrere kleine Mahlzeiten sind wahrscheinlich verträglicher und können die Wahrscheinlichkeit von Dumpings reduzieren (Gimenes 2018; Shawe 2019).

▶ **Praxistipp** Patientinnen mit Magenband stellen eine Besonderheit dar. Das anpassbare Magenband sollte am besten bereits mit Bekanntwerden der Schwangerschaft entblockt (Entfernung des gesamten Kochsalz-Depots über den subkutan liegenden Port) werden.

Bandbedingtes Erbrechen – eine typische Komplikation nach Magenband-Implantation – sollte sicher von einer Emesis gravidarum differenziert werden können (Koter et al. 2013); ein hieraus möglicher resultierender Thiaminmangel mit in die Überlegungen einbezogen werden.

Eine Entblockung 3 Monate vor der Entbindung ist, zur Vermeidung eines Slippage (Verrutschen des Bandes mit möglicher Magenkompression und -minderdurchblutung) durch das Pressen unter der Geburt, ohnehin obligat.

15.3 Empfehlung zur täglichen Supplementierung vor und während einer Schwangerschaft

15.3.1 Folsäure

Die Supplementierungs-Empfehlungen unterscheiden sich nur bezüglich des Folat von den allgemeinen Empfehlungen. (Siehe Kap. 7 Supplementierung).

▶ **Praxistipp**
Folsäure 400 µg täglich, vor und während einer Schwangerschaft, 4–5 mg bei adipösen oder an Diabetes erkrankten Patientinnen.
  In den deutschen Leitlinien wird für potentiell fertile Frauen eine Dosierung von 800–1000 µg empfohlen, die wir auch als Untergrenze einhalten.

Vitamin A
Eine große Kohortenstudie sieht bei Supplementierung mit mehr als 10 000 IE (3000 µg) Vitamin A täglich ein deutlich gesteigertes Risiko für fetale Fehlbildungen, insbesondere im Bereich der Neuralleiste (Kenneth 1995).

Hier scheint vor allem in den ersten 60 Tagen nach Konzeption das Risiko bei gesteigerter Supplementierung erhöht.

Hieraus schließt sich, dass Frauen im gebärfähigen Alter kein kritisch hoch dosiertes Vitamin A zuführen sollten, um in dieser vulnerablen Phase und im Falle einer ungeplanten Schwangerschaft keine potentiell teratogenen Dosen einzunehmen.

▶ **Praxistipp**
Hier ist insbesondere präformiertes Vitamin A (synthetisch oder aus tierischen Quellen) problematisch, während Provitamin A aus pflanzlichen Lebensmitteln (hauptsächlich als beta-Carotin) eher unbedenklich erscheint.
  Vitamin A sollte daher in Form von ß-Carotin supplementiert werden.

Andere Studien aus den 90er Jahren fanden z. T. keinen schädigenden Effekt von Vitamin A Supplementen, oder erst bei sehr viel höheren Dosen als die zitierte Arbeit zeigten (Food Standard Agency 2013) – aufgrund der Schwere der möglicherweise assoziierten Fehlbildungen und der Tatsache, dass Vitamin A auch im Tierversuch terotogene Wirkung hat, sollte die Supplementierung vorsichtig angegangen werden.

▶ **Merksatz**
Unterschiedliche biologische Aktivität und Absorption der verschiedenen Formen von Vitamin A werden im „Retinoläquivalent" (RE oder RAE) widergegeben: 1 µg RE = 1 µg Retinol = 1,78 µg Retinylpalmitat = 6 µg ß-Carotin = 12 µg andere Carotinoide mit Provitamin A Aktivität = 3,33 IE Vitamin A Aktivität aus Retinol.
Ein Mangel kann Nachtblindheit der werdenden Mutter verursachen. Auch sind mikrophthalmische Fehlbildungen bei Feten mit Vitamin A Mangel beschrieben.
(Siehe auch Kap. 7 und 8).

Jod
Es sollte – auch wenn es keine speziellen Vorgaben für die Supplementierung mit Jod für bariatrisch operierte Patienten gibt – darauf geachtet werden, dass Patientinnen präkonzeptionell und in Schwangerschaft und Stillzeit ausreichend Jod einnehmen (150 µg tgl. über ein Supplement in der Schwangerschaft und Stillzeit) oder aber nicht unkontrolliert hohe Dosierungen (z. B. reguläres Multivitamin 2 × tgl. plus wohlgemeintes Schwangerschaftsvitamin).

Häufige Mikronährstoffmängel in der Schwangerschaft
Neben der Tatsache, dass Mikronährstoffmängel der Mutter Komplikationen hervorrufen können wie in Kap. 8 nachzulesen, betrifft in der Schwangerschaft eine Mangelversorgung auch das Kind:
Folsäure: insbesondere ein Defizit vor der Schwangerschaft erhöht das Risiko eines Neuralrohrdefekts.
Vitamin B12: Störung der neurologischen Entwicklung des Kindes.
Vitamin A: Mikrophthalmus
Vitamin K1: intrakranielle Blutung des Kindes (besonders bei BPD-Patientinnen beschrieben).
Weitere häufige Defizite in der Schwangerschaft sind Vitamin D Mangel und ein Eisenmangel.

Laborkontrollen
Bereits oben erwähnte Konsensusempfehlungen (Shawe 2019) machen absolute Minimalvorgaben für Frequenz und Spektrum der Laborkontrollen, die zumindest einmal im Trimenon erfolgen sollten, insbesondere bei Auffälligkeiten erfolgt jedoch häufig eine Laborkontrolle bei jeder Vorstellung der Patientin. (Tab. 15.2)

Tab. 15.2 Laborparameter, die bei geplanter Schwangerschaft bereits vor der Konzeption bestimmt werden sollten

Blutbild (BB)	Kleines BB	
Serum	Elektrolyte	
	Leber-und Nierenwerte	
Gerinnung	INR, PTT	Zum Ausschluss eines vorliegenden Vitamin-K Mangels
Metabolik	HbA1c	Zumindest bei Anamnese für einen Diabetes, der post-OP remittiert ist, oder persistierenden Risikofaktoren für einen GDM, denn ein präexistenter Diabetes sollte vor Konzeption kontrolliert sein
	Nüchtern-Glukose	
	Parathormon intakt	Zum Ausschluss eines sekundären Hyperparathyreoidismus
Eiweiß	Albumin	
Eisenstoffwechsel	Ferritin, Transferrinsättigung	Zum Ausschluss eines vorliegenden Eisenmangels
Vitamine fettlöslich	25-(OH)-D3, A; E	Zum Ausschluss eines vorliegenden Vitamin-Mangels
Vitamine wasserlöslich	B1, B12, Folat	Zum Ausschluss eines vorliegenden Vitamin-Mangels
Mineralstoffe	Calcium, Phosphat, Magnesium	
Spurenelement	Zink, Kupfer, Selen	

Selbige Laborparameter stehen auch in der Schwangerschaft zur Kontrolle an.

Für Zink, Kupfer, Selen und Vitamin E gibt es eine Empfehlung der Kontrolle im ersten Trimenon, auch wenn die Evidenz bislang schwach ist (Shawe 2019).

Eine Kontrolle der INR und PTT wird zudem empfohlen, um einen evtl. Vitamin K Mangel der Mutter zu detektieren und durch Substitution das Risiko einer intrakraniellen Blutung des Kindes zu reduzieren.

Ziel ist, die entsprechenden Parameter durch Anpassung der Supplementierung innerhalb des Normbereichs zu halten, wobei es ein Problem darstellt, dass für zahlreiche Parameter keine schwangerschaftsspezifischen Normbereiche für die jeweiligen Assays verfügbar sein dürften.

Vitamin B12 sollte >400–500 pg/mL liegen, um sicher eine ausreichende Versorgung mit dem aktiven Metaboliten zu gewährleisten. Auch ein niedrig normaler Folsäurespiegel entspricht potentiell einer Unterversorgung, so dass der Spiegel in der oberen Normbereichshälfte liegen sollte (s. differenzierte Viamin B12 Abklärung, Kap. 8).

25-OH-Vitamin D sollte im optimalen Bereich >30 µg/L liegen bei normalem Parathormon. Deutlich überhöhte Vitamin D Spiegel sollen allerdings vermieden werden.

15.4 Diagnostik Gestationsdiabetes mellitus (GDM)

▶ **Wichtiger Merksatz und Praxistipp**
Nach operativen Verfahren, die die Resorption beeinflussen, ist eine GDM-Diagnostik über einen oralen Glukosetoleranztest (oGGT) nicht möglich.

Zum einen besteht ein substantielles Risiko für ein Dumpingphänom, zum anderen sind die Grenzwerte des oGTT zur GDM-Diagnose für die veränderte Anatomie nicht validiert.

Es wird daher zum Ausschluss einer behandlungsbedürftigen Hyperglykämie ein Monitoring von Nüchtern- und 1 h postprandialen Blutzuckerwerten (2-h-Werte sind nicht aussagefähig) durch Blutzuckertagesprofile für 2 Wochen unter normalen Ernährungsbedingungen empfohlen, zum Beispiel in der 12., 24. und 32. SSW. Dieses Vorgehen wird so in den aktuellen GDM-Leitlinien der Deutschen Diabetes Gesellschaft (DDG) vorgeschlagen. Eine mögliche, aber kostenintensivere Alternative stellt das Kontinuierliche Glukose Monitoring (CGM) dar.

Bei einer Zielwert-Überschreitung sollte eine entsprechende diabetologische Betreuung erfolgen.

▶ **Praxistipp**
Als Zielwerte des Monitorings sind üblicherweise die Vorgaben analog dem GDM akzeptiert:
  Nüchtern: < 95 mg/dL
  1 Stunde postprandial: < 140 mg/dL
  bei erhöhtem Abdominalumfang des Kindes oder einem Polyhydramnion gelten strengere Grenzwerte
  Nüchtern: <85 mg/dL
  1 Stunde postprandial: <120 mg/dL

Für dieses Vorgehen gibt es bisher keine Studien. (Schäfer-Graf et al. 2020)

15.5 Sonographie

Auch wenn es keine offiziellen Empfehlungen der deutschen Leitlinien gibt für zusätzliche sonographische Untersuchungen in der Schwangerschaft bei diesen Patientinnen, so ist doch das vermehrte Auftreten von SGA-Kindern nach metabolisch-adipositaschirurgischer Operation konsistent beschrieben.

Zudem stellt mütterliche Adipositas einen Risikofaktor für kindliche Fehlbildungen dar. Ob die adipositaschirurgische OP an sich ein zusätzliches Fehlbildungsrisiko bedingt, ist nicht großangelegt untersucht.

An unserem Zentrum empfehlen wir daher, Sonographie-Intervalle an den Empfehlungen für Frauen mit GDM (S3-Leitlinie Gestationsdiabetes mellitus 2018) zu orientieren.

▶ **Praxistipp**
Zentrums-Empfehlung zur Sonographie
 Ca. 20. SSW: Sonographische Feindiagnostik
 Letzes Trimenon: Biometrie alle 3 Wochen

Dies deckt sich gut mit den Empfehlungen der bereits mehrfach zitierten Konsensusempfehlungen, die ab Lebensfähigkeit des Feten 4-wöchentliche Kontrollintervalle ebenso wie die Feindiagnostik um die 20. SSW empfehlen (Shawe 2019).

15.6 Gewichtszunahme in der Schwangerschaft (Tab. 15.3)

▶ **Praxistipp** Es wird empfohlen, dass auch Frauen mit einer Schwangerschaft nach adipositaschirurgischer Operation in dem Ausmaß Gewicht zunehmen wie es für Frauen ohne OP empfohlen ist.

Eine Untersuchung (Stentebjerg 2017) legt nahe, dass:

- das Risiko für SGA-Kinder bei zu geringer Gewichtszunahme erhöht ist,
- bei übermäßiger Zunahme in der Schwangerschaft das Risiko für einen niedrigen Apgar-Index 1 min nach Geburt oder eine Präeklampsie steigt

15.7 Entbindung

Sprechen keine obstetrischen Gründe dagegen, ist eine vaginale Entbindung prinzipiell ebenso vorzuziehen wie bei Frauen ohne vorangehende adipositaschirurgische Operation.

Die Wahl der Entbindungsklinik sollte deren Vorerfahrung mit adipositaschirurgisch operierten Schwangeren mit einbeziehen, optimalerweise sollte eine diesbezüglich versierte chirurgische Abteilung für Rückfragen bei Problemen vor Ort sein.

Tab. 15.3 Empfohlene Gewichtszunahme in der Schwangerschaft nach IOM (Institute of Medicine, (7))

Präkonzeptioneller BMI (kg/m^2)	Empfohlene Gewichtszunahme im Laufe der Schwangerschaft (Kg)
<18,5	12,5–18
18,5–24,9	11,5–16
25–29,9	7–11,5
≥30	5–9

15.8 Postpartalperiode, Stillen

Frauen nach adipositaschirurgischer Operation wird genauso zum Stillen ihres Kindes geraten wie Frauen ohne OP.

▶ **Merksatz**
Untersuchungen deuten darauf hin (Gimenes 2018):
dass gestillte Kinder adipositas-chirurgisch operierter Frauen im Alter von 6 Monaten weniger Fettmasse und eine niedrigere Plasmaglukose haben als nicht gestillte.
Stillen könnte daher mit zur Adipositasprophylaxe für das Kind beitragen.

Kinder (ehemals) schwer adipöser Frauen, die ein erhöhtes Risiko haben, selbst eine Adipositas zu entwickeln, sollten hiervon ebenso profitieren wie die Mütter, die das Stillen dabei unterstützt, ihr präkonzeptionelles Gewicht wiederzuerlangen.

Wichtig ist, dass die Patientin in der Lage ist, genügend Nahrung aufzunehmen und ausreichend supplementiert, sodass das gestillte Kind keinen z. B. Vitamin B 12 Mangel entwickelt.

Um dies zu kontrollieren, sollten auch stillende Frauen weiterhin in engeren Intervallen als üblich gesehen werden, auch wenn es hier noch weniger Daten gibt als für Schwangere. Wir sehen diese Patientinnen beispielsweise alle 3 Monate.

Da bei Menschen mit Adipositas eine höhere Rate an Depressionen beschrieben ist, Patienten nach adipositaschirurgischer Operation mehr Angsterkrankungen und Substanzabusus aufweisen als die Normalbevölkerung und auch für Frauen mit GDM eine erhöhte Prävalenz der Wochenbettdepression bekannt ist, sollte nicht nur in der Schwangerschaft, sondern auch postpartal ein Augenmerk auf die psychische Verfassung der bariatrisch operierten Mütter gelegt werden.

Gerade unter diesem Aspekt sollten auch Mütter, die nicht stillen, sich spätestens 3 Monate postpartal im Zentrum vorstellen.

15.9 Komplikationen

Naheliegend und bereits weiter oben beschrieben ist das vermehrte Auftreten von SGA-Kindern und ein Risiko für Fehlbildungen des Kindes bei unzureichender Supplementierung.

Mögliche sonstige Komplikationen sollen hier kurz beschrieben werden:

▶ **Hyperemesis gravidarum**
Selbstverständlich können ebenso adipositaschirurgisch operierte Frauen an vermehrter Übelkeit und starkem Erbrechen in der (Früh-)schwangerschaft leiden.

Hier sollte stets bei diesen Patientinnen berücksichtigt werden, dass das Risiko für einen akuten Vitamin B1 Mangel besteht, zum anderen viele Patientinnen schon ohne Schwangerschaft Mühe haben, ausreichend Flüssigkeit zuzuführen.

▶ **Merksatz und Praxistipp** Insbesondere ein akuter Mangel an Vitamin B1 stellt eine Indikation für eine notfallmäßige stationäre Aufnahme und i. v. Substitution dar (s. auch Kap. 8).

Dumping

Unter Umständen kann sich ein Spätdumping, das durch eine erhöhte Insulinsensitivität gekennzeichnet ist, insbesondere im ersten Trimenon verstärken.

Innere Hernie

Für die genaue Pathophysiologie der inneren Hernie bei Patient*innen mit Roux-en-Y-Magenbypass: siehe Kap. 9.

▶ **Merksatz**

Bei Schwangeren, die unter neuen stärkeren abdominellen Schmerzen leiden, evtl. begleitet von Übelkeit/Erbrechen, ist eine ergänzende rasche Vorstellung im chirurgischen Adipositaszentrum unbedingt indiziert, um diese (oder auch andere) operationsassoziierte Komplikation auszuschließen.

Eine zu spät erkannte innere Hernie gefährdet Gesundheit und Leben von Mutter und Kind!

Schwangere ebenso wie behandelnde Gynäkolog*innen müssen sich dieser potentiellen Komplikation bewusst sein.

▶ **Slippage Magenband**

Das Magenband (AGB) wird heute nur noch selten in Deutschland implantiert. Vielen Patienten, die ursprünglich mit einem Magenband versorgt waren, wurde ihr AGB mittlerweile explantiert und sie wurden mit einem anderen Verfahren versorgt.

Patientinnen mit AGB sind in der Schwangerschaft häufiger als sonst von einer Dislokation (Slippage) des Bandes aufgrund veränderter abdomineller Druckverhältnisse und ggf. Erbrechen betroffen. Symptome eines Slippage sind u. U. eine akute Dysphagie bis hin zur völligen Unmöglichkeit, Flüssigkeit oder Nahrung aufzunehmen.

Patientinnen sollten hierüber informiert sein, nochmals zur Nachsorge vorstellen, das Magenband entblockt und regelmäßig kontrolliert werden.

Die Datenlage hierzu ist allerdings fast nicht existent.

> **Resümee**
>
> - Schwangerschaften von Frauen nach adipositaschirurgischer Operation sollten unter Einschluss des Adipositaszentrum obligat interdisziplinär behandelt werden. Ein reger Informationsaustausch und die interdisziplinäre Zusammenarbeit sind absolut wünschenswert.
> - Ein oGGT ist bei Patientinnen nach adipositaschirurgischer Operation zum Ausschluss eines GDM komplikationsträchtig und risikoreich und darf nicht durchgeführt werden, alternativ können Blutzuckertagesprofile angefertigt werden.
> - Bei unklaren abdominellen Beschwerden sollte unverzüglich das behandelnde Adipositaszentrum hinzugezogen werden.

Literatur

ACOG (2013) Committee opinion No. 549: obesity in pregnancy. Obstet Gynecol 121(1):213-217

Food Standards Agency (2003) Safer upper limits for vitamins and minerals. Expert group on vitamins and minerals.

Gimenes JC, Nicoletti CF, de Souza, et al (2018) Nutritional status of children from women with previously bariatric surgery. Obes Surg 28(4):990–995

Johansson K, Cnattingius S, Näslund I et al (2015) Outcomes of pregnancy after bariatric surgery. N Engl J Med 372:814–824

Kenneth J, Rothman PH, Lynn L et al (1995) Teratogenicity of high vitamin A intake. N Engl J Med 333:1369–1373

Koter SH et al (2013) Emesis gravidarum bei Magenbandpatientin. Eine verhängnisvolle Fehldiagnose. Gynäkologe 46:418–422

Parent B, Martopullo I, Weiss NS et al (2017) Bariatric surgery in women of childbearing age, timing between an operation and birth, and associated perinatal complications. JAMA Surg 152(2):1–8

S3-Leitlinie Gestationsdiabetes mellitus (GDM) (2018) Diagnostik, Therapie und Nachsorge 2. Auflage 2018 AWMF-Registernummer: 057–008

Schäfer-Graf U et al (2020) Gestationsdiabetes mellitus (GDM). Diabetologie 15(Suppl 1):S101–S111

Shawe J, Ceulemans D, Akhter Z et al (2019) Pregnancy after bariatric surgery: consensus recommendations for periconception, antenatal and postnatal care. Obes Rev 20(11):1507–1522

Stentebjerg LL, Andersen LLT, Renault K et al (2017) Pregnancy and perinatal outcomes according to surgery to conception interval and gestational weight gain in women with previous gastric bypass. J Matern Fetal Neonatal Med 30(10):1182–1188

16 Medikamentenresorption/Postoperative Anpassung der Dauermedikation

Sonja Chiappetta

▶ **Praxistipp** Die Veränderung der gastrointestinalen Anatomie nach adipositaschirurgischen Eingriffen kann zu einer veränderten Medikamentenresorption führen. Dies ist vor allem bei der primären Indikationsstellung und bei der Auswahl des Operationsverfahrens zu berücksichtigen.

Die Reduktion des Magenvolumens (Magensäure) und die Umgehung des Duodenums und proximalen Dünndarms vermindert die Resorptionsfläche und kann die orale Bioverfügbarkeit der einzelnen Medikamente ändern.

Nach Schlauchmagenoperation kann ein veränderter pH-Wert im Magen zu einer veränderten Auflösung eines Medikamentes führen und die beschleunigte Magenentleerung kann die Medikamentenaufnahme limitieren (Sioka et al. 2018).

Bypassverfahren reduzieren die Resorptionsfläche im Dünndarm. Das Umgehen des proximalen Dünndarms geht mit einer Umgehung der metabolisierenden Enzyme (Cytochrome P450) einher und das Eintreffen in distalere Dünndarmabschnitte kann zu einer gesteigerten oralen Bioverfügbarkeit führen. Eine Veränderung der intestinalen Motilität kann zudem die Transitzeit eines Medikamentes verändern und somit eine veränderte orale Bioverfügbarkeit hervorrufen (Dirksen et al. 2013; Angeles et al. 2019).

▶ **Praxistipp** Das wichtigste Subgruppe der Cytochrome P450 im Kontext stellt das Isoenzym CYP3A dar, welches vor allem in der Leber, im Duodenum und proximalen Jejunum exprimiert wird. Die Hälfte aller auf dem Markt befindlichen Medikamente werden mittels CYP3A metabolisiert.

S. Chiappetta (✉)
Adipositas- und metabolische Chirurgie, Ospedale Evangelico Betania, Neapel, Italien

© Der/die Autor(en), exklusiv lizenziert durch Springer-Verlag GmbH, DE, ein Teil von Springer Nature 2022
C. Stier und S. Chiappetta (Hrsg.), *Interdisziplinäre Langzeitbehandlung der Adipositas- und Metabolischen Chirurgie*, https://doi.org/10.1007/978-3-662-63705-0_16

Zudem muss bedacht werden, dass schon präoperativ die Adipositas mit ihrer chronischen Inflammation und häufig bestehender NASH zu einer veränderten CYP Aktivität führt. Die postoperative Abnahme der chronischen Inflammation (Chiappetta et al. 2018) und die ausgeprägte Gewichtsabnahme führen aus diesem Grund zu einer veränderten Bioverfügbarkeit der präoperativ eingenommenen Medikamente (Angeles et al. 2019).

▶ **Merksatz** Das Ziel von Retardpräparaten ist das Aufrechterhalten eines stabileren Plasmaspiegels. Dies kann nach adipositaschirurgischen Eingriffen aufgrund des veränderten pH-Wert im Magen, der veränderten Magenentleerung, der reduzierten Resorptionsfläche und der veränderten intestinalen Motilität gerade bei Retardpräparaten nicht gewährleistet werden. Aus diesem Grund sollten Retardpräparate postoperativ nur limitiert eingesetzt werden.

16.1 Orale Kontrazeptiva

Adipositaschirurgie und die damit einhergehende Gewichtsabnahme führen zu einer gesteigerten Fertilität. Postoperative Malabsorption, Erbrechen und Diarrhö können die Wirksamkeit oraler Kontrazeptiva einschränken. Die Einnahme von oralen Kontrazeptiva ist postoperativ nicht sicher und aus diesem Grund sollte auf andere Verhütungsmethoden zurückgegriffen werden. Dies sollten Patientinnen schon vor dem adipositaschirurgischen Eingriff mit ihrem Gynäkologen besprechen. Siehe hierzu Kap. 14.

16.2 Antidepressiva

Trizyklische Antidepressiva und selektive Serotoninwiederaufnahmehemmer sind stark lipophile Medikamente und werden deshalb gut resorbiert. Nach Magenbypass-Operationen kann die Resorption von Antidepressiva jedoch variieren. In einer retrospektiven Studie mit 439 Patienten, welche einem Roux-Y Magenbypass unterzogen wurden, mussten postoperativ 23 % der Patienten die Dosierung der Antidepressiva erhöhen und 16 % der Patienten konnten die Dosierung reduzieren oder sogar absetzen. Insgesamt nahmen 40 % der Patienten postoperativ das gleiche Antidepressiva ein und bei 18 % wurde die Medikation verändert (Cunningham et al. 2012).

Eine andere Arbeitsgruppe absolvierte pharmakokinetische Studien für Serotoninwiederaufnahmehemmer (Venlafaxin, Citalopram, Escitalopram, Sertralin, Duloxetin) prä- und postoperativ nach RYGB. Ein Monat postoperativ zeigte sich eine verminderte area under curve (AUC), 6 Monate postoperativ war sie wieder am Ausgangspunkt oder sogar erhöht (Hamad et al. 2012).

Aus diesem Grund ist es fundamental die Dosierung der Antidepressiva streng zu kontrollieren und den Patienten in Bezug auf depressive Symptome oder verstärkte Nebenwirkungen engmaschig zu untersuchen. Initiale Bestimmungen der Serumspiegel und engmaschige neurologische/psychologische Kontrollen postoperativ sind obligat.

▶ **Praxistipp** Eine absolute Kontraindikation für einen Magenbypass aufgrund einer nicht vorhersehbaren veränderten Bioverfügbarkeit besteht aus unserer Sicht vor allem für Patienten mit multiplen Psychopharmaka. Bei diesen Patienten müssen auch nach Schlauchmagenoperation eine engmaschige Kontrolle und gegebenenfalls eine Dosisanpassung durch den behandelnden Psychiater erfolgen.

16.3 Antikoagulation

Patienten unter oraler Antikoagulation stellten in der Vergangenheit eine Kontraindikation für ein Magenbypassverfahren dar, da das Risiko einer Blutung aus dem Restmagen erhöht zu sein schien. Heutzutage stellt die Einnahme keine Kontraindikation mehr dar – wichtig ist eine adäquate Benefit-Risiko Abschätzung in Bezug auf das Operationsverfahren. Die Einnahme von Phenprocoumon (Marcumar) muss postoperativ engmaschig untersucht werden, da sowohl die Schlauchmagenoperation als auch der Magenbypass zu einer Dosisreduzierung von insgesamt 25 % führt. Eine regelmäßige INR Kontrolle muss erfolgen (Strong et al. 2018).

Die unterschiedlichen direkten oralen Antikoagulantien (DOAKs, NOAKs) sind zum Thema noch wenig untersucht und die Effektivität und Sicherheit von DOAKs/NOAKs nach gastrointestinalen Eingriffen wurde in den Phase II und III Studien nicht evaluiert. Die Resorption und Funktion der direkten oralen Antikoagulantien nach Magenbypass ist unklar und eine erhöhte Blutungsneigung muss in zukünftigen Studien noch ausgeschlossen werden (Hakeam und Al-Sanea 2017).

16.4 Antidiabetika, Statine und Antihypertensiva

Die Adipositas- und metabolische Chirurgie führt zu einer Besserung/Remission des metabolischen Syndroms (De Luca et al. 2016). Aus diesem Grund kommt es in der Regel direkt postoperativ durch die anatomischen Veränderungen, aber vor allem auch durch die Gewichtsabnahme im Langzeitverlauf zu einer Reduktion folgender Medikamentengruppen: Antidiabetika, Statine und Antihypertensiva (Yska, van der Linde et al. 2013). Mingrone und Schauer konnten in prospektiv randomisierten Studien aufzeigen, dass die Chirurgie der konservativen Therapie in der Behandlung des Diabetes mellitus Typ 2 weit überlegen ist (Mingrone et al. 2015; Schauer et al. 2017). Eine

Remission des Diabetes mellitus Typ 2 ist bei einer Krankheitsdauer von unter 5 Jahren zu erwarten. Postoperativ können Patienten häufig ihre Insulintherapie auf orale Antidiabetika umstellen. Orale Antidiabetika können meist abgesetzt werden. Die Einnahme von Metformin ist bei einer Kalorienaufnahme von unter 850 kcal/die (Flüssigphase) zur Prävention einer Laktatazidose ohnehin nicht indiziert.

▶ **Wichtig** Jeder Patient muss postoperativ in Bezug auf die Dosierung von Antidiabetika, Statine und Antihypertensiva kontrolliert werden. Eine Reduktion der Dosis ist bei fast jedem Patienten postoperativ zu erwarten. Engmaschige Kontrollen sind fundamental um iatrogene Hypotonien und Hypoglykämien zu vermeiden. Dies muss durch den Hausarzt erfolgen.

16.5 Nichtsteroidale Antirheumatika (NSAR) / Nonsteroidal anti-inflammatory drug (NSAID)

In diesem Kapitel möchten wir nochmal unterstreichen, dass nach einer Magenbypass-Operation, die Einnahme von NSARs nicht mehr möglich ist. Die Einnahme von NSARs erhöht signifikant das Risiko für eine postoperative Ulkusbildung an der Gastrojejunostomie. Weitere Risikofaktoren stellen Rauchen und Immunsuppressiva dar (Di Palma et al. 2020).

▶ **Praxistipp** Nach Magenbypassoperation soll zur Vermeidung einer Ulkusbildung an der Gastrojejunostomie Novalgin (Metamizol), Paracetamol und Tramadol als Analgetika eingesetzt werden.

Resümee

Eine Änderung der Bioverfügbarkeit der unterschiedlichen Medikamente kann postoperativ aufgrund des veränderten pH-Werts im Magen, der veränderten Magenentleerung, der reduzierten Resorptionsfläche und der veränderten intestinalen Motilität erfolgen. Wichtig sind aus diesem Grund die postoperative Kontrolle der Medikamente und die mögliche erforderliche Anpassung der Dosierung an die postoperativ veränderte Anatomie und die erfolgte Gewichtsabnahme. Retardpräparate ebenso wie orale Kontrazeptiva sollten postoperativ nicht angewendet werden. Patienten nach Magenbypass sollten die Einnahme von NSARs streng vermeiden. Eine Multimedikation mit Psychopharmaka stellt eine Kontraindikation für ein Bypassverfahren dar.

Literatur

Angeles PC, Robertsen I, Seeberg LT, Krogstad V, Skattebu J, Sandbu R, Asberg A, Hjelmesaeth J (2019) The influence of bariatric surgery on oral drug bioavailability in patients with obesity: a systematic review. Obes Rev 20(9):1299–1311

Chiappetta S, Schaack HM, Wolnerhannsen B, Stier C, Squillante S, Weiner RA (2018) The impact of obesity and metabolic surgery on chronic inflammation. Obes Surg 28(10):3028–3040

Cunningham JL, Merrell CC, Sarr M, Somers KJ, McAlpine D, Reese M, Stevens SR, Clark MM (2012) Investigation of antidepressant medication usage after bariatric surgery. Obes Surg 22(4):530–535

De Luca M, Angrisani L, Himpens J, Busetto L, Scopinaro N, Weiner R, Sartori A, Stier C, Lakdawala M, Bhasker AG, Buchwald H, Dixon J, Chiappetta S, Kolberg HC, Fruhbeck G, Sarwer DB, Suter M, Soricelli E, Bluher M, Vilallonga R, Sharma A, Shikora S (2016) Indications for surgery for obesity and weight-related diseases: position statements from the international federation for the surgery of obesity and metabolic disorders (IFSO). Obes Surg 26(8):1659–1696

Di Palma A, Liu B, Maeda A, Anvari M, Jackson T, Okrainec A (2020) Marginal ulceration following Roux-en-Y gastric bypass: risk factors for ulcer development, recurrence and need for revisional surgery. Surg Endosc 35(202105):2347–2353

Dirksen C, Damgaard M, Bojsen-Moller KN, Jorgensen NB, Kielgast U, Jacobsen SH, Naver LS, Worm D, Holst JJ, Madsbad S, Hansen DL, Madsen JL (2013) Fast pouch emptying, delayed small intestinal transit, and exaggerated gut hormone responses after Roux-en-Y gastric bypass. Neurogastroenterol Motil 25(4):346-e255

Hakeam HA, Al-Sanea N (2017) Effect of major gastrointestinal tract surgery on the absorption and efficacy of direct acting oral anticoagulants (DOACs). J Thromb Thrombolysis 43(3):343–351

Hamad GG, Helsel JC, Perel JM, Kozak GM, McShea MC, Hughes C, Confer AL, Sit DK, McCloskey CA, Wisner KL (2012) The effect of gastric bypass on the pharmacokinetics of serotonin reuptake inhibitors. Am J Psychiatry 169(3):256–263

Mingrone G, Panunzi S, De Gaetano A, Guidone C, Iaconelli A, Nanni G, Castagneto M, Bornstein S, Rubino F (2015) Bariatric-metabolic surgery versus conventional medical treatment in obese patients with type 2 diabetes: 5 year follow-up of an open-label, single-centre, randomised controlled trial. Lancet 386(9997):964–973

Schauer PR, Bhatt DL, Kashyap SR (2017) Bariatric Surgery or intensive medical therapy for diabetes after 5 years. N Engl J Med 376(20):1997

Sioka E, Tzovaras G, Perivoliotis K, Bakalis V, Zachari E, Magouliotis D, Tassiopoulou V, Potamianos S, Kapsoritakis A, Poultsidi A, Tepetes K, Chatzitheofilou C, Zacharoulis D (2018) Impact of laparoscopic sleeve gastrectomy on gastrointestinal motility. Gastroenterol Res Pract 2018:4135813

Strong AT, Sharma G, Nor Hanipah Z, Tu C, Brethauer SA, Schauer PR, Cetin D, Aminian A (2018) Adjustments to warfarin dosing after gastric bypass and sleeve gastrectomy. Surg Obes Relat Dis 14(5):700–706

Yska JP, van der Linde S, Tapper VV, Apers JA, Emous M, Totte ER, Wilffert B, van Roon EN (2013) Influence of bariatric surgery on the use and pharmacokinetics of some major drug classes. Obes Surg 23(6):819–825

Gewichtswiederzunahme

17

Sonja Chiappetta und Christine Stier

Eine kausale Therapie der chronischen Erkrankung Adipositas existiert nicht. Die einzige langfristig effektive und evidenzbasierte Therapie der Adipositas und ihrer Begleiterkrankungen ist die Adipositas- und metabolische Chirurgie. Sie unterstützt den Patienten in seiner Nahrungsumstellung, da sie zu einer Reduktion von Hunger und zu einer Steigerung der Sättigung führt. Da die Pathogenese der chronischen Erkrankung Adipositas multifaktoriell ist, spricht jeder Patient unterschiedlich auf die Operation an. Zudem hängt die Gewichtsabnahme von der Operationsmethode und der individuellen Genetik, Epigenetik (Ozanne 2015), dem Alter, vorliegender Komorbiditäten, dem individuellen Metabolismus (Fothergill et al. 2016), dem Ausgangsgewicht (Ochner et al. 2013) und der Compliance des Patienten ab.

▶ **Merksatz** In der aktuellen Literatur unterscheidet man nach einem adipositaschirurgischen Eingriff zwischen primary Responder („success"), primary Non-Responder („failure") und secondary Non-Responder („weight regain") in Bezug auf den Gewichtsverlauf.

Es bestehen jedoch noch viele unterschiedliche Definitionen und erschweren so den einheitlichen Vergleich des Outcome der primären adipositaschirurgischen Eingriffe (Bonouvrie et al. 2019).

S. Chiappetta (✉)
Adipositas- und metabolische Chirurgie, Ospedale Evangelico Betania, Neapel, Italien

C. Stier
Adipositas- und metabolische Chirurgie und Endoskopie, Sana Adipositaszentrum, Nordrhein Westphalen, Deutschland

© Der/die Autor(en), exklusiv lizenziert durch Springer-Verlag GmbH, DE, ein Teil von Springer Nature 2022
C. Stier und S. Chiappetta (Hrsg.), *Interdisziplinäre Langzeitbehandlung der Adipositas- und Metabolischen Chirurgie,* https://doi.org/10.1007/978-3-662-63705-0_17

Als primary Responder gelten vorwiegend Patienten mit einer Reduktion von ≥20 % des Gesamtgewichtes (Total Body Weight Loss – TWL). (Grover et al. 2019)

Der primary Non-Responder wird in der Regel noch definiert, als ein Übergewichtsverlust (Excess Weight Loss – EWL) von weniger als 50 % nach 18 Monaten (Mann et al. 2015).

Je nach angewendeter Definition zur Berechnung variiert die Zahl der secondary Non-Responder (Gewichtswiederzunahme) in der aktuellen Literatur. So wird diese nach Schlauchmagenoperation mit einer Prävalenz von 9–91 % beschrieben (Lauti et al. 2017). Eine extreme Spanne, welche aufzeigt wie schwierig die Definition des Outcome nach Adipositas- und metabolischer Chirurgie ist, und wie wichtig es zukünftig sein wird, eine einheitliche Definition mit Einbeziehung der Lebensqualität und Besserung der Komorbiditäten zu finden.

17.1 Physiologische Gewichtswiederzunahme

Die stärkste Gewichtsabnahme erfolgt in den ersten sechs Monaten postoperativ. Nach 18 Monaten stabilisiert sich das Gewicht. Nach Erreichen des Nadir Gewichts, ist eine Gewichtszunahme von ca. 10 kg physiologisch, da der Energieumsatz im ersten Jahr nach adipositaschirurgischem Eingriff ebenso absinkt, wie nach konservativer Diät (Lamarca et al. 2019). Dies erklärt auch, warum eine erneute Intervention mit dem Ziel der Gewichtsreduktion nicht mehr ebenso effektiv verlaufen kann wie die initiale Intervention.

Bei einer weiter steigenden Gewichtszunahme ist es essentiell, eine anatomische Veränderung des Primäreingriffs als mögliche Ursache mittels Gastroskopie, Röntgen Gastrographin- Schluckuntersuchung und virtueller 3D-Computertomographie – der einzigen diagnostischen Möglichkeit zur Volumetrie des Magens – auszuschließen (Stier 2020).

▶ **Wichtig** Eine Gewichtswiederzunahme von bis zu 10 kg ist im Verlauf als physiologisch anzusehen.

17.2 Konservative Therapie der Gewichtswiederzunahme

Regelmäßige Follow-Up Visiten mit Kontrolle des Gewichtes und der Dokumentation des Status von Komorbiditäten sind essentiell. Kommt es im Verlauf zu einer Gewichtswiederzunahme ist eine frühzeitige Intervention mittels multimodalen Konzepts grundlegend. Regelmäßige Konsultationen von Ernährungsfachkräften und falls erforderlich psychologischer Support sind essentiell, um notwendige Korrekturen des Essverhaltens oder neu aufgetretene adipogene Verhaltensweisen frühzeitig zu detektieren.

Ein schleichender Verlust der Restriktion mit Wiederzunahme des Magenvolumens (Dilatation-vor allem bei der SG; Abb. 17.1) führt oft zu einer sukzessiven Reduktion des

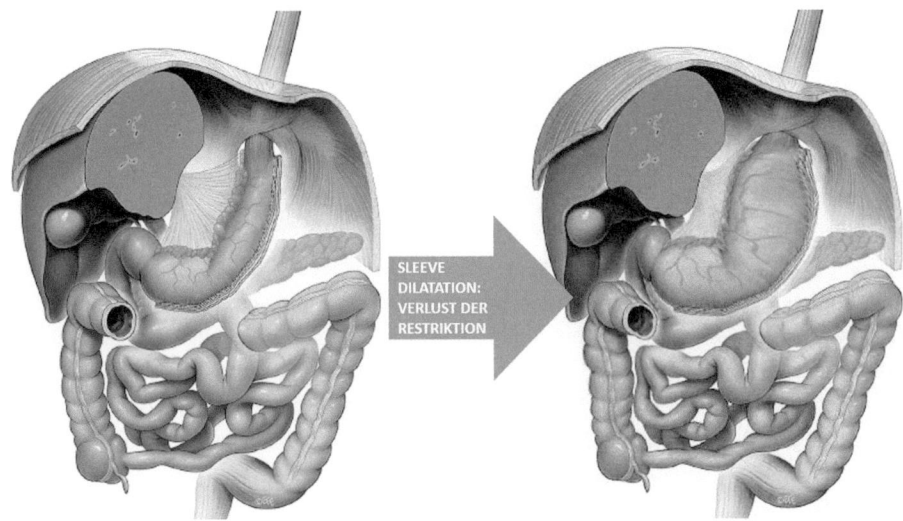

Abb. 17.1 Verlust der Restriktion mit schrittweisem Verlust des Sättigungsgefühls und erneut gesteigertem Hungergefühl führt zu vermehrter Kalorienaufnahme und so zur Gewichtswiederzunahme

Sättigungsgefühls und ein wieder steigendes Hungergefühl und damit zu einer wieder vermehrten Nahrungsaufnahme.

Der Gebrauch von anorektisch wirkenden Medikamenten (Weight Loss Medication) kann hilfreich sein, um primary und secondary Non-Responders zu therapieren (Stanford et al. 2017). Der Einsatz von GLP-1 Agonisten, wie z. B. Liraglutid wird in der Literatur beschrieben (Pajecki et al. 2013; Horber und Steffen 2021) und ist auch aus unserer Erfahrung in der klinischen Praxis empfehlenswert. Vor allem bei bestehendem Diabetes mellitus Typ 2 ist der Einsatz von Liraglutid vielversprechend (Gorgojo-Martinez et al. 2016; Hellstrom 2019).

▶ **Praxistipp** Der GLP-1 Agonist Liraglutid kann als erster Schritt bei primary- und secondary Non-Respondern zur erneuten Steigerung der Sättigung und einer Aktivierung des Metabolismus mit dem Ziel der weiteren Gewichtsabnahme erfolgreich eingesetzt werden.

17.3 Endoskopische Therapie der Gewichtswiederzunahme

Mit Zunahme der endoskopischen Primäreingriffe in der Adipositas- und metabolischen Chirurgie, steigt auch die Anwendung von endoluminalen Revisionen bei Gewichtszunahme.

▶ **Merksatz** Endoluminale (endoskopische) Revisionen sind zunächst weniger invasiv als eine chirurgische Revision und sollten aber aufgrund ihrer technischen Komplexität nur in spezialisierten adipositas-chirurgischen Zentren durchgeführt werden.

Der Einsatz des Endosleeve nach primärer Schlauchmagenoperation zur erneuten Reduktion des Magenvolumens und dadurch Steigerung der Sättigung wird in den ersten klinischen Arbeiten als erfolgsversprechend angesehen (Maselli et al. 2021). Die endoluminale Revision der Gastro-Jejunostomie nach RYGB führt durch die signifikante Einengung der Anastomose (Neo-Anastomose) mit Verlangsamung der Magenentleerung (Enhancement der Obstruktion mit Verlängerung der „Gastric accomodation") ebenfalls zu einer restaurierten Gewichtsabnahme, vor allem bei gleichzeitig bestehendem Dumping-Syndrom (Stier und Chiappetta 2016). Endoluminale Verfahren werden im Kap. 22 intensiv beschrieben.

17.4 Chirurgische Therapie der Gewichtswiederzunahme

Die Zahl der Revisionseingriffe ist weltweit verständlicherweise ansteigend, da die Adipositaschirurgie keine kausale Therapie der Adipositas darstellt (Ponce et al. 2015). Vor allem das Wiederauftreten (Relaps) von Komorbiditäten sollte die Indikation zur Revisionschirurgie untermauern. Die Entscheidung zum Revisionseingriff ist durch einen Spezialisten in der Adipositaschirurgie zu stellen und sollte nur nach erneuter multimodaler Abklärung erfolgen. Das Risiko von perioperativen Komplikationen ist bei Revisionseingriffen erhöht (Qiu et al. 2018) und sollte dem Gewinn an Lebensqualität gegenübergestellt werden. Bis dato existieren keine strukturierten Leitlinien in Bezug auf die Indikation einer Revisionschirurgie. Restriktive Verfahren können durch ein erneutes Enhancement der Restriktion revidiert werden (Wu et al. 2019), oder aber in malabsorptive Verfahren konvertiert werden (Chiappetta et al. 2019). Nach Magenbypassverfahren ist der Gebrauch von Bändern zur Steigerung der Restriktion oder eine Erweiterung der Malabsorption zu diskutieren (Tran et al. 2016). Wichtig ist, anatomische Komplikationen, die ursächlich für eine erneute Gewichtszunahme sein können, mittels adäquater Diagnostik zu detektieren.

▶ **Wichtig** Die Indikation zum Revisionseingriff sollte von einem Spezialisten in der Adipositaschirurgie gestellt werden. Das Risiko von perioperativen Komplikationen, sind bei Revisionseingriffen erhöht und sollten dem voraussichtlichen Gewinn an Lebensqualität gegenübergestellt werden.

Resümee

In der aktuellen Literatur unterscheidet man primary Responder („Success"), primary Non-Responder („Failure") und secondary Non-Responder („Weight Regain") in

Bezug auf den Gewichtsverlauf. Eine Gewichtswiederzunahme von bis zu 10 kg ist als physiologisch anzusehen. Bei weiter steigender Gewichtszunahme ist eine rechtzeitige Intervention mittels konservativer, pharmakologischer, endoskopischer und/oder chirurgischer Therapie grundlegend, da Adipositas eine chronische Erkrankung mit hohem Rezidivrisiko darstellt und die ihr zugrunde liegende neuroendokrine Dysfunktion persistiert. Der Ausschluss einer anatomischen Komplikation mittels Gastroskopie, Röntgen Gastrographin Schluckuntersuchung und virtueller CT Pouchographie sollte bei steigender Gewichtszunahme im spezialisierten Adipositaszentrum durchgeführt werden.

Literatur

Bonouvrie DS, Uittenbogaart M, Luijten A, van Dielen FMH, Leclercq WKG (2019) Lack of standard definitions of primary and secondary (non)responders after primary gastric bypass and gastric sleeve: a systematic review. Obes Surg 29(2):691–697

Chiappetta S, Stier C, Scheffel O, Squillante S, Weiner RA (2019) Mini/One anastomosis gastric bypass versus Roux-en-Y gastric bypass as a second step procedure after sleeve gastrectomy-a retrospective cohort study. Obes Surg 29(3):819–827

Christine Stier CP, Koschker A-C, Bokhari M, Stier R, Chiappetta S (2020) Computed tomography-3D-volumetry: a valuable adjunctive diagnostic tool after bariatric surgery. Miniinvasive Surg 2020(4):18

Fothergill E, Guo J, Howard L, Kerns JC, Knuth ND, Brychta R, Chen KY, Skarulis MC, Walter M, Walter PJ, Hall KD (2016) Persistent metabolic adaptation 6 years after "The Biggest Loser" competition. Obes (Silver Spring) 24(8):1612–1619

Gorgojo-Martinez JJ, Feo-Ortega G, Serrano-Moreno C (2016) Effectiveness and tolerability of liraglutide in patients with type 2 diabetes mellitus and obesity after bariatric surgery. Surg Obes Relat Dis 12(10):1856–1863

Grover BT, Morell MC, Kothari SN, Borgert AJ, Kallies KJ, Baker MT (2019) Defining weight loss after bariatric surgery: a call for standardization. Obes Surg 29(11):3493–3499

Hellstrom PM (2019) GLP-1 analogue liraglutide as adjunct treatment in diabetes type 2 after failed bariatric/metabolic surgery. Ann Transl Med 7(Suppl 6):S240

Horber FF, Steffen R (2021) Reversal of long-term weight regain after Roux-en-Y Gastric bypass using liraglutide or surgical revision. a prospective study. Obes Surg 31(1):93–100

Lamarca F, Melendez-Araújo MS, Porto de Toledo I, Dutra ES, de Carvalho KMB (2019) Relative energy expenditure decreases during the first year after bariatric surgery: a systematic review and meta-analysis. Obes Surg 29(8):2648–2659

Lauti M, Lemanu D, Zeng ISL, Su'a B, Hill AG, MacCormick AD (2017) Definition determines weight regain outcomes after sleeve gastrectomy. Surg Obes Relat Dis 13(7):1123–1129

Mann JP, Jakes AD, Hayden JD, Barth JH (2015) Systematic review of definitions of failure in revisional bariatric surgery. Obes Surg 25(3):571–574

Maselli DB, Alqahtani AR, Abu Dayyeh BK, Elahmedi M, Storm AC, Matar R, Nieto J, Teixeira A, Al Khatry M, Neto MG, Kumbhari V, Vargas EJ, Jaruvongvanich V, Mundi MS, Deshmukh A, Itani MI, Farha J, Chapman CG, Sharaiha R (2021) Revisional endoscopic sleeve gastroplasty of laparoscopic sleeve gastrectomy: an international, multicenter study. Gastrointest Endosc 93(1):122–130

Ochner CN, Jochner MC, Caruso EA, Teixeira J, Xavier Pi-Sunyer F (2013) Effect of preoperative body mass index on weight loss after obesity surgery. Surg Obes Relat Dis 9(3):423–427

Ozanne SE (2015) Epigenetic signatures of obesity. N Engl J Med 372(10):973–974

Pajecki D, Halpern A, Cercato C, Mancini M, de Cleva R, Santo MA (2013) Short-term use of liraglutide in the management of patients with weight regain after bariatric surgery. Rev Col Bras Cir 40(3):191–195

Ponce J, Nguyen NT, Hutter M, Sudan R, Morton JM (2015) American society for metabolic and bariatric surgery estimation of bariatric surgery procedures in the United States, 2011–2014. Surg Obes Relat Dis 11(6):1199–1200

Qiu J, Lundberg PW, Javier Birriel T, Claros L, Stoltzfus J, El Chaar M (2018) Revisional bariatric surgery for weight regain and refractory complications in a single MBSAQIP accredited center: what are we dealing with? Obes Surg 28(9):2789–2795

Stanford FC, Alfaris N, Gomez G, Ricks ET, Shukla AP, Corey KE, Pratt JS, Pomp A, Rubino F, Aronne LJ (2017) The utility of weight loss medications after bariatric surgery for weight regain or inadequate weight loss: a multi-center study. Surg Obes Relat Dis 13(3):491–500

Stier C, Chiappetta S (2016) Endoluminal revision (OverStitch (TM), Apollo Endosurgery) of the dilated gastroenterostomy in patients with late dumping syndrome after proximal Roux-en-Y gastric bypass. Obes Surg 26(8):1978–1984

Tran DD, Nwokeabia ID, Purnell S, Zafar SN, Ortega G, Hughes K, Fullum TM (2016) Revision of Roux-En-Y gastric bypass for weight regain: a systematic review of techniques and outcomes. Obes Surg 26(7):1627–1634

Wu C, Wang FG, Yan WM, Yan M, Song MM (2019) Clinical Outcomes of sleeve gastrectomy versus Roux-En-Y gastric bypass after failed adjustable gastric banding. Obes Surg 29(10):3252–3263

Malnutrition und extreme Gewichtsabnahme

Sonja Chiappetta

Die Malnutrition wird in der wissenschaftlichen Literatur als -protein energy malnutrition (PEM)- oder -protein calorie malnutriton (PCM)- beschrieben und setzt sich aus den Symptomen periphere Ödeme, Fatigue, Hypoalbuminämie (<2,5 g/dl), Anämie, Panzytopenie und extreme Gewichtsabnahme (excess weight loss (EWL)>100 %) zusammen.

Die Prävention der Malnutrition und vor allem die rechtzeitige konservative und eventuell chirurgische Intervention sind essentiell, um das Mortalitätsrisiko zu minimieren. Vor allem Patienten mit Bypassverfahren haben ein erhöhtes Risiko im Langzeitverlauf eine Malnutrition zu entwickeln.

18.1 Mangelerscheinungen präoperativ

Patienten mit Adipositas haben häufig Vitaminmangelerscheinungen. Ein Review der amerikanischen Fachgesellschaft (ASMBS) zeigt, dass viele Patienten schon vor dem adipositaschirurgischen Eingriff an einem Vitaminmangel leiden (Parrott, Frank et al. 2017). Tab. 18.1 fasst die Prävalenz der Mangelerscheinungen bei Patienten mit Adipositas vor einem adipositaschirurgischen Eingriff zusammen. Zu einem übereinstimmenden Ergebnis kam auch unsere eigene Arbeitsgruppe in einem Literatur Review (Stein, Stier et al. 2014).

Mit diesem Wissen ist verständlich, dass durch eine Nahrungsrestriktion und durch die ausgeprägte Gewichtsabnahme Mangelerscheinungen postoperativ zunehmen können. Vor allem Patienten mit malabsorptiven chirurgischen Verfahren haben durch die Malabsorption und Malassimilation ein erhöhtes Risiko eine Malnutrition zu entwickeln.

S. Chiappetta (✉)
Adipositas- und metabolische Chirurgie, Ospedale Evangelico Betania, Neapel, Italien

Tab. 18.1 Prävalenz des Vitaminmangels bei Patienten mit Adipositas vor einem adipositaschirurgischen Eingriff (analog (Parrott, Frank et al. 2017)).

Vitamin	Prävalenz des Vitaminmangels
Thiamin	29 %
Vitamin B12	2–18 % (bei Einnahme von Protonenpumpenhemmern 6–30 %)
Folsäure	54 %
Eisen	45 %
Zink	24–28 %
Vitamin D	90 %
Kupfer	70 %
Vitamine A, E, K	Vitamin A: 14 % Vitamin E: 2,2 % Vitamin K: 0 %

▶ **Wichtig** Patienten mit Adipositas leiden an Vitaminmangelerscheinungen und sollten schon vor einem adipositaschirurgischen Eingriffen bestehende Mängel durch Substitution ausgleichen.

18.2 Mangelerscheinungen postoperativ

Je nach adipositaschirurgischem Eingriff kann es postoperativ zu unterschiedlich starken Mangelerscheinungen kommen. Die restriktiven Eingriffe Magenband und Schlauchmagen haben eine niedrigere Inzidenz an Mangelerscheinungen als die Magenbypassverfahren (Lange und Konigsrainer 2019). Tab. 18.2 fasst die Prävalenz der Mangelerscheinungen bei Patienten nach einem adipositaschirurgischen Eingriff zusammen.

Tab. 18.2 Prävalenz des Vitaminmangels bei Patienten mit Adipositas nach einem adipositaschirurgischen Eingriff (analog (Parrott, Frank et al. 2017))

Vitamin	Prävalenz des Vitaminmangels postoperativ
Thiamin	1,49 %
Vitamin B12	4–20 % nach SG und < 20 % nach RYGB
Folsäure	65 %
Eisen	GB 14 %, SG < 18 %, RYGB 20–55 %, BPD 13–62 %, BPD-DS 8–50 %
Zink	GB 34 %, SG 19 %, RYGB 40 %, BPD-DS 70 %
Vitamin D	100 %
Kupfer	RYGB 10–20 %, BPD-DS 90 %
Vitamine A, E, K	Vitamin A: 70 % nach RYGB und BPD-DS

▶ **Wichtig** Eine lebenslange Substitution von Vitaminen, Mineralstoffen und Proteinen ist nach allen adipositaschirurgischen Eingriffen essentiell.

▶ **Praxistipp** Periphere Ödeme, Fatigue, Hypoalbuminämie (<2,5 g/dl), Anämie, Panzytopenie und extreme Gewichtsabnahme (excess weight loss > 100 %) sind typische klinische Zeichen einer PCM.

18.3 Malnutrition und extreme Gewichtsabnahme nach SG, RYGB und MGB/OAGB

Restriktive Eingriffe führen selten zu einer Malnutrition oder einerGewichtsabnahme mit einem kompletten Verlust des Übergewichts (EWL > 100 %).

Bypassverfahren (RYGB, distaler RYGB, MGB/OAGB, BPD, BPD/DS, BPD-Larrad) hingegen, haben ein höheres Risiko eine PCM zu entwickeln.

Faintuch et al. beschreibt eine Inzidenz des PCM von 4,7 % im Durchschnitt 18 Monate nach RYGB (Faintuch et al. 2004). Rutledge beschriebt in seinen ersten Arbeiten die extreme Gewichtsabnahme nach MGB mit einer Inzidenz von 0.6–1.3 % bei einer ausgeschalteten Schenkellänge von 180–200 cm (Rutledge 2001; Rutledge und Walsh 2005). Jammu et al. beschreiben eine Hypoalbuminämie bei 2 % der Patienten nach RYGB und 13 % der Patienten nach MGB/OAGB (biliopankreatischer Schenkel > 250 cm) (Jammu und Sharma 2016). Hingegen werden Mangelerscheinungen bei 21.4 % der Patienten nach MGB/OAGB mit einem biliopankreatischen Schenkel von 200 cm beschrieben (Robert et al. 2019). Aus diesem Grund soll der biliopankreatische Schenkel patientenadaptiert eine Länge von 150 cm bis 200 cm betragen (Chiappetta und Weiner 2018) und diese Länge nicht überschreiten, um die Langzeitkomplikation PCM zu minimieren (Ahuja et al. 2018). Das Risiko eines ausgeprägten PCM beträgt bei einem MGB/OAGB mit einem biliopankreatischen Schenkel von 150 cm null Prozent (Mahawar et al. 2018). Es besteht das Risiko des Leberversagens, vor allem bei einer Abweichung der Standardlängen nach RYGB und MGB/OAGB (Mahawar 2018). Die Länge des alimentären und biliopankreatischen Schenkels sollte nach RYGB insgesamt 100–200 cm betragen. Eine höhere Länge erhöht lediglich das Risiko der Malnutrition, steigert aber nicht die Gewichtsabnahme (Mahawar et al. 2016).

18.4 Intervention

Patienten mit den Symptomen periphere Ödeme, Fatigue, Hypoalbuminämie (<2,5 g/dl), Anämie, Panzytopenie und extreme Gewichtsabnahme (excess weight loss > 100 %) sollten stationär aufgenommen werden, um eine supportive parenterale/enterale Substitution einleiten zu können. Hierbei muss das Refeeding nach den NICE Guidelines erfolgen, um das Risiko des Refeeding- Syndroms zu minimieren (siehe Kap. 21: Seltenere Beschwerden).

Bei ausgeprägtem PCM ist eine chirurgische Intervention mit Reversal zur normalen Anatomie – zum richtigen Zeitpunkt – notwendig. Dies ist sowohl nach RYGB, als auch nach MGB/OAGB möglich, jedoch aufgrund des klinischen Status des Patienten mit einer erhöhten Morbidität/Mortalität verbunden (Ma et al. 2019).

> **Resümee**
>
> Patienten mit Adipositas haben häufig Vitaminmangelerscheinungen. Aus diesem Grund ist eine Substitution vor jedem adipositaschirurgischen Eingriff essentiell. Postoperativ muss eine regelmäßige Kontrolle der Vitamine und Spurenelemente erfolgen. Vor allem Bypassverfahren haben ein erhöhtes Risiko ein PCM zu entwickeln. Die frühzeitige Diagnose und rechtzeitige Therapie sind fundamental, um das Mortalitätsrisiko zu minimieren. Ultima ratio stellt die Wiederherstellung der Anatomie mittels chirurgischer Intervention dar.

Literatur

Ahuja A, Tantia O, Goyal G, Chaudhuri T, Khanna S, Poddar A, Gupta S, Majumdar K (2018) MGB-OAGB: effect of biliopancreatic limb length on nutritional deficiency, weight loss, and comorbidity resolution. Obes Surg 28(11):3439–3445

Chiappetta S, Weiner R (2018) Evidence of the mini-/one-anastomosis-gastric-bypass for being a standard procedure in obesity and metabolic surgery. Chirurg 89(8):589–596

Faintuch J, Matsuda M, Cruz ME, Silva MM, Teivelis MP, Garrido AB Jr, Gama-Rodrigues JJ (2004) Severe protein-calorie malnutrition after bariatric procedures. Obes Surg 14(2):175–181

Jammu GS, Sharma R (2016) A 7-Year clinical audit of 1107 cases comparing sleeve gastrectomy, Roux-En-Y gastric bypass, and mini-gastric bypass, to determine an effective and safe bariatric and metabolic procedure. Obes Surg 26(5):926–932

Lange J, Konigsrainer A (2019) Malnutrition as a complication of bariatric surgery—a clear and present danger? Visc Med 35(5):305–311

Ma P, Ghiassi S, Lloyd A, Haddad A, Boone K, DeMaria E, Higa K (2019) Reversal of Roux en Y gastric bypass: largest single institution experience. Surg Obes Relat Dis 15(8):1311–1316

Mahawar KK (2018) Liver dysfunction with both Roux-en-Y and One-Anastomosis gastric bypass is almost exclusively seen with longer than standard limb lengths. Obes Surg 28(2):548–549

Mahawar KK, Kumar P, Parmar C, Graham Y, Carr WR, Jennings N, Schroeder N, Balupuri S, Small PK (2016) Small Bowel Limb Lengths and Roux-en-Y Gastric Bypass: a Systematic Review. Obes Surg 26(3):660–671

Mahawar KK, Parmar C, Carr WRJ, Jennings N, Schroeder N, Small PK (2018) Impact of biliopancreatic limb length on severe protein-calorie malnutrition requiring revisional surgery after one anastomosis (mini) gastric bypass. J Minim Access Surg 14(1):37–43

Parrott J, Frank L, Rabena R, Craggs-Dino L, Isom KA, Greiman L (2017) American society for metabolic and bariatric surgery integrated health nutritional guidelines for the surgical weight loss patient 2016 update: micronutrients. Surg Obes Relat Dis 13(5):727–741

Robert M, Espalieu P, Pelascini E, Caiazzo R, Sterkers A, Khamphommala L, Poghosyan T, Chevallier JM, Malherbe V, Chouillard E, Reche F, Torcivia A, Maucort-Boulch D, Bin-Dorel S, Langlois-Jacques C, Delaunay D, Pattou F, Disse E (2019) Efficacy and safety of one anastomosis gastric bypass versus Roux-en-Y gastric bypass for obesity (YOMEGA): a multicentre, randomised, open-label, non-inferiority trial. Lancet 393(10178):1299–1309

Rutledge R (2001) The mini-gastric bypass: experience with the first 1,274 cases. Obes Surg 11(3):276–280

Rutledge R, Walsh TR (2005) Continued excellent results with the mini-gastric bypass: six-year study in 2,410 patients. Obes Surg 15(9):1304–1308

Stein J, Stier C, Raab H, Weiner R (2014) Review article: the nutritional and pharmacological consequences of obesity surgery. Aliment Pharmacol Ther 40(6):582–609

Suchtverschiebung

19

Sonja Chiappetta

Das mesolimbische Belohnungssystem fördert Verhaltensweisen, die der evolutionären Weiterentwicklung dienen. Als „Sprache der Evolution" dienen hierfür die Neurotransmitter Dopamin und Mu-Opioide, die Genuss, Glück und Euphorie vermitteln (siehe Kap. 1, Hedonisches Essen).

Eine Stimulation des Gastrointestinaltraktes durch bestimmte Nahrungsmittel kann zu einer Erhöhung des Dopaminspiegels im ventralen Striatum führen. Diese Lust am Essen (hedonisches Essen) wird hormonal getriggert und ist willentlich nicht beeinflussbar.

Nach einem adipositaschirurgischen Eingriff kommt es nachgewiesen zu einer Abnahme der „Ess-Sucht" (von suchen) und einer Abnahme von esssucht-ähnlichem Verhalten. Die Nahrungspräferenz verändert sich.

Das Risiko einer Suchtverschiebung und das Risiko der Entstehung einer „neuen" Abhängigkeit wird in der wissenschaftlichen Literatur diskutiert.

Im Rahmen der Follow-Up Untersuchungen sollte aus diesem Grund jeder Patient in Bezug auf die Problematik einer Suchtverschiebung befragt und untersucht werden.

19.1 Sucht

Der Begriff der Sucht wird im ICD-10 als Abhängigkeit bezeichnet. Die Gesundheitsberichterstattung des Bundes definiert die Abhängigkeit wie folgt:

> „Die Weltgesundheitsorganisation definiert Abhängigkeit als einen seelischen, eventuell auch körperlichen Zustand, der dadurch charakterisiert ist, dass ein Mensch trotz körperlicher,

S. Chiappetta (✉)
Adipositas- und metabolische Chirurgie, Ospedale Evangelico Betania, Neapel, Italien

seelischer oder sozialer Nachteile ein unüberwindbares Verlangen nach einer bestimmten Substanz oder einem bestimmten Verhalten empfindet, das er nicht mehr steuern kann und von dem er beherrscht wird. Aufgrund zunehmender Gewöhnung an das Suchtmittel besteht die Tendenz, die Dosis zu steigern. Einer Abhängigkeit liegt der Drang zugrunde, die psychischen Wirkungen des Suchtmittels zu erfahren, zunehmend auch das Bedürfnis, unangenehme Auswirkungen ihres Fehlens (Entzugserscheinungen wie Unruhe, Schlafstörungen, Kopfschmerzen, Angstzustände, Schweißausbrüche) zu vermeiden. Abhängigkeit wird heute als Krankheit angesehen."

Das menschliche Belohnungssystem – eine das Überleben sichernde Strategie der Natur – fördert Verhaltensweisen, die sich evolutionärer Sicht als vorteilhaft erwiesen haben. Unser dopaminerges Belohnungssystem reagiert dabei auf die unterschiedlichsten Reize und Stoffe.

Die bekanntesten Suchtstoffe sind Schokolade, Kaffee, Nikotin, Glücksspiel, Internet, Einkaufen und vor allem Alkohol, Zigaretten oder Drogen.

Einer klaren, exklusiven Definition bedarf allerdings der Begriff „Esssucht" oder „Belohnungs-Essen". Weder Nikotin noch Alkohol, noch das Spielen im Internet oder Sport tragen positiv zum individuellen Überleben bei – ganz im Gegensatz zur Nahrungsaufnahme.

▶ **Wichtig** In Bezug auf die Nahrungsaufnahme und deren mögliche neuroendokrine Fehlsteuerung bedarf es einer klareren Abgrenzung des psychiatrischen Krankheitsbegriffes Sucht, insbesondere aufgrund einer noch fehlenden (oder noch nicht erkannten) evolutionären Anpassung an die gegenwärtige Konsumgesellschaft.

19.2 Sucht und Adipositaschirurgie

Der Effekt der Adipositaschirurgie geht weit über die rein mechanische Wirkung hinaus. Dachte man initial, dass eine Verkleinerung des Magens schlicht die Nahrungsaufnahme limitiert und ein Ausschalten von Darmschlingen entsprechend die Nahrungsaufnahme reduziert, so demonstrieren sich mittlerweile vielfältige durch die Operation ausgelöste Effekte, die letztendlich anorektisch in die Energiehomöostase einfließen (Faria et al. 2012). Dazu zählt die Beeinflussung des dopaminergen Systems, mit dessen Einfluss auf Hunger, Appetit und Sättigung mit dem sekundären Effekt einer Reduktion der gespeicherten Energiemasse. Über die Neurotransmitter Dopamin und Mu-Opioide wird Sucht vermittelt. Die zentralen Zielareale sind dabei der Nucleus accumbens und die Area tegmentalis ventralis (Shriner und Gold 2014). Interessanterweise führt die Stimulation des Gastrointestinaltraktes mit bestimmten Nahrungsmitteln zu einer Erhöhung des Dopaminspiegels im ventralen Striatum, was wiederum ein gesteigertes Essverhalten und verzögert Sättigung hervorrufen kann (de Araujo et al. 2012).

Das Mikrobiom und die Darm-Hirn Achse sind ebenfalls in die Pathophysiologie integriert. Intestinale Mikroorganismen induzieren durch eine Metabolisierung der Nährstoffe die Produktion der enteralen Hormone Glucagon-like Peptide 1, Peptid YY, und Cholecystokinin, welche wiederum unterschiedliche periphere und zentrale Effekte auf den Nucleus arcuatus des Hypothalamus ausüben. Dieser reguliert neben Appetit auch die Energiebalance (Torres-Fuentes et al. 2017).

Nach einem adipositaschirurgischen Eingriff kommt es nachgewiesen zu einer Veränderung des Essverhaltens mit einer Abnahme der „Ess-Sucht" und des „esssucht-ähnlichem Verhalten" (Sevincer et al. 2016; Murray et al. 2019). Das Risiko einer Suchtverschiebung – weg vom Essen, hin zu Alkohol-, Drogen- oder Nikotinabhängigkeit – ist anatomisch und pathophysiologisch nachvollziehbar. Das dopaminerge Belohnungssystem sucht sich als Ersatz für das Essen, einen anderen Reiz, welcher zu Euphorie und Glückshormonen führt.

▶ **Wichtig** Suchtgefährdete Patienten sollten frühzeitig identifiziert und insbesondere postoperativ weiter bezüglich der Symptomatik betreut werden.

In der aktuellen wissenschaftlichen Literatur wird vor allem von einem postoperativ gesteigerten Alkoholkonsum (King 2012) und einer gesteigerten de novo Opioid Einnahme (Jakobsen et al. 2018) nach adipositaschirurgischen Eingriffen gesprochen. Hierbei scheint der Magenbypass im Vergleich zum Magenband ein doppelt so hohes Risiko in Bezug auf die Suchtverschiebung nach Alkohol zu haben (King et al. 2017).

Die Hypothese der Suchtverschiebung („cross-addiction" oder „addiction transfer") wird jedoch kontrovers diskutiert und wurde bis dato nicht validiert. Ein Gegenargument ist allerdings die unterschiedliche Prävalenz in Bezug auf diverse chirurgische Eingriffe: „Denn wenn die Abnahme der Nahrungsaufnahme der Grund für die Suchtverschiebung sei, müsste diese nach allen chirurgischen Eingriffen am Magen-Darm-Trakt auftreten" (Ivezaj et al. 2019).

19.3 Diagnostik im klinischen Alltag

▶ **Praxistipp** Im klinischen Alltag ist der Einsatz von validierten Fragebögen praktisch und zeitsparend. Aus diesem Grund ist es sinnvoll, für die Abhängigkeiten Essen, Alkohol und Nikotin die standardisierten Fragebögen mit in den jeweiligen Follow-Up Bogen zu integrieren.

Die Yale Food Addiction Scale (Essen) (Tab. A.1 und A.2 im Anhang des Buches), der Alcohol Use Disorders Identification Test (Alkohol) (Tab. A.3 und A.4 im Anhang) und der Fagerstrom Test for Nicotine Dependence (Nikotin) (Tab. A.5 und A.6 im Anhang), sind aus unserer Sicht in der Handhabung einfach und können anhand eines Punktesystems sowohl präoperativ, als auch im postoperativen Verlauf regelmäßig ausgewertet werden. Tab. A.1–A.6 (s. Anhang am Ende des Buches) zeigen die jeweiligen Fragebögen, jeweils im Anschluss zusätzlich mit der entsprechenden Punkte-Skalierung zur Auswertung.

19.4 Praxiserfahrung

Um die Rolle einer postoperativen Suchtverschiebung beurteilen zu können, führten wir in unserem Exzellenzzentrum für Adipositaschirurgie am Sana Klinikum Offenbach eine prospektiv angelegte Fragebogenstudie durch. Wir stellten uns die Frage, ob die restriktive Schlauchmagenoperation und die das Duodenum umgehende Magenbypass-Operation einen unterschiedlichen Einfluss auf eine postoperative Substanzabhängigkeit haben könnten. Hundertvierzehn Patienten (Schlauchmagen n = 69, Magenbypass n = 45) füllten einen validierten Fragebogen mit den sechs Items Essverhalten (Yale Food Skala), Alkoholkonsum (Audit Skala), Tabakabhängigkeit (Fagerström Test), Sport-, Internet- und Medikamentensucht (drug-use-questionnaire) präoperativ und nach 6 und 24 Monaten postoperativ aus (Chiappetta 2020).

▶ **Wichtig** Postoperativ zeigte sich eine klare und deutliche Abnahme der mentalen Fokussierung auf Essen

Im Follow-Up nach 6 und 24 Monaten demonstrierten alle Operationsverfahren eine deutliche postoperative Abnahme der mentalen Fokussierung auf Essen. Die Diagnose Food Addiction sank von präoperativ 69 % auf 30 % nach 6 Monaten, und auf nur noch 10 % nach 24 Monaten. Vor allem die Fragen in Bezug auf „Essen trotz negativer Konsequenzen" und „Nicht erfolgreiche Versuche den Konsum einzuschränken" wurden prä- und postoperativ positiv in der Yale Food Scale beantwortet.

Es zeigte sich keine „de novo"-Alkoholsucht und keine Medikamentenabhängigkeit nach 24 Monaten. Alle Patienten, die präoperativ eine Nikotinsucht aufwiesen, zeigten diese weiterhin nach 24 Monaten. Zudem stieg die Prävalenz der Raucher in der Schlauchmagengruppe von 5,9 % auf 14,8 %. Es entstand postoperativ weder eine Sport- noch Internetsucht.

▶ **Wichtig** Eine suchtbedingte Störung trat postoperativ nicht auf – die Nikotinabhängigkeit war aber nach Schlauchmagenoperation gesteigert

Die Ergebnisse legen nahe, dass es zu einer sogenannten „Suchtverschiebung" nach adipositaschirurgischen Eingriffen kommen kann. Daher sollten spezifische Fragen hierzu im Rahmen der Follow-Up-Untersuchungen und der Langzeitbetreuung ähnlich einem Kurzscreening bearbeitet werden, um weiter präventiv einer möglichen Verlagerung, oder einer Neuentwicklung von Sucht – zur Steigerung des zentralen Dopaminspiegels – vorzubeugen.

Vice versa ist zukünftig die Frage zu stellen, in wie weit Dopamin tatsächlich repräsentativ mit Sucht verknüpft ist, da es ebenso als Neurotransmitter für suchtunabhängige neuronale Prozesse dient.

Grundsätzlich gilt, dass es sich bei der Adipositas um eine chronische Erkrankung mit hoher Rezidivneigung handelt. Die Vorteile der Operation bezogen auf Lebenserwartung, Lebensqualität und Remission von Begleiterkrankungen sind beeindruckend. Über eventuelle Nebenwirkungen, wie beispielsweise eine mögliche Suchtverschiebung, sollten Patienten analog wie bei jedem anderen Operationsverfahren aufgeklärt werden. Dabei wiegt die Abwägung zwischen den nachgewiesenen erreichbaren Vorteilen und möglichen Nachteilen deutlich zur Seite des positiven gesundheitlichen Effektes nach der Operation und aktuell jeder Therapiealternative entbehrt.

▶ **Wichtig** Im Rahmen der Follow-Up Untersuchungen sollte ein Screening in Bezug auf eine Suchtverschiebung erfolgen

Resümee

In unserer Patientengruppe zeigte sich zwei Jahre postoperativ eine signifikante Abnahme der Ess-Sucht und eine signifikante Abnahme von ess-sucht-ähnlichem Verhalten. Postoperativ zeigte sich keine suchtbedingte Störung. Die Patienten nach Schlauchmagenoperation zeigten lediglich eine – nicht signifikante – höhere Prävalenz für einen Nikotinabusus postoperativ. Die Ergebnisse legen nahe, dass es zu einer sogenannten „Suchtverschiebung" nach adipositaschirurgischen Eingriffen kommen kann. Dies muss im postoperativen Follow-Up und der sich anschließenden Langzeitbetreuung regelmäßig erfragt werden. Suchtgefährdete Patientengruppen sollten frühzeitig identifiziert und insbesondere postoperativ engmaschig bezüglich einer Symptomatik betreut werden.

Weitere Studien sind notwendig, um Prädiktoren und das Risiko der Suchtverschiebung besser identifizieren zu können.

Literatur

Chiappetta S, Stier C, Hadid MA, Malo N, Theodoridou S, Weiner R, Weiner S (2020) Remission of food addiction does not induce cross-addiction after sleeve gastrectomy and gastric bypass: a prospective cohort study. Obes Facts 13(3):307–320

de Araujo IE, Ferreira JG, Tellez LA, Ren X, Yeckel CW (2012) The gut-brain dopamine axis: a regulatory system for caloric intake. Physiol Behav 106(3):394–399

Faria SL, Faria OP, Buffington C, de Almeida Cardeal M, Rodrigues de Gouvea H (2012) Energy expenditure before and after Roux-en-Y gastric bypass. Obes Surg 22(9):1450–1455

Ivezaj V, Benoit SC, Davis J, Engel S, Lloret-Linares C, Mitchell JE, Pepino MY, Rogers AM, Steffen K, Sogg S (2019) Changes in alcohol use after metabolic and bariatric surgery: predictors and mechanisms. Curr Psychiatry Rep 21(9):85

Jakobsen GS, Smastuen MC, Sandbu R, Nordstrand N, Hofso D, Lindberg M, Hertel JK, Hjelmesaeth J (2018) Association of bariatric surgery vs medical obesity treatment with long-term medical complications and obesity-related comorbidities. JAMA 319(3):291–301

King WC, Chen JY, Mitchell JE, Kalarchian MA, Steffen KJ, Engel SG, Courcoulas AP, Pories WJ, Yanovski SZ (2012) Prevalence of alcohol use disorders before and after bariatric surgery. JAMA 307(23):2516–2525

King WC, Chen JY, Courcoulas AP, Dakin GF, Engel SG, Flum DR, Hinojosa MW, Kalarchian MA, Mattar SG, Mitchell JE, Pomp A, Pories WJ, Steffen KJ, White GE, Wolfe BM, Yanovski SZ (2017) Alcohol and other substance use after bariatric surgery: prospective evidence from a U.S. multicenter cohort study. Surg Obes Relat Dis 13(8):1392–1402

Murray SM, Tweardy S, Geliebter A, Avena NM (2019) A longitudinal preliminary study of addiction-like responses to food and alcohol consumption among individuals undergoing weight loss surgery. Obes Surg 29(8):2700–2703

Sevincer GM, Konuk N, Bozkurt S, Coskun H (2016) Food addiction and the outcome of bariatric surgery at 1-year: prospective observational study. Psychiatry Res 244:159–164

Shriner R, Gold M (2014) Food addiction: an evolving nonlinear science. Nutrients 6(11):5370–5391

Torres-Fuentes C, Schellekens H, Dinan TG, Cryan JF (2017) The microbiota-gut-brain axis in obesity. Lancet Gastroenterol Hepatol 2(10):747–756

Endoskopische postoperative Diagnostik und endoskopische bariatrische Eingriffe

Christine Stier

▶ **Merksatz**
Die Endoskopie war immer schon integraler Bestandteil der Adipositaschirurgie, zunächst in der präoperativen Diagnostik und postoperativen Beurteilung der funktionellen Anatomie und schließlich als eigenständige therapeutische Subspezialisierung, der Bariatrischen Endoskopie (BE).

Durchgeführt wird die BE heute von spezialisierten bariatrischen Endoskopikern, deren Gemeinschaft sich sowohl aus Chirurgen als auch aus Gastroenterologen zusammensetzt. Gemeinsam ist allen, dass sie sowohl die chirurgischen Verfahren als auch die funktionelle, postoperative Anatomie sicher beurteilen können, das endoluminale Komplikationsmanagement beherrschen und primäre endoskopische Verfahren durchführen können.

Bereits die präoperative endoskopische Diagnostik hat einen hohen Stellenwert in der Adipositaschirurgie. Eine Meta-Analyse beschreibt in 7,8 % der beschriebenen Fälle eine Änderung der bereits geplanten chirurgischen Strategie, weil in nahezu 80 % der Fälle gutartige Pathologien, wie Hiatushernien, Helicobacter pylori Infektionen (sollte möglichst bereits präoperativ behandelt werden bei geplantem Bypass-Verfahren), Gastritiden oder eine Ösophagitis diagnostiziert werden (Bennet 2016).

Im postoperativen Setting ist die bariatrische Endoskopie unerlässlich, da die Beurteilung von Beschwerden eine extensive Kenntnis der postoperativen funktionellen Anatomie voraussetzt. Hier kann das perioperative Komplikationsmanagement unterschieden werden von der Beurteilung und Behandlung von Spätkomplikationen (Stier 2018).

C. Stier (✉)
Adipositas- und metabolische Chirurgie und Endoskopie, Sana Adipoditaszentrum, Nordrhein Westphalen, Deutschland

Als Bridging-Verfahren kommt die bariatrische Endoskopie zum Einsatz bei Patienten mit einem BMI>60kg/m² , um technische Operabilität bei obligat laparoskopischem Zugang zu erreichen durch eine präoperativ induzierte Gewichtsreduktion. So wird das intraabdominale Volumen, insbesondere der Leber, reduziert und damit das intraoperative Risiko. Das häufigste endoskopische Verfahren ist hier der Magenballon, aber auch endoskopische Gastroplastien werden durchgeführt (Stier 2020).

Daneben gibt es mittlerweile primäre endoskopische Eingriffe im sogenannten Low-BMI Bereich (BMI 30–40 kg/m²), hierzulande allerdings fast ausschließlich noch als Selbstzahlerleistung.

Einen klinisch wichtigen Aspekt der bariatrischen Endoskopie stellt die Anästhesie dar. Viele morbid adipöse Patienten leiden an einer adipositasbedingten Hypoventilation und/oder einem obstruktiven Schlafapnoe Syndrom (OSAS), die den Therapeuten während der Analgosedierung oft selbst zur Hyperventilation treiben können. Niedergelassene Kollegen scheuen sich aus diesem Grund häufig sehr adipöse Patienten zu behandeln, unabhängig davon, dass meist keine Schwerlast-Untersuchungsliege in einer Praxis vorhanden ist.

Dabei ist eine ausreichende Analgosedierung und die damit resultierende Stressvermeidung gerade bei diesen Patienten besonders wichtig, allerdings finden sich nicht viele Publikationen zum Thema (Riphaus et al. 2014).

20.1 Analgesie und Anästhesie

▶ **Praxistipp**
Gerade adipöse Patienten haben oft mehr Angst vor der Endoskopie als vor der eigentlichen adipositaschirurgischen Operation.
Die prä- als auch die postoperative Diagnostik wird in unserer Abteilung in Analgo-Sedierung, aber meist ohne anwesenden Anästhesisten durchgeführt. (ab ASA 3 verpflichtend mit zwei Ärzten). Der Behandlungsraum sollte mit Monitoring (Pulsoxymetrie, RR, EKG), Medikamenten, Sauerstoffanschluss, Absaugung und den Hilfsmitteln und Gerätschaften für die Durchführung einer Reanimation ausgestattet sein (Riphaus et al. 2014).
Dabei erhalten die Patienten in unserer Abteilung eine Analgosedierung mit 2,5 mg Midazolam und Propofol nach Bedarf, wobei die initiale Bolus-Dosierung von Propofol zwischen 60 und 80 mg liegt.

Bei Patienten, die einer endoskopischen Intervention als Komplikationsmanagement bedürfen, liegt die Propofol-Dosierung entsprechend höher.

Ballon Implantationen werden häufig, aber nicht ausschließlich ohne anästhesiologische Unterstützung und in Analgo-Sedierung durchgeführt. In vielen bariatrischen Endoskopie-Abteilungen erfolgt die Explantation eines Ballons überwiegend in Intubationsnarkose. Ein flüssigkeitsgefüllter Magenballon induziert eine deutliche Verlangsamung der Magenentleerung. Daher ist darauf zu achten, dass sich Patienten vor einer Explantation für mindestens zwei Tage flüssig-klar ernähren, um zu gewährleisten, dass sich keine verbliebenen Speisereste im Magen finden (Bazerbachi et al. 2019). Das Trinken einer Cola scheint ein Geheim-Tipp zur weiteren Reinigung des Magens von Mageninhalt zu sein.

Endoluminale Nahtverfahren werden wie alle operativen Eingriffe obligat im OP in Intubationsnarkose durchgeführt. Dasselbe gilt selbstverständlich für Rendezvous-Verfahren.

20.2 Präoperative Diagnostik

In der präoperativen Ösophago-Gastro-Duodenoskopie wird eingespiegelt bis zum Treitz´schen Band. Dies ist von Bedeutung zum Ausschluss einer Pathologie, da das Duodenum nach einem Bypassverfahren endoskopisch via naturalis nicht mehr einspiegelbar ist. Beispiele solcher präoperativ diagnostizierter Pathologien sind ein Papillenadenom oder ein juxtapapilläres Divertikel (Bennett et al. 2016) (Abb 20.1).

▶ **Praxistipp** Obligat bei jeder präoperativen Diagnostik ist der Helicobacter Schnelltest. Fällt dieser positiv aus, werden Patienten mit geplantem Bypassverfahren zunächst medikamentös eradiziert (Italian oder Frensch Triple-Schema) und erst daran anschließend der Bypass-Operation durchgeführt. Bei adipösen Patienten ist die Infektion mit Helicobacter pylori dabei nicht häufiger nachzuweisen als in der Vergleichsbevölkerung (Chaves et al. 2016; Emile SH 2021). Allerdings scheint eine Eradikation des Bakteriums vor der OP zusätzlich das metabolische Outcome zu verbessern (Goday 2018).

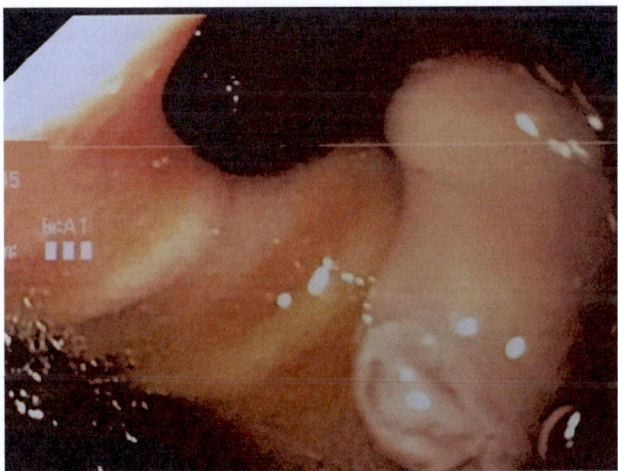

Abb. 20.1 In der präoperativen Diagnostik detektierte Pathologien, die zu einem zeitlichen Verschieben der geplanten Bypass-Operation führen und weiter abgeklärt werden müssen: hier juxtapapilläres Divertikel

Liegt eine ausgeprägte Refluxösophagitis vor, so ist unsere Strategie durch ein Bypassverfahren simultan die gastroösophageale Refluxerkrankung zu therapieren. Aufgrund des kleinen Pouchvolumens resultiert eine deutlich reduzierte Säureproduktion nach RYGB und die Beschwerdesymptomatik sistiert postoperativ überwegend. Tatsächlich ist der RYGB das antirefluxive Verfahren der Wahl bei gleichzeitigem Vorliegen einer Adipositas entsprechend der Indikationen zur adipositas- und metabolischen Operation, so definiert durch eine Arbeitgruppe der IFSO (International Federation of Obesity Surgery and Related Diseases) (De Luca et al. 2016).

Eine häufige Diagnose ist die Hiatushernie (Samakar et al. 2016). Ist eine SG geplant, so erfolgt die Aufklärung der Patienten dahin gehend, dass sich die Refluxbeschwerden verschlimmern oder aber auch eine de-novo Refluxerkrankung postoperativ auftreten kann. Im Intervall nach deutlicher Gewichtsreduzierung erfolgt dann die Hernienversorgung.

Das Auffinden von Malignomen ist sehr selten, innerhalb der letzten beiden Jahre wurde in unserem Patientenkollektiv nur ein Magenkarzinom präoperativ detektiert.

20.3 Interventionelle Verfahren als Komplikationsmanagement

20.3.1 Perioperatives Komplikationsmanagement

Perioperative Interventionen in der bariatrischen Endoskopie betreffen vor allem die Schlauchmagenleckage (siehe auch Kap. 3), Anastomosen-Insuffizienzen und -Stenosen (Abb. 20.2).

Anastomosenstenose
Dabei ist es wichtig einschätzen zu können wie die Intervention durchgeführt wird. Die Dilatation einer Stenose ist zwar prinzipiell mit dem Risiko einer Perforation vergesellschaftet, entscheidender für den Langzeitverlauf ist allerdings wie weit eine Stenose nach Magenbypass aufgedehnt wird. Erweitert man die Stenose durch das Dilationstrauma (Einriss der elastischen Kollagenfasern) zu sehr, ist das Risiko eines zukünftigen

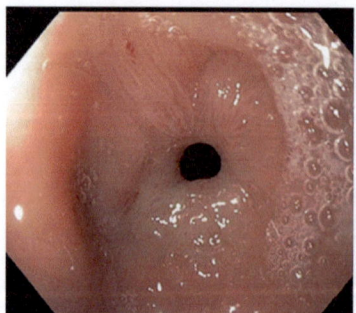 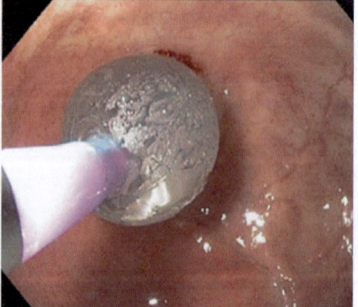

Abb. 20.2 Anastomosenstenose nach RYGB

Dumping Syndroms (beschleunigte Magenentleerung) deutlich höher. So finden sich im eigenen Patientengut mit Dumping Syndrom (180 Patienten) mehr als 10 % mit einer perioperativen Dilatation in der Anamnese. Ist die Stenose nur subtotal und der betroffene Patient kann problemlos flüssig pürierte Nahrung zu sich nehmen, ist es oft besser die natürlich Dilatation durch die Peristaltik abzuwarten. Der optimale Durchmesser einer Anastomose liegt dabei zwischen 1–2 cm (Kumar und Thompson 2016).

▶ **Merksatz** Stenosen der Gastro-Jejunostomie (Pouch-Outlet) nach RYGB erfordern ein sorgfältiges und vorsichtiges Vorgehen bei der Dilatation. Neben der Herstellung der Passage hat die Vermeidung des erhöhten Risikos für ein zukünftigen Dumping Syndroms durch zu exzessive Dilatation oberste Priorität.

Insuffizienz (Bypass und SG)
Die endoskopische Versorgung einer Anastomoseninsuffizienz sowie einer Schlauchmagenleckage (siehe Kap. 3, perioperative Komplikationen) hat sich durch die Einführung der Vakuumtherapie im oberen GI-Trakt komplett gewandelt (Abb. 20.3).

Dieses Verfahren ist ein wahrer „Game Changer" nicht nur im adipositaschirurgischen Komplikationsmanagement sondern auch in der Ösophaguschirurgie und der onkologischen Magenchirurgie (Pournaras 2018; Leeds und Burdick 2016).

Der Endo-Sponge kann intraluminal in Höhe der Insuffizienz eingebracht werden, bei größeren Abszesshöhlen auch extra-cavitär, und damit direkt in der Höhle selbst. (Abb. 20.4). Hier ist die Gefäßanatomie zu berücksichtigen, denn der reguläre Sog von 125 mmHg sollte bei extra-cavitärer Platzung nicht direkt an ein größeres Gefäß platziert werden.

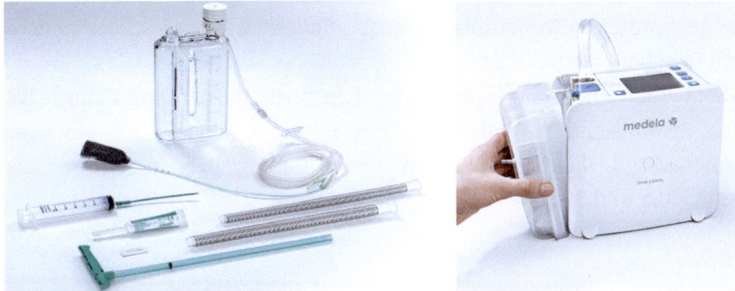

Abb. 20.3 ENDOVAC-system für den oberen GI Trakt „to go": (Öso-Sponge-Fertig-System, Braun Melsungen) mit Redyrob® (mechanisches Wunddrainagesystem) vs. die elektrische Medela® Pumpe. Mit der elektrischen Pumpe ist ein permanentes Monitoring des Sogs möglich und ein Alarm warnt bei Sogverlust. Das Fertigsystem besteht aus zwei Overtubes verschiedener Größe, dem „Sponge" mit Drainageschlauch, dem Pusher, um den Schwamm durch den Overtube vorzuschieben, und einer Spritze mit Ansatz, um den Drainageschlauch zu füllen. Die mechanische Pumpe ist dreistufig

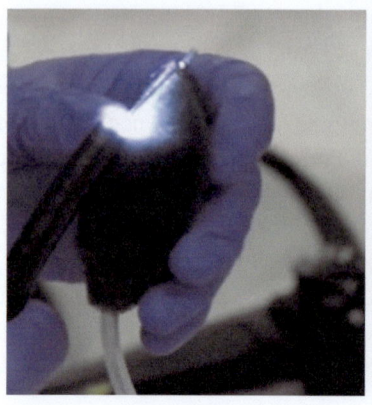 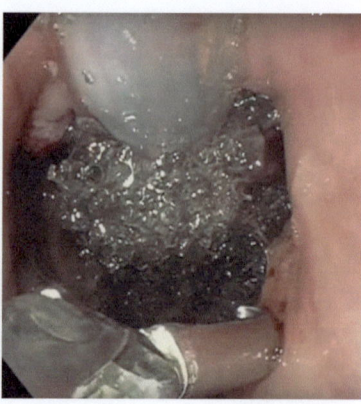

Abb. 20.4 Extra-cavitäres Placement (tailored Approach) eines „customized Sponges": Maßgeschneiderte Schwämme werden in unserer Praxis an einen etwas dickeren Darinageschlauch (pädiatrische Magensonde) mit einer nicht-resorbierbaren Naht fixiert. Am unteren Ende wird zusätzlich ein Haltefaden angebracht. Das Einbringen des Schwammes erfolgt dann parallel zum Endoskop, fixiert an einer bereits im Gerät einliegenden Fasszange

Endo-Sponges, die im oberen Gastrointestinaltrakt einliegen, werden nach deren Platzierung retrograd über die Nase ausgeleitet, sodass ein relativ besserer Patientenkomfort resultiert. Die Drainagen werden bis zur Abheilung der Insuffizienz jeden dritten Tage in Analgo-Sedierung gewechselt. Die anfänglichen Implantationen und Sponge-Wechsel sind technisch noch herausfordernd, auch durch die notwendige transnasale Drainage-Ausleitung. Mit steigender Erfahrung sind diese aber schnell und sicher durchzuführen.

Intraoperative Endoskopie im Rendezvous mit der Laparoskopie
Intraoperative Rendezvous-Verfahren werden angewandt bei unübersichtlichen intraoperativen anatomischen Verhältnissen, insbesondere während schwieriger Revisionsoperationen (Minhem et al. 2019).

Hier dient die Endoskopie rein zur Diagnostik und Aufklärung häufig sehr schwieriger anatomischer Verhältnisse. Dies gilt insbesondere für von extern zuverlegte Patienten mit Unklarheit bezüglich der vorangegangenen chirurgischen Intervention (Abb. 20.5 und 20.6).

20.3.2 Endoskopisches Management von Langzeitkomplikationen

Rendezvous-Verfahren
Ein weiteres, klassisches Rendezvous-Verfahren ist die Therapie des obliterierenden Choledochus-Steins nach Magenbypass (siehe Kap. 10 Gallensteinentwicklung). Wie bereits beschrieben erfolgt hier der Zugang für den Endoskopiker über den Restmagen, im laparoskopischen Rendezvous. Der Restmagen wird an die Bauchdecke gezogen,

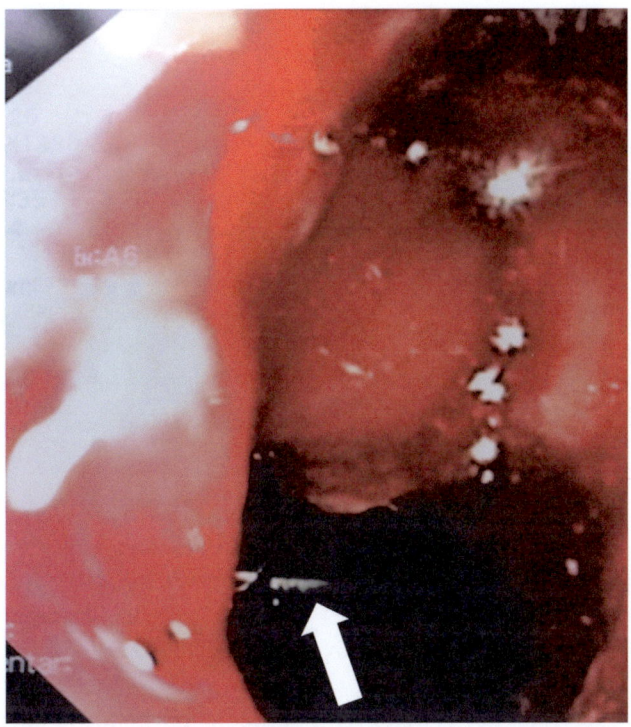

Abb. 20.5 Intraoperative Endoskopie. Endoskopischer Blick auf die laparoskopisch geführte Nadel während einer schwierigen Rekonstruktion (Anamnese: P. ist multipel voroperiert. Restmagen reseziert aufgrund eines rezidivierenden Anastomosenulkus im Rahmen einer Anastomosen-Neuanlage. Jetzt Ulkuspersistenz. Geplante Operation: Anastomosierung des Pouches an das noch verbliebene Antrum zur Passage-Rekonstruktion.)

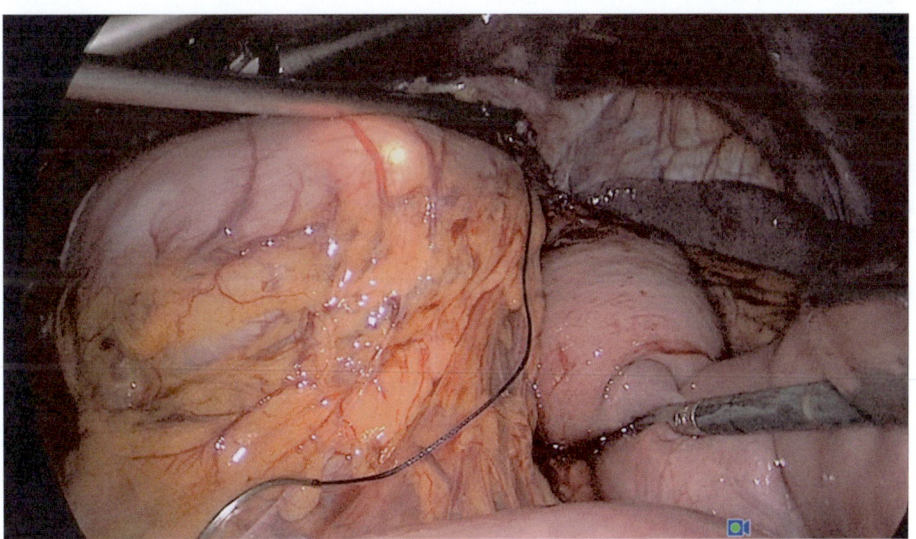

Abb. 20.6 Korrespondierender laparoskopischer Blick auf das endoluminal einliegende Endoskop

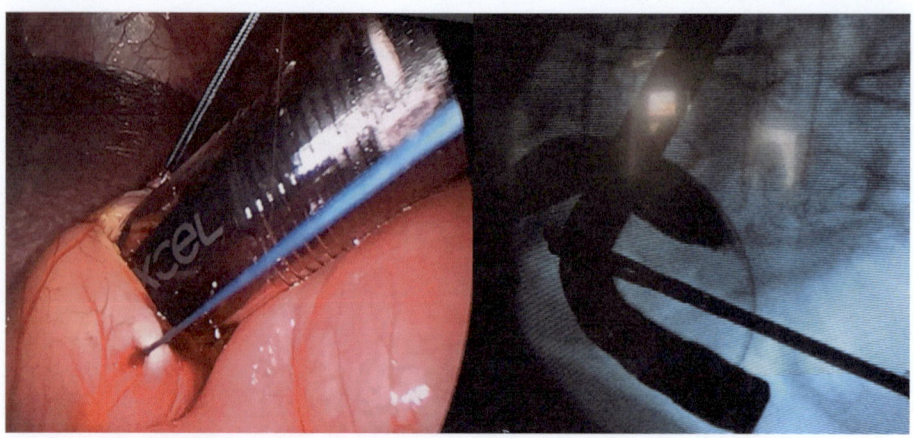

Abb. 20.7 Intraoperative ERCP

mit einem 15 mm Trokar penetriert, über den dann das Endoskop für die retrograde Choledochus-Darstellung und -intervention eingeführt werden kann (Abb. 20.7) (Aiolfi et al. 2018, Mohammad et al. 2020). Dieses Verfahren ist technisch anspruchsvoller nach OAGB/MGB, da hier der Restmagen relativ eng sein kann in Höhe des Cobra-Heads.

Endoskopische Revision der erweiterten Poucho-Jejunostomie (Dumping Syndrom mit Gewichtswiederzunahme)
Diesem Thema ist das Kap. 13 gewidmet.

Langzeitkomplikationen nach Magenband
Magenbänder werden heute kaum mehr eingesetzt, da das Band zwar eine enorm niedrige intraoperative Komplikationsrate von 0,1 % zeigte, dafür aber umso häufiger, in bis 60 %, zu Langzeitkomplikationen führte. Es erbrachte zudem keine vergleichbare Gewichtsreduktion oder Remissionen von Komorbiditäten, wie die aktuell angewendeten Standardverfahren. Diese Spätkomplikationen betreffen insbesondere das Slippage eines Bandes oder dessen chronische Migration mit Durchwanderung der Magenwand, mit schließlich partieller oder sogar intraluminaler Lage. Jeder Endoskopiker sollte dieses Bild erkennen. Ein migriertes Band kann prinzipiell mit dem entsprechenden Instrumentarium (Drahtschneider) entfernt werden (Abb. 20.8).

20.4 Endoskopische Verfahren zur Gewichtsreduktion und metabolischen Therapie

Die chirurgische Behandlung der krankhaften Adipositas führt bislang als einzige Therapieform zu einer nachhaltigen Gewichtsreduktion und gleichzeitig zu einer überlegenen Remission der assoziierten Begleiterkrankungen.

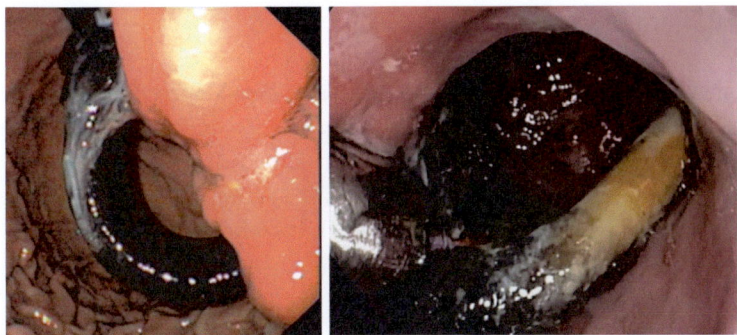

Abb. 20.8 Migriertes Magenband (chronisches Durchwachsen der Magenwand mit anschließender (partieller) intraluminaler Lage. Endoskopische Entfernung nach Durchneiden mit einem Schneidedraht

Dabei besteht eine therapeutische Lücke zwischen einem BMI 28 kg/m^2 und dem Indikationsbereich zur chirurgischen Intervention Ab diesem noch niedrigen BMI-Wert kann leitliniengerecht bereits eine medikamentöse Therapie indiziert werden bei gleichzeitig bestehenden Begleiterkrankungen und einer schon erfolglos durchgeführten Basistherapie. Diese therapeutische Lücke, die klafft zwischen konservativer Therapie und Chirurgie, kann neben der medikamentösen Therapie auch durch endoluminale Verfahren besetzt werden (Abu Dayyeh et al. 2015; Sullivan 2015).

Beide Therapieformen (medikamentös, endoskopisch) werden in Deutschland in den allermeisten Fällen nicht von der GKV getragen und sind damit Selbstzahler-Leistungen.

Aufgrund des hohen Therapiebedarfs, insbesondere in den USA, hat sich von dort aus die Endoskopie als endoluminaler Therapiezugang rasant entwickelt (Abu Dayyeh et al. 2015; Sullivan 2015).

▶ **Merksatz** Im internationalen Sprachgebrauch werden endoluminale bariatrische Therapien kurz als EBT (Endoscopic Bariatric Therapy) bezeichnet.

Die gute Verträglichkeit, das geringere Risiko des minimal invasiven Ansatzes im Vergleich zur Operation, und vor allem auch die Wiederholbarkeit des Eingriffes sprechen für die Endoskopie.

EBTs sollten in einem Zentrum durchgeführt werden und müssen analog zur Operation multidisziplinär indiziert und nachgesorgt werden. Damit ordnet sich die Adipositas-Endoskopie nicht automatisch dem Fachgebiet unter, sondern stellt vielmehr eine eigenständige, fachübergreifende, endoskopische Subspezialisierung dar (Abu Dayyeh et al. 2015; Sullivan 2015).

20.4.1 EBTs am Magen

Die primäre Regulation der Sättigung erfolgt über den Magen. Durch eine Erhöhung der Wandspannung des Magens werden hormonale, neuroendokrine und afferent-vagale Signale nach zentral verschaltet. Die iatrogen herbeigeführte Volumenreduktion des Magens bildet damit einen therapeutischen Ansatz und die zusätzlich resultierende Verlangsamung der Magenentleerungsgeschwindigkeit (Gastric Accomodation) vermittelt Völle- bzw. Sättigungsgefühl (Vargas et al. 2020).

Magenballon

▶ **Merksatz** Hierzulande werden flüssigkeitsgefüllte Magenballons bereits seit den 1990er Jahren eingesetzt. Zur Füllung wird ca. 600 mL methylenblaugefärbtes Kochsalz verwendet.

Das Füllvolumen entspricht der Volumenreduktion des Magens. (Abb. 20.9) Ein Ballon kann neben der primären Indikation im Niedrig-BMI Bereich auch als „Bridge-to-surgery-Verfahren" bei extrem übergewichtigen Patienten eingesetzt werden, um das hohe Operationsrisiko zu reduzieren (Weiner et al. 1999). Die Komplikationsrate ist insgesamt niedrig. Die Implantationsdauer war ursprünglich 6 Monate und wurde auf 12 Monate prolongiert.

Endoskopische Nahtverfahren

Es gibt verschiedene Hersteller endoskopischer Nahtmaterialen. Grundsätzlich erfolgen endoluminale Vollwandnähte (einzeln oder fortlaufend) mit denen das Lumen im Bereich des Corpus signifikant eingeengt wird und so eine endoluminale Gastroplastie erfolgt (Hedjoudje et al. 2020) (Abb. 20.10).

Mittlerweile werden auch Revisionen eines dilatierten Schlauchmagens mit dieser Technik endoluminal erfolgreich durchgeführt (Maselli et al. 2021).

Duodenale Exklusion

Dies stellt eine endoskopische Mimikri des biliopankreatischen Schenkels analog zum RYGB dar, und damit faktisch ein in vivo Modell der duodenalen Exklusion.

Ein Beispiel hierfür ist der aktuell nicht mehr zugelassene, sich aber in der Wiederzulassung befindliche, Duodeno-Jejunaler Bypass-Liner. Dabei handelt es sich um einen impermeablen, 60 cm langer Teflonschlauch, der vom Bulbus duodeni aus bis in das das obere Jejunum platziert wird. Es resultiert eine Diversion der Nahrung (fließt innerhalb des Schlauchlumens) von den Verdauungssäften (fließen außen am Schlauch entlang) (Abb. 20.11).

Durch die fehlende Restriktion allerdings verlieren die Patienten nur marginal Gewicht, die Remissionsraten des Diabetes entsprechen dagegen denen des RYGB (Muñoz und Escalona 2014).

Abb. 20.9 Befüllung eines Magenballons

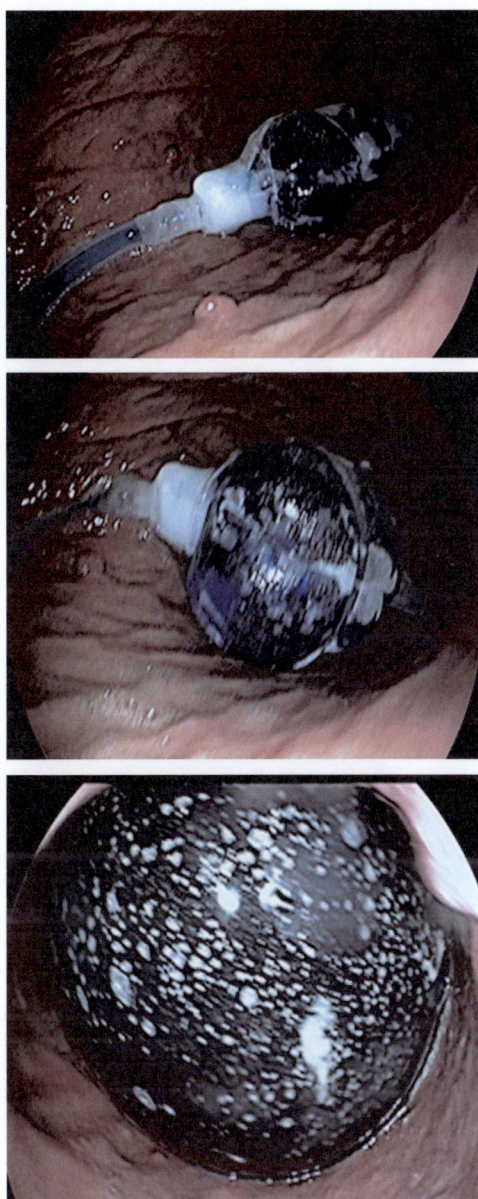

Duodenales „Resurfacing"
Bei diesem Verfahren erfolgt eine thermische Ablation der duodenalen Mucosa, der Hypothese folgend, dass eine diabetische Stoffwechsellage durch eine Intervention an den enteroendokrinen Zellen erfolgen kann. Auch deutsche Kliniken sind an der laufenden Multicenterstudie beteiligt. Die ersten Ergebnisse sind vielversprechend (Rajagopalan et al. 2016).

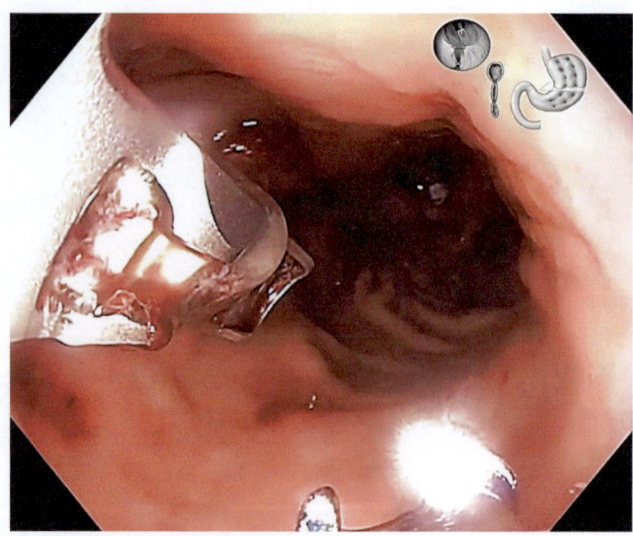

Abb. 20.10 Endoskopische Gastroplastie

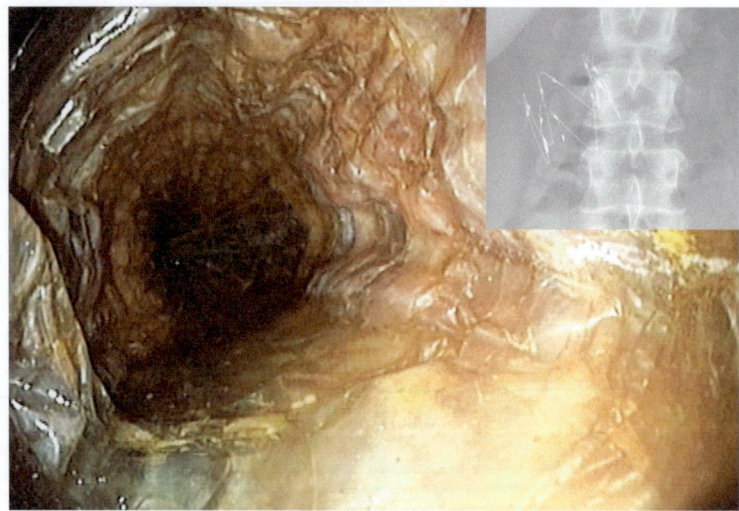

Abb. 20.11 Endoskopischer Blick in das, mit einem Duodeno-Jejunalen Bypass-Liner ausgekleideten Duodenum (Nahrung fließt im Lumen des Teflonschlauches, die Verdauungssäfte getrennt davon an der Außenseite des Schlauches auf einer Strecke von 60 cm). Im kleinen Bild radiologische Darstellung des Verankerungsmechanismus.

Resümee

- Die bariatrische Endoskopie ist aus der Adipositaschirurgie nicht mehr wegzudenken.

- EBTs sollten in der therapeutischen Wertung ihren Indikationsbereich im Low-BMI Bereich einnehmen oder auch als „Bridge-to Surgery"-Verfahren Anwendung finden. Auf jeden Fall sollten sie, wie und auch bereits in anderen Ländern, in Deutschland vermehrt eingesetzt und deren Therapieerfolge auch von der GKV beachtet werden.

Literatur

Abu Dayyeh BK, Kumar N, Edmundowicz SA et al (2015) ASGE bariatric endoscopy task force systemic review and meta-analysis assing the ASGE PIVI thresholds for adopting endoscopic bariatric therapies. Gastrointest Endosc 82:435–438

Aiolfi A, Asti E, Rausa E, Bernardi D, Bonitta G, Bonavina L (2018) Trans-gastric ERCP after Roux-En-Y gastric bypass: Systematic review and meta-analysis. Obes Surg 2020; 28(9):2836–2843

ASGE Bariatric Endoscopy Task Force, Sullivan S, Kumar N, Edmundowicz SA, Abu Dayyeh BK, Jonnalagadda SS, Larsen M, Thompson CC (2015) ASGE position statement on endoscopic bariatric therapies in clinical practice. Gastrointest Endosc 2015 Nov;82(5):767–72. https://doi.org/10.1016/j.gie.2015.06.038. Epub 2015 Aug 15

Bazerbachi F, Vargas EJ, Abu Dayyeh BK (2019) Endoscopic bariatric therapy: a guide to the intragastric balloon. Am J Gastroenterol 114(9):1421–1431

Bennett S, Gostimir M, Shorr R et al (2016) The role of routine preoperative upper endoscopy in bariatric surgery: a systemic review and meta-analysis. Surg Obes Relat Dis 12(5):1116–1125

Chaves LCL, Borges IKLC, Souza MDGD et al. (2016). Inflammatory disorders associated with Helicobacter Pylori in the Roux-En-Y bypass gastric pouch. Arq Bras Cir Dig 29Suppl 1(Suppl 1):31–34

De Luca M, Angrisani L, Himpens J et al (2016) Indications for surgery for obesity and weight-related diseases: position statements from the International Federation for the Surgery of Obesity and metabolic disorders (IFSO). Obes Surg 26(8):1659–1696

Emile SH (2021) Should we test for and eradicate Helicobacter Pylori before bariatric surgery? Obes Surg 31(4):1841–1842

Goday A, Castañer O, Benaiges D, et al (2018) Can Helicobacter Pylori eradication treatment modify the metabolic response to bariatric surgery? Obes Surg 28(8):2386–2395

Hedjoudje A, Abu Dayyeh BK, Cheskin LJ et al (2020) Efficacy and safety of endoscopic sleeve gastroplasty: a systematic review and meta-analysis. Clin Gastroenterol Hepatol 18(5):1043–1053.e4. https://doi.org/10.1016/j.cgh.2019.08.022 Epub 2019 Aug 20 PMID: 31442601

Kumar N, Thompson CC (2016) Transoral outlet reduction for weight regain after gastric bypass: long-term follow-up. Gastrointest Endosc 83(4):776–779. https://doi.org/10.1016/j.gie.2015.08.039 Epub 2015 Sep 5 PMID: 26344204

Leeds SG, Burdick JS (2016) Management of gastric leaks after sleeve gastrectomy with endoluminal vacuum (E-Vac) therapy. Surg Obes Relat Dis 12(7):1278–1285

Maselli DB, Alqahtani AR, Abu Dayyeh BK, Elahmedi M, Storm AC, Matar R, Nieto J, Teixeira A, Al Khatry M, Neto MG, Kumbhari V, Vargas EJ, Jaruvongvanich V, Mundi MS, Deshmukh A, Itani MI, Farha J, Chapman CG, Sharaiha R (2021) Revisional endoscopic sleeve gastroplasty of laparoscopic sleeve gastrectomy: an international, multicenter study. Gastrointest Endosc 93(1):122–130

Minhem MA, Safadi BY, Tamim H et al (2019) Does intraoperative endoscopy decrease complications after bariatric surgery? Analysis of American college of surgeons national surgical quality improvement program database. Surg Endosc 33(11):3629–3634. https://doi.org/10.1007/s00464-018-06650-5 Epub 2019 Jan 31

Mohammad B, Richard MN, Pandit A et al (2020) Outcomes of laparoscopic-assisted ERCP in gastric bypass patients at a community hospital center. Surg Endosc 34(12):5259–5264

Muñoz R, Escalona A (2014) Duodenal-jejunal bypass liner to treat type 2 diabetes mellitus in morbidly obese patients. Curr Cardiol Rep 16(3):454. https://doi.org/10.1007/s11886-013-0454-3 PMID: 24570355

Pournaras DJ, Hardwick RH, Safranek PM, Sujendran V, Bennett J, Macaulay GD, Hindmarsh A (2018) Endoluminal Vacuum Therapy (E-Vac): a treatment option in oesophagogastric surgery. World J Surg 42(8):2507–2511. https://doi.org/10.1007/s00268-018-4463-7

Rajagopalan H, Cherrington AD, Thompson CC, Kaplan LM, Rubino F, Mingrone G, Becerra P, Rodriguez P, Vignolo P, Caplan J, Rodriguez L, Galvao Neto MP (2016) Endoscopic duodenal mucosal resurfacing for the treatment of type 2 diabetes: 6-month interim analysis from the first-in-human proof-of-concept study. Diabetes Care 39(12):2254–2261

Riphaus A, Wehrmann T, Hausmann J, et al (2014) Update S3-Leitlinie „Sedierung in der gastrointestinalen Endoskopie" 2014 AWMF-Register-Nr. 021/012

Samakar K, McKenzie TJ, Tavakkoli A, Vernon AH, Robinson MK, Shikora SA (2016) The effect of laparoscopic sleeve gastrectomy with concomitant hiatal hernia repair on gastroesophageal reflux disease in the morbidly obese. Obes Surg 26(1):61–66

Stier C, Corteville C (2018) Endoskopisches Komplikationsmanagement nach Schlauchmagenbildung [Endoscopic management of complications after laparoscopic sleeve gastrectomy]. Chirurg 89(12):969–976.

Stier C, Balonov I, Stier R, Chiappetta S, Fuss CT, Dayyeh BA (2020) Endoscopic management of clinically severe obesity: primary and secondary therapeutic procedures. Curr Obes Rep 9(3):339–347. https://doi.org/10.1007/s13679-020-00385-y PMID: 32495297

Vargas EJ, Bazerbachi F, Calderon G, Prokop LJ, Gomez V, Murad MH, Acosta A, Camilleri M, Abu Dayyeh BK (2020) Changes in time of gastric emptying after surgical and endoscopic bariatrics and weight loss: a systematic review and meta-analysis. Clin Gastroenterol Hepatol 18(1):57-68.e5

Weiner R, Gutberlet H, Bockhorn H (1999) Preparation of extremely obese patients for laparoscopic gastric banding by gastric-balloon therapy. Obes Surg 9(3):261–264

Seltenere Beschwerden

Sonja Chiappetta und Christine Stier

21.1 Akuter Vitamin B1 Mangel

Thiamin (Vitamin B1) wird im gesamten Dünndarm resorbiert.

▶ **Merksatz** Die enterale Aufnahme von Thiamin unterliegt einem dosisabhängigen dualen Mechanismus. Physiologische Mengen an Thiamin unterhalb einer Konzentration von 2 µmol/l werden durch einen energieabhängigen Natrium-vermittelten Carrier-Mechanismus aufgenommen, oberhalb einer Konzentration von 2 µmol/l wird Vitamin B1 durch passive Diffusion resorbiert.

Ein Vergleich von Darmschleimhaut-Biopsien von Patienten mit und ohne Thiaminmangel zeigte eine signifikant höhere intestinale Vitamin B1-Aufnahme bei Probanden mit erniedrigtem Thiamin-Status. Diese erhöhte Resorption von Thiamin im Mangelzustand resultiert aus einer Hochregulierung von apikalen Thiamin-Transportern der Mukosa (Singleton 2001; Song 2002; Pan 2018). Siehe hierzu auch Kap. 7.

▶ **Wichtig** Die biologische Halbwertszeit von Thiamin ist relativ kurz und wird beim Menschen mit 9,5–18,5 Tagen angegeben.

S. Chiappetta (✉)
Adipositas- und metabolische Chirurgie, Ospedale Evangelico Betania, Neapel, Italien

C. Stier
Adipositas- und metabolische Chirurgie und Endoskopie, Sana Adipositaszentrum, Nordrhein Westphalen, Deutschland

▶ **Praxistipp** Die maximal begrenzte Speicherkapazität und die hohe Umwandlungsrate von Thiamin machen eine tägliche Zufuhr ausreichender Mengen notwendig, um den Bedarf zu decken (Pan 2018).

Erbrechen und Übelkeit – die häufiger nach der SG auftreten – können zu einem Thiaminmangel nach adipositaschirurgischen Eingriffen führen.

▶ **Wichtig** Chronisches Erbrechen kann aufgrund der kurzen Halbwertszeit und der sehr begrenzten Speicherkapazität von Thiamin leicht zu einem Thiaminmangel führen. Dies kann verstärkt werden, weil betroffene Patienten aufgrund der anhaltenden Übelkeit oft kaum mehr Nahrung zu sich nehmen.

Beri-Beri Syndrom
Ein akuter Thiaminmangel kann zu den Symptomen eines Beri-beri-Syndroms führen (Tab. 21.1). Dabei wird unterschieden zwischen peripher-neurologischen Symptomen (trockenes Beri-Beri Syndrom), kardialen Symptomen (feuchtes Beri-Beri-Syndrom) und zentral-neurologischen Symptomen (Beri-Beri des ZNS). Diese Situation stellt meist einen lebensbedrohlichen Zustand dar.

Mildere Formen von Elektrolytverschiebungen wurden häufig als moderate Hypophosphatämie in der postbariatrischen Phase beobachtet, die durch eine deutliche Reduktion der Nahrungsaufnahme über Wochen gekennzeichnet ist.

Insgesamt sind die klinischen Symptome eines Beri-Beri Syndroms nur schwer abzugrenzen von einem Refeeding Syndrom. Beiden scheint immer eine Mangelernährung und ein kataboler Ernährungszustand voraus zu gehen.

Tab. 21.1 Symptome und Manifestationen des Beri-Beri Syndroms

Trockenes Beri-Beri Syndrom	Feuchtes Beri-Beri Syndrom	Beri-Beri des ZNS
Kommt häufiger vor als das feuchte Beri-Beri	Stellt die kardiologische Manifestation des Vitamin B1 Mangels dar	Wernicke-Korsakoff Syndrom Komplett-Remission ist selten Mortalitätsrate: 10–20 %
Neuritis	Herzinsuffizienz	Enzephalopathie
Neuropathie, Betonung der unteren Extremität mit Verlust der Reflexe	Tachykardie	Ophtalmoplegie mit Nystagmus und Störung der Augenbewegungen
Muskelatrophie mit Muskelschmerzen	Rechtsherzinsuffizienz	Hämorrhagische Läsionen des 3.und 4. Ventrikels
Allgemeine Schwäche	Ödeme	Ataxie
	Respiratorische Symptome	Korsakoff Psychose
	Arterielle Hypertonie	Koma

21.2 Refeeding-Syndrom

Eine rasche Zufuhr normaler Nahrungsmengen kann, nach langer Zeit der Mangelernährung (Katabolie), zu einem Refeeding-Syndrom (RS) führen (Mehanna 2008). Dabei kommt es zu lebensgefährlichen Elektrolytentgleisungen und einem akuten Thiamin-Mangel (Vitamin B1).

▶ **Merksatz**
Zunächst erfolgt zum Ausgleich extrazellulär konsumierter Elektrolyte im Hungerzustand (Katabolie) deren Shift vom Intrazellulär- in den Extrazellulärraum. Bei Wiederbeginn der Nahrungsaufnahme (Refeeding) erfolgt unter gesteigerter Insulinausschüttung und Vitamin B1-Verbrauch als entsprechendem Ko-Faktor deren „Back-Shift" nach intrazellulär.

Es resultiert eine lebensgefährliche Elektrolytentgleisung mit Mangel an Phosphat, Kalium und Magnesium sowie ein signifikanter Vitamin B1 Mangel. Klinisch führend ist der Phosphatmangel.

Auch nach adipositaschirurgischen Eingriffen kann – trotz noch bestehender klinischer Adipositas – aufgrund von Malnutrition, Diarrhö/Steatorrhö oder protrahiertem Erbrechen eine „intrazelluläre Katabolie" und damit ein RS resultieren. Eine zeitnahe Diagnose und die entsprechende Therapie sind fundamental, um Morbidität und Mortalität so gering wie möglich zu halten (Panteli 2009).

▶ **Wichtig** Die Diagnose Refeeding-Syndrom wird bei Patienten mit morbider Adipositas oft unterschätzt. Kenntnis und frühzeitige Diagnose sind fundamental, um das Mortalitätsrisiko zu minimieren

Historischer Hintergrund
Bekannt wurde das RS erstmals bei Kriegsgefangenen, die sich nach langer Mangelernährung und Auszehrung in der dann noch weiterbestehenden Katabolie nach ihrer Befreiung wieder richtig ernähren konnten und trotzdem starben.

Ätiologie
Klinisch sollte ein RS vor allem nach wiederbegonnener Nahrungsaufnahme bei Patienten mit Anorexie, Schwangeren nach langanhaltendem, hochfrequentem Erbrechen, willentlicher längerer Nahrungskarenz, starker Gewichtsabnahme und Alkoholabusus (chronischer Vitamin B1 Mangel) in Betracht gezogen werden.

Nach adipositaschirurgischen Eingriffen wird das RS oft unterschätzt, da der adipöse Patient – fälschlicherweise – im allgemeinen Bewusstsein als nicht mangelernährt gilt (Stein 2014). Nach adipositaschirurgischen Eingriffen kommt es jedoch immer zur

Gewichtsabnahme und häufig auch zu protrahiertem Erbrechen, Dysphagie und Diarrhö/Steatorrhö. Diese Symptome und Eingriffe mit Malabsorption (Baltasar 1997) stellen daher Risikofaktoren für die Entwicklung eines RS dar (Chiappetta 2016), insbesondere in Kombination mit bereits häufig präoperativ bestehenden Mangelerscheinungen. Der Body Mass Index spielt hierbei keine Rolle und sollte aus diesem Grund nicht irreführend sein.

Tab. 21.2 fasst Faktoren zusammen, die das Risiko erhöhen an einem Refeeding-Syndrom zu erkranken (National Institute for Health and Clinical Excellence (NICE) Guidelines for Management of Refeeding Syndrome, 2nd Edition). (Tab. 21.2)

Pathophysiologie RS
Obligat geht dem RS ein ausgeprägter kataboler Ernährungszustand (Hungerzustand) voraus. Dieser führt zu einem minimierten Kohlenhydratstoffwechsel mit supprimierter Insulinausschüttung. Folglich kommt es zu einer gesteigerten Gluconeogenese mit Konsum von extrazellulären Elektrolyten. Dies führt zunächst zu einem signifikanten Mangel an Elektrolyten im Extrazellulärraum. So wird eine Elektrolytverschiebung entlang dem bestehenden Konzentrationsgefälle von intrazellulär in den extrazellulären Raum provoziert.

In dieser Stadium können durch die erfolgte intrazelluläre Kompensation (Shift) zunächst die Serumelektrolyte noch im Normbereich liegen. Ein zu diesem Zeitpunkt bereits vorliegender intrazellulärer Elektrolytmangel kann allerdings im Labor nicht abgebildet werden.

Eine weitere Konsequenz der Katabolie ist die vermehrte Ausschüttung von Katecholaminen und Glukagon mit Steigerung der Lipolyse, Proteolyse, und Gluconeogenese. Deren metabolische Substrate im Serum sind Fettsäuren, Glycerol, Aminosäuren und Ketonkörper.

Erfolgt nun wieder eine rasche Nahrungs- und Kohlenhydratzufuhr, so kommt es zu einer überschießenden Insulinausschüttung. Das Refeeding führt zudem zu einer gesteigerten Protein- und Glykogensynthese.

Tab. 21.2 Risikofaktoren für die Entstehung eines Refeeding Syndroms

Ein erhöhtes Risiko an einem Refeeding-Syndrom zu erkranken besteht, wenn	
EIN oder mehrere dieser Faktoren zutreffen:	ZWEI oder mehrere dieser Faktoren zutreffen:
BMI < 16 kg/m^2	BMI < 18,5 kg/m^2
Gewichtsabnahme > 15 % in den vorangegangenen 3–6 Monaten	Gewichtsabnahme > 10 % in den vorangegangenen 3–6 Monaten
Keine oder geringe Nahrungsaufnahme für > 10 Tage	Keine oder geringe Nahrungsaufnahme für > 5 Tage
Niedrige Kalium-, Phosphor- und Magnesiumlevel vor Refeeding	Alkoholabusus oder Einnahme von Insulin, Chemotherapeutika, Antazida oder Diuretika

Nahrungssubstrate (Glukose) werden rasend schnell in die Zellen transportiert, und dies unter massivem Verbrauch von Vitamin B1 (Kofaktor). Hieraus entsteht ein intrazellulärer „Sog", wodurch Phosphat, Kalium, Calcium und Magnesium in den Intrazellularraum zurück shiften (Back-Shift). Extrazellulär entsteht ein lebensbedrohlicher Mangel durch diese rasche Elektrolytverschiebung und -entgleisung. Das Indikator-Elektrolyt im Labor ist Phosphat (Abb. 21.1). Diese Verschiebung von Kalium, Phosphat, Magnesium, Calcium und Thiamin (Vitamin B1) führt zu den lebensbedrohlichen klinischen Symptomen kardiale Arrhythmie, Hypotension, Wernicke Enzephalopathie und Niereninsuffizienz, die sich nur unmerklich von einem Beri-Beri Syndrom unterscheiden. Dieser Elektrolyt- und Thiamin-Shift als Resultat der Wiederaufnahme von Nahrung in einer ausgeprägten Katabolie (intrazelluläre Katabolie), bzw. das sich daraus ergebende klinische Bild (akuter Elektrolyt- und Vitamin B1-Mangel) wird als Refeeding-Syndrom bezeichnet. (Abb. 21.2).

Therapie RS

Der Beginn einer parenteralen und enteralen Ernährung muss nach den NICE Guidelines mit einer Dosierung von 10 kcal/kg KG/Tag erfolgen. In den ersten fünf Tagen müssen täglich Laborkontrollen mit der Bestimmung von Phosphat, Kalium und Magnesium erfolgen (da Silva 2020). Die intravenöse Substitution von Phosphat ist bei Hypophosphatämie essentiell und muss meist via Perfusor erfolgen. Essentiell ist zudem die hochdosierte intravenöse Gabe von Thiamin (300 mg/die).

Wissenschaftliche Arbeiten zeigen, dass ein RS stärker nach enteraler als nach parenteraler Ernährung auftreten kann (Zeki 2011). Der Inkretin-Effekt mag hierbei eine Rolle spielen.

Im klinischen Setting wird bei postoperativen Komplikationen meist mit einer parenteralen Ernährung begonnen.

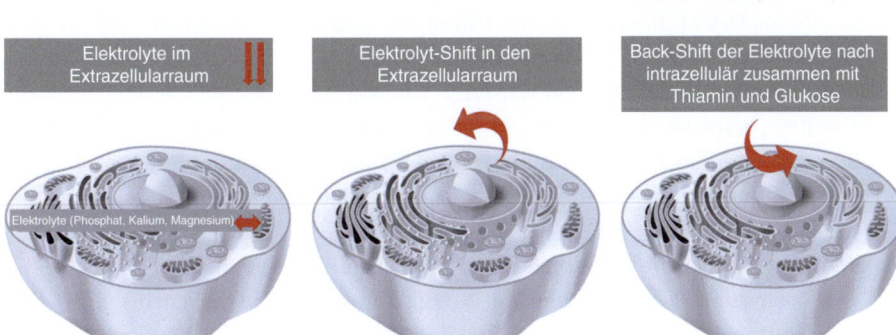

Abb. 21.1 Pathophysiologie des Refeeding Syndroms

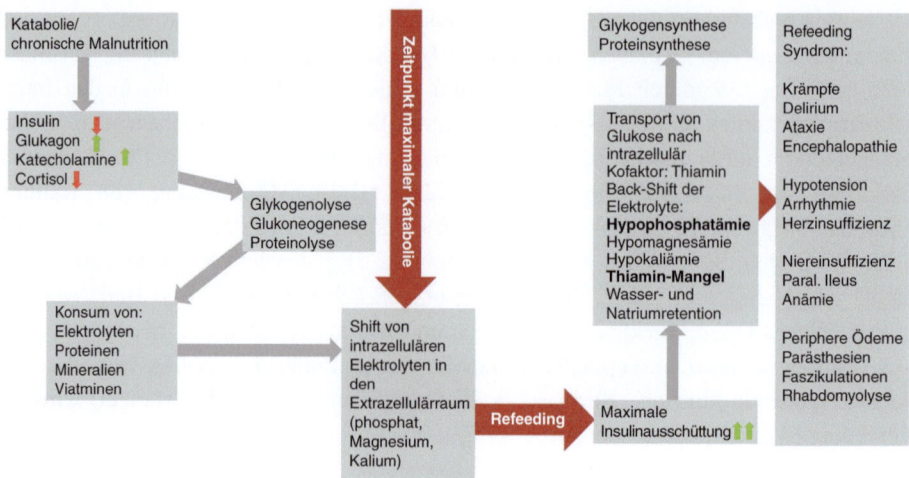

Abb. 21.2 Flow-Chart eines Refeeding Syndroms

▸ **Praxistipp** Das RS kann zu kardialen, respiratorischen, renalen, neurologischen, hämatologischen, muskuloskelettalen und gastroenterologischen Symptome führen. Bei Refeeding mittels parenteraler/enteraler Ernährung, ist die Bestimmung der Elektrolyte im Blut (Phosphat als Indikator-Elektrolyt), deren Substitution und eine adjuvante Therapie mit Thiamin obligat. Fatale Verläufe sind beschrieben.

21.3 Hyperammonämie

Die nichthepatisch bedingte hyperammonämische Enzephalopathie (NHAE) nach Magenbypass-Chirurgie ist eine weit unterschätzte Rarität. Grundsätzlich ist eine Hyperammonämie (erhöhte Ammoniak-Spiegel) in bis zu 90 % der Fälle mit einer schweren Lebererkrankung verbunden, dennoch sollten auch nichthepatische Ursachen in Betracht gezogen werden, insbesondere nach adipositaschirurgischen Eingriffen, und ganz besonders nach Magenbypass-Chirurgie (Acharya 2016; Singh 2015; Kromas 2015; Hu 2007; Nagarur 2017; Fenves 2015).

Die Hyperammonämie stellt ein schweres Krankheitsbild dar und verläuft in vielen Fällen tödlich, wird sie nicht rechtzeitig diagnostiziert und aggressiv behandelt. Die Sensibilisierung für das Krankheitsbild der NHAE kann zu einer frühzeitigeren Diagnose und der Einleitung einer manchmal lebensrettenden Behandlung beitragen.

▸ **Merksatz** Die nicht-hepatische Hyperammonämie ist eine meist unerkannte und potenziell lebensbedrohliche Komplikation, die in seltenen Fällen nach Magenbypass-Chirurgie auftreten kann. Unbehandelt führt sie zur

21 Seltenere Beschwerden

nicht-hepatischen hyperammonämischen Enzephalopathy mit Symptomen wie Krampfanfällen und Koma und einem häufig tödlichen Verlauf.

In den letzten Jahrzehnten finden sich – wohl auch aufgrund der weitgehenden Unbekanntheit des Krankheitsbildes – nur eine geringe Anzahl von veröffentlichten Fallberichten. Die diesem seltenen Krankheitsbild zugrunde liegenden Mechanismen, sind nur sehr unzureichend bekannt. Die Enzyme des Harnstoffzyklus (Krebszyklus) (Abb. 21.3) zeigen dabei häufig einen Funktionsmangel. Eine zugrunde liegende Malnutrition als auslösender Faktor durch die dauerhafte Modifikation des Darm-Traktes nach adipositaschirurgischen Eingriffen muss mit in Betracht gezogen werden. Dabei ist die schwere Proteinmangelernährung, (definiert als Serumalbumin < 25 g/L) eine der gefürchtetsten und mitunter fatal verlaufenden, nutritiven Komplikationen (siehe Kapitel Malnutrition) (Felsenreich 2021).

Die Differentialdiagnose des Krankheitsbildes ist sehr erschwert, denn grundsätzlich können Ernährungsdefizite nach adipositas-chirurgischen Eingriffen auch zu anderen seltenen neurologischen Manifestationen (Beri Beri/Wernicke-Enzephalopathie bei Vitamin B1 Mangel) führen. Dies erklärt das diagnostische Dilemma in Abwesenheit einer bekannten Leberfunktionsstörung (Koffman 2006; Thaisetthawatkul 2004).

▶ **Merksatz** Die NHAE im Zusammenhang mit AC ist gekennzeichnet durch eine lebensbedrohliche Stoffwechselstörung, die sich im Labor überwiegend, aber nicht ausschließlich, durch die folgenden Parametern anzeigt: Hypoalbuminämie, Hypoglykämie, erhöhte Plasma-Ammoniakwerte, erhöhte Gesamtbilirubinwerte, Leberfunktionsstörungen (Aspartat-Aminotransferase, Alanin-Aminotransferase), erniedrigtes Serum-Zink, -Selen, Vitamin A, B12, Folat und Kupfer.

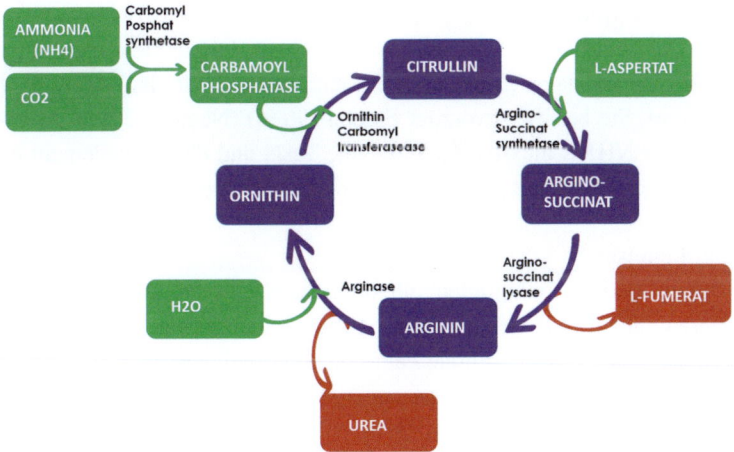

Abb. 21.3 Harnstoffzyklus mit beteiligten Enzymen

Sowohl Makro- als auch Mikronährstoffmängel scheinen eine wichtige Rolle bei der Demaskierung des Funktionsmangels der entsprechenden Enzyme des Harnstoffzyklus zu spielen.

Hypothesen zur Entwicklung einer Hyperammonämie und der Entstehung einer NHAE nach adipositaschirurgischer Operation umfassen

- Eine Reduktion der Nährstoffaufnahme nach der Operation führt zur Katabolie und so zur Proteolyse mit der Konsequenz einer Desaminierung und Transaminierung von Aminosäuren. (Krishnan 2019)
- Die beeinträchtigte Zitrullin-Synthese in der Darmwand führt zu einem Mangel der Faktoren des Harnstoffzyklus und damit zu einer eingeschränkten ureagenen Kapazität. (Fenves 2008, 2015)
- Ein Mangel an hepatischer Ornithin-Transcarbamylase (OTC), demaskiert sich erstmals nach bariatrischen Operationen oder nach ausgeprägten Episoden von Stress und führt so zu einem gestörten Harnstoffzyklus. (Singh 2015; Hu 2007)
- Eine funktionelle Hemmung von Enzymen des Citartzyklus als Folge einer Mangelernährung (Estrella 2014)
- Ein L-Carnitin-Mangel, der zu einer Hemmung des Harnstoffzyklus führt. (Limketkai 2008)
- Eine bakterielle Überwucherung der Blind Loop mit urealytischen Bakterienstämmen (Blind Loop Syndrom) nach Magenbypass-Operation. (Fenves 2008, 2015)
- Es besteht eine gastrogastrischen Fistel und im Restmagen befindet sich koaguliertes Blut das nur langsam abgebaut wird. (Reddy 2020)
- Das Vorliegen eines vaskulären Shunts (Fenves 2008, 2015)
- Eine übermäßige oder ausschließliche Eiweißzufuhr (Hendrikx 2019)

Manifestations-Zeitpunkt

Dabei kann sich eine NHAE zu unterschiedlichen Zeitpunkten manifestieren. Die Spanne reicht von Monaten (früh) bis zu Jahrzehnten (spät; längste berichtete Zeitspanne: 28 Jahre). Sie betrifft bevorzugt Frauen (96 %) (Nagarur 2017). Angesichts der Progredienz einer NHAE müssen diagnostische Tests und das Management des Hyperammoniumzustands zügig und praktisch gleichzeitig durchgeführt werden.

Differentialdiagnosen

Zunächst sollten andere Pathologien mit ähnlichem Erscheinungsbild ausgeschlossen werden. Hierzu zählen eine Leberzirrhose, Ernährungsmängeln, einschließlich Vitamin B1, B3, B12 und Kupfer und zerebrale Pathologien (Goodman 2015; Becker 2012). Eine Hyperammonämie und der Ausschluss anderweitiger Pathologien führt zur Diagnose einer NHAE.

21 Seltenere Beschwerden

Die Differentialdiagnosen einer Enzephalopathie nach bariatrischer Chirurgie umfassen

Wernicke-Enzephalopathie aufgrund eines Thiaminmangels
(manchmal begleitet von einer trockenen Beriberi)
Vitamin B12-Mangel
Hyperammonämische Enzephalopathie

Labor-Diagnostik

Die Bestimmung von Aminosäuren im Serum und im Urin (z. B. Zitrullinämie, Orotsäure im Urin) können Harnstoffzyklus-Defekte aufzeigen. Die Zink- und L-Carnitin-Werte sollten gemessen werden, da sich deren Mangel direkt auf die Funktion des Harnstoffzyklus auswirkt. Zink scheint ein bedeutender Kofaktor bei der Umwandlung von Ornithin in Zitrullin zu sein und verbessert die entsprechende Enzymaktivität (OTC) (Aquilio 1993).

Therapie

▶ **Wichtig** Die primäre Intervention ist zunächst die Stabilisierung des Patienten und dessen Unterbringung auf der Intensivstation, einschließlich der eventuell notwendigen Intubation und Beatmung, insbesondere wenn ein Patient eine schwere neurologische Beeinträchtigung aufweist.

Nach Bestätigung der Diagnose, sind zunächst gezielte Interventionen zur Senkung des Ammoniakspiegels erforderlich:

- Laktulose: Ansäuerung des Darmes, um so die Ammoniak Aufnahme zu reduzieren.
- Rifaximin: Hemmung der Ammoniakproduktion im Darm
- Glukoseinfusion: Blockierung der Proteolyse-Gluconeogenese
- Vollkommene Reduktion der Proteinzufuhr

Eskalation der Therapie mit dem Ziel die Ammoniakproduktion zu senken und durch Stärkung des Harnstoffzyklus dessen Elimination zu verstärken:

- Natriumbenzoat: bindet an Glycin und Glutamin und verhindert deren Katabolismus und so die Ammoniakproduktion.
- Arginin: steigert die Produktion von Ornithin und steigert dadurch die Umwandlung von Ammoniak in Harnstoff.
- aggressive Korrektur einer Hypokaliämie um die renale Ammoniakbildung zu minimieren.
- Hämodialyse

Zur Anwendung bei Harnstoffzyklusstörungen wurde Natriumphenylbutyrat (Ammonaps®) als eines der ersten sogenannten Orphan Drugs von den europäischen Behörden zugelassen. Natriumphenylbutyrat führt zur vermehrten Ausscheidung von Harnstoffäquivalenten und vermindert so eine Hyperammonämie.

Resümee

- Vor allem bei Dysphagie, protrahiertem Erbrechen, Diarrhö/Steatorrhö und nach malabsorptiven adipositaschirurgischen Eingriffen sollte das RS in Betracht gezogen werden.
- Ein Refeeding muss stationär unter engmaschigen Elektrolytkontrollen erfolgen. Die Gabe von intravenösem Thiamin (300 mg/die) ist obligat.
- Regelmäßige Follow-Up Untersuchungen und die Kontrolle der Gewichtsabnahme mit akribischer Substitution von Supplementen und Mineralien sind bei allen Patienten nach adipositaschirurgischen Eingriffen essentiell.
- Die nicht hepatische hyperammonämische Enzephalopathie ist eine sehr seltene Komplikation nach Magenbypass-Chirurgie.
- Dennoch muss man bei unklarer Symptomatik und Enzephalopathie um die HAE und deren Differentialdiagnosen wissen.
- Die Behandlung des oft letal verlaufenden Krankheitsbildes ist immer stationär und erfordert eine intensivmedizinische Betreuung.

Literatur

Acharya G, Mehra S, Patel R, Frunza-Stefan S, Kaur H (2016) Fatal Nonhepatic Hyperammonemia in ICU Setting: a rare but serious complication following bariatric surgery. Case reports in critical care. 2016:8531591

Aquilio E, Spagnoli R, Riggio D, Seri S (1993 Dec) Effects of zinc on hepatic ornithine transcarbamylase (OTC) activity. J Trace Elem Electrolytes Health Dis 7(4):240–241 PMID: 8019156

Baltasar A, del Rio J, Escriva C, Arlandis F, Martinez R, Serra C (1997) „Preliminary results of the duodenal switch." Obes Surg 7(6):500–504

Becker DA, Ingala EE, Martinez-Lage M, Price RS, Galetta SL (2012) Dry Beriberi and Wernicke's encephalopathy following gastric lap band surgery. J Clin Neurosci : J Neurosur Soc Australasia 1(7):10501052

Chiappetta S, Stein J (2016) Refeeding Syndrome: an important complication following obesity surgery. Obes Facts 9(1):12–16

da Silva JSV, Seres DS, Sabino K, Parenteral Nutrition SC, A. S. f. P. Clinical Practice Committees, Enteral N et al (2020) ASPEN consensus recommendations for refeeding syndrome. Nutr Clin Pract 35(2):178–195

Estrella J, Yee G, Wilcken B, Tchan M, Talbot M (2014) Hyperammonemic encephalopathy complicating bariatric surgery: a case study and review of the literature. Surgery for obesity and related diseases:: official journal of the Am Soc for Bariatric Sur 10(3e3–e38)

Felsenreich DM, Langer FB, Eichelter J, Jedamzik J, Gensthaler L, Nixdorf L, et al (2021) Bariatric surgery-how much malabsorption do we need?-A review of various limb lengths in different gastric bypass procedures. J clin med 10(4)

Fenves AZ, Shchelochkov OA, Mehta A (2015) Hyperammonemic syndrome after Roux-en-Y gastric bypass. Obesity (Silver Spring, Md). 23(4):746–749

Fenves A, Boland CR, Lepe R, Rivera-Torres P, Spechler SJ (2008) Fatal hyperammonemic encephalopathy after gastric bypass surgery. Am J Med 121(1):e1–2

Goodman JC (2015) Neurological complications of bariatric surgery. Curr Neurol Neurosci Rep 15(12):79

Hendrikx L, Brandts H, van Borren M, de Boer H (2019) Recurrent hyperammonemia huring enteral tube feeding for severe protein malnutrition after bariatric surgery. Obes Surg 29(12):4127–4130

Hu WT, Kantarci OH, Merritt JL 2nd, McGrann P, Dyck PJ, Lucchinetti CF et al (2007) Ornithine transcarbamylase deficiency presenting as encephalopathy during adulthood following bariatric surgery. Arch Neurol 64(1):126–128

Koffman BM, Greenfield LJ, Ali II, Pirzada NA (2006) Neurologic complications after surgery for obesity. Muscle Nerve 33(2):166–176

Krishnan P, Ramadas P, Landsberg D (2019) Bariatric Surgery Causing Hyperammonemia. Cureus 11(7):e5098

Kromas ML, Mousa OY, John S (2015) Hyperammonemia-induced encephalopathy: a rare devastating complication of bariatric surgery. World J Hepatol 7(7):1007–1011

Limketkai BN, Zucker SD (2008) Hyperammonemic encephalopathy caused by carnitine deficiency. J Gen Intern Med 23(2):210–213

Mehanna, HM, Moledina J, Travis J (2008) „Refeeding syndrome: what it is, and how to prevent and treat it." BMJ 2008; 336(7659):1495–1498

Nagarur A, Fenves AZ (2017) Late presentation of fatal hyperammonemic encephalopathy after Roux-en-Y gastric bypass. Proc (Baylor Univ Med Cent) 30(1):41–43

Panteli JV, Crook MA (2009) Refeeding syndrome still needs to be recognized and managed appropriately. Nutrition 25(2):130–131

Pan X, Nan X, Yang L et al (2018 Sep) Thiamine status, metabolism and application in dairy cows: a review. Br J Nutr 120(5):491–499

Reddy V, Patel JK, Weerasinghe D, Frunzi J (2020) hyperammonemic encephalopathy: a complication of gastric bypass surgery. Cureus 12(8):e9864

Singleton CK, Martin PR (2001 May) Molecular effects of thiamine deficiency. Curr Mol Med 1(2):197–207

Song Q, Singleton CK (2002 Apr) Mitochondria from cultured cells derived from normal and thiamine-responsive megaloblastic anemia individuals efficiently import thiamine diphosphate. BMC Biochem 25(3):8

Stein J, Stier C, Raab H, Weiner R (2014 Sep) Review article: the nutritional and pharmacological consequences of obesity surgery. Aliment Pharmacol Ther 40(6):582–609

Singh S, Suresh S, McClave SA, Cave M (2015) Treating every needle in the haystack: hyperammonemic encephalopathy and severe malnutrition after bariatric surgery-a case report and review of the literature. JPEN J Parenter Enteral Nutr 39(8):977–985

Thaisetthawatkul P, Collazo-Clavell ML, Sarr MG, Norell JE, Dyck PJ (2004) A controlled study of peripheral neuropathy after bariatric surgery. Neurology 63(8):1462–1470

Zeki S, Culkin A, Gabe SM, Nightingale JM (2011) „Refeeding hypophosphataemia is more common in enteral than parenteral feeding in adult in patients." Clin Nutr 30(3):365–368

Plastische Wiederherstellung der Körperkontinuität

22

Naja-Norina Pluto

Die Gewichtsabnahme und die Aufrechterhaltung des erlangten Körpergewichtes stehen bei der Behandlung adipöser Patienten im Fokus. Diese Ziele können durch die bariatrische Chirurgie nachhaltig erreicht werden (Golzarand et al. 2017).

Die massiven Gewichtsschwankungen hinterlassen aber auch Spuren am Körper, die die Lebensqualität trotz der erlangten Gewichtsreduktion stark beeinträchtigen. Diese verbliebenen Gewebeüberschüsse können sich an Gesicht und Hals, an der Brust, der seitlichen Thoraxwand, am Bauch und Schamhügel, am Rücken und Gesäß sowie an den Extremitäten zeigen.

Die lokalisierte Adipositas (ICD-Code: E65) ist nicht nur Urheber einer seelischen Belastung sondern oft funktioneller Einschränkungen. Die Plastische Chirurgie übernimmt hier eine wichtige Rolle bei der Behandlung postbariatrischer Patienten mit dem Ziel der Rekonstruktion der Körperkontinuität. Die plastisch-chirurgische Entfernung der massiven Hautmantelüberschüsse wirkt sich nicht nur auf die Lebensqualität positiv aus, sondern sogar auf die langfristige Gewichtskonstanz (Balagué et al. 2013; Modarressi et al. 2013).

22.1 Präoperatives Management

▶ **Merksatz** Gemäß der aktuellen S3-Leitlinie sollte grundsätzlich jeder postbariatrische Patient die Möglichkeit erhalten, sich bei einem Facharzt für Plastische und Ästhetische Chirurgie vorzustellen.

N.-N. Pluto (✉)
Fachärztin für Plastische und Ästhetische Chriurgie, Plastische Chirurgie im Medienhafen, Düsseldorf, Deutschland
E-Mail: pluto@plastmed.de

Der Zeitpunkt der körperformenden Eingriffe sollte in Abhängigkeit der aktuellen Stoffwechsellage des Patienten bestimmt werden. Postbariatrische Patienten, die sich noch in einer katabolen Stoffwechsellage befinden, sollten aufgrund des erhöhten Risikos für Wundheilungsstörungen erst operiert werden, wenn eine metabolische Stabilisierung eingetreten ist. Über den optimalen BMI für eine postbariatrische Operation ist man sich in Fachkreisen bisher noch nicht einig geworden. Grundsätzlich gilt aber ein Patient mit einem BMI unter 30 kg/m^2 als optimal geeignet (Rosa et al. 2018).

▶ **Praxistipp** Vor jeder körperformenden Operation nach massivem Gewichtsverlust sollte eine Gewichtskonstanz über einen Mindestzeitraum von 6 Monate vorausgesetzt werden.

Bei der präoperativen Evaluation wird zunächst der aktuelle Body-Mass-Index (BMI), die BMI-Differenz und die adipositaschirurgische Methode zur Gewichtsreduktion erörtert. Ebenso darf eine genaue Untersuchung des Ernährungszustandes des postbariatrischen Patienten nicht fehlen. Häufig zeigen sich eine Proteinmalnutrition und eine Eisenmangelanämie, die nach laborchemischer Bestätigung adäquat behandelt werden sollten (Naghshineh et al. 2010). Weitere Mangelzustände können sich bei den Serumwerten von Zink, Vitamin-B-$_{12}$, Calcium und den lipophilen Vitaminen darstellen.

Des Weiteren müssen klinisch relevante Begleiterkrankungen wie ein Diabetes mellitus, eine obstruktive Schlafapnoe oder kardiovaskuläre Vorerkrankungen sowie Risikofaktoren für eine venöse Thromboembolie gezielt abgefragt werden. Hier ist eine gute Kommunikation zwischen der hausärztlichen Praxis und dem behandelnden Plastischen Chirurgen erforderlich. Rauchen ist ein potenzieller Risikofaktor für postoperative Komplikationen und es sollte mindestens vier Wochen vor der Körperstraffung eingestellt werden sowie danach.

Die Praxis bzw. Klinik sollte über eine jahrelange Erfahrung in der Wiederherstellung der Körperform nach adipositaschirurgisch bedingter Gewichtsreduktion verfügen. Dazu gehören auch eine professionelle Patientenführung und die Fähigkeit, Patienten präoperativ hinsichtlich ihrer psychischen Stabilität einzuschätzen. Patienten mit einer Dysmorphophobie haben oft abwegige ästhetische Vorstellungen von dem operativen Endergebnis. Sie leiden unter einer Körperbildstörung und fühlen sich massiv entstellt und hässlich, obwohl dieser Eindruck, objektiv betrachtet, nicht bestätigt werden kann. Psychische Störungen wie diese gelten als Kontraindikation für eine plastisch-chirurgische Körperformung (Sarwer et al. 2008).

Viele Patienten zeigen zugleich an mehreren Körperzonen einschränkende Gewebsüberschüsse. Am häufigsten werden Straffungen des Bauches, der Brust und der Extremitäten (v. a. der Oberschenkel) vorgenommen. Um die Komplikationsrate möglichst klein zu halten, sollte in diesen Fällen immer mehrzeitig vorgegangen werden.

22 Plastische Wiederherstellung der Körperkontinuität

Eine zunehmend beliebte Technik ist die Kombination aus einer Entfernung der überschüssigen Haut und einer Liposuktion, bei der die residualen Fettdepots zur Konturangleichung entfernt werden.

▶ **Merksatz** Eine Körperkonturierung nach extremer Gewichtsreduktion ist immer mit der Entstehung von langen Narben verbunden.

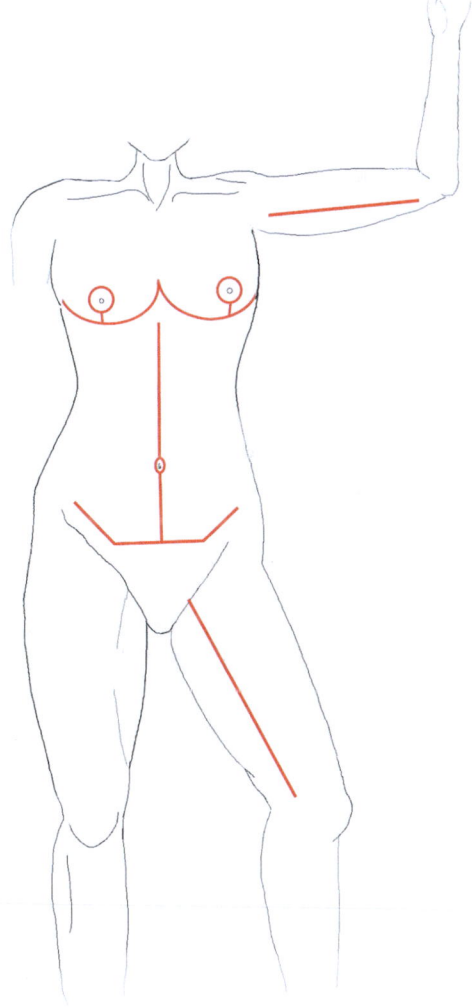

Abb. 22.1 Skizze zur Veranschaulichung der möglichen Narbenverläufe nach Körperformenden Operationen an Extremitäten, Brust und Bauch

Die Schnittführung wird in spezialisierten Kliniken immer so gewählt werden, dass sich die späteren Narben an einer weniger sichtbaren Stelle befinden und durch die eigene Kleidung verborgen werden können. (Abb. 22.1).

22.2 Kostenübernahme

Die Frage, ob die Behandlungskosten von der Krankenkasse übernommen werden, sollte immer vor der Planung der operativen Intervention geklärt werden. Hier gilt als Voraussetzung das Vorliegen einer medizinischen Indikation. Im Rahmen eines Antragsverfahrens, völlig unabhängig von der ursprünglichen Kostenzusage für den adipositaschirurgischen Eingriff, wird im Einzelfall überprüft, ob Behandlungsnotwendigkeit aufgrund eines regelwidrigen Körper- oder Geisteszustandes besteht (Hüttl und Hüttl 2010).

> **Praxistipp** Der Antrag muss durch den Versicherten erfolgen und sollte neben einer kurzen Schilderung der persönlichen Lebenssituation durch diverse Atteste (plastisch-chirurgisch, dermatologisch, hausärztlich/internistisch, psychologisch, orthopädisch), die eine medizinische Indikation belegen, ergänzt werden. Zielführend können auch Bescheinigungen über sportliche Aktivitäten, ernährungstherapeutische Maßnahmen und eine Gewichtskonstanz über mindestens 6 Monate sein.

Straffungsoperationen nach massiver Gewichtsreduktion werden von der Krankenkasse immer dann als Notwendigkeit anerkannt, wenn es durch die lokale Adipositas zu

- funktionellen Einschränkungen im Patientenalltag kommt, wie z. B. bei Erledigungen von Alltagsgeschäften (Einkaufengehen, Körperpflege, Nahrungsausscheidung) oder bei der Ausübung des Berufes;
- therapiebeständigen (nässenden, übel riechenden) Hautekzemen/Intertrigenes oft mit Pilz- oder Bakterienbefall in den Hautfalten kommt;
- einer offensichtlichen Entstellung des Körpers im angezogenen Zustand kommt.

Häufig werden nicht alle gewünschten Wiederherstellungseingriffe von der Krankenkasse übernommen. So kann es beispielsweise sein, dass ein Patient für eine Bauchdeckenstraffung eine Kostenzusage erhält, nicht aber für die Dermolipektomie der Oberarme. Der Patient hat dann die Möglichkeit, sich für eine Operation als Selbstzahler zu entscheiden. Wichtig ist es, den Patienten in diesem Fall über mögliche Folgekosten insbesondere bei Auftreten von Komplikationen oder im Rahmen der Nachbehandlung (Verbandsmaterial, Kompressionskleidung) in Kenntnis zu setzen. Diese Kosten können beispielsweise aufgrund einer Revision/Thrombose/Embolie schnell im vier- bis fünfstelligen Bereich liegen.

Darüber hinaus ist es gesetzlich geregelt, dass der Patient für den Zeitraum der Arbeitsverhinderung keine Entgeltfortzahlung durch den Arbeitgeber beanspruchen darf.

▶ **Merksatz** Eine Ausstellung einer Arbeitsunfähigkeitsbescheinigung ist bei selbstverschuldeten Eingriffen somit nicht erlaubt (BAG, Urteil v. 29.02.1984, 5 AZR 92/82).

Insbesondere gilt es zu beachten, dass nach einem Urteil des Kasseler Bundessozialgerichtes (aus dem Jahr 2020) die Kostenübernahme für eine Operation durch die Krankenkasse erlischt, wenn der Patient die Dreiwochenfrist für die Kostenzusage der GKV nicht abwartet, sondern noch vorher einen Behandlungsvertrag in einer Klinik unterzeichnet.

▶ **Merksatz** Es gibt Sondersituationen, in denen eine plastische Operation in Erwägung gezogen werden sollte, obwohl der Patient keine Gewichtsreduktion vorweisen kann und stets von einer schweren bzw. sogar morbiden Adipositas (BMI > 35 kg/m^2 bzw. BMI > 40 kg/m^2) betroffen ist: Wenn beispielsweise eine monströse Fettschürze den Patienten in seiner Mobilität so stark beeinträchtigt oder die Hygienesituation (Hautmazeration, Phlegmone, Sepsisgefahr) medizinisch nicht mehr vertretbar ist.

22.3 Postoperative Nachbehandlung

Unabhängig von der behandelten Körperregion müssen alle Patienten eine Kompressionskleidung (im besten Fall nach Maß) für mindestens 6 Wochen Tag und Nacht tragen. Saunabesuche und sportliche Aktivitäten sollten für einen Mindestzeitraum von 6 Wochen pausiert werden. Die Mobilisation der Patienten ist postoperativ relativ eingeschränkt, sodass für einige Tage eine Thromboseprophylaxe verabreicht werden sollte.

Häufig wird für die Hautnaht resorbierbares Fadenmaterial verwendet, so dass in der ambulanten Nachsorge lediglich ein Kappen des Fadenendes unter Hautniveau (10–14 Tage postoperativ) erforderlich ist. Im Anschluss kann mit einer sanften Narbenpflege mittels einer pflegenden Creme (z. B. Panthenolsalbe) begonnen werden. Optional sind nach vollständiger Abheilung Silikon-Präparate (Silikongel oder Silikonpflaster), welche bei konsequenter Anwendung über mehrere Monate die Narbenbildung günstig beeinflussen. Narben im ersten postoperativen Jahr sollten immer vor direkter Sonnenexposition geschützt werden.

22.4 Komplikationen

Die Komplikationsrate ist bei den rekonstruktiv-orientierten, postbariatrischen Straffungen hoch. Das gesamte chirurgische Konzept dieser Patientengruppe unterscheidet sich enorm von den plastisch-chirurgischen Operationen mit rein ästhetischem Charakter. In

Tab. 22.1 Mögliche Komplikationen der postbariatrischen Körperstraffungen und Komplikationsmanagement in der hausärztlichen Praxis

Komplikation	Management
Wundheilungsstörungen	Konsil Plastische Chirurgie, tägliche Verbandswechsel, ambulanter Pflegedienst, Erregernachweis, ggf. Antibiotikum, Proteinreiche Kost, Zinksubstitution, ggf. Sekundärnaht->Plastische Chirurgie
Blutverlust, Hämatom	Hb-Kontrolle, Eisenmangel ausgleichen, Sonographie, ggf. Revision erforderlich->Plastische Chirurgie
Serom	Zeitnahe Sonographie-gesteuerte Punktion ggf. Wiederholung notwendig, Punktatqualität?, Kompressionsware, Infektprophylaxe, körperliche Schonung, CAVE: Seromkapselbildung ->Plastische Chirurgie
Thrombose/Embolie	Thromboseprophylaxe postoperativ
Lymphabflussstörungen	Manuelle Lymphdrainage, Kompressionskleidung
Narbenbeschwerden	Narbenpflege, Silikonpräparate, ggf. Cortisoninjektion, Cryotherapie, ggf. Korrektureingriff erforderlich

20 bis 25 % der Fälle kommt es bei postbariatrischen Patienten nach körperformenden Operationen zu Komplikationen vor allem zu Wundheilungsstörungen. Das Alter zum Zeitpunkt der Operation, der BMI und das Resektionsgewicht scheinen dabei signifikante Risikofaktoren für Gesamtkomplikationen zu sein (Schlosshauer et al. 2021). Auch eine hohe BMI-Differenz von >20 kg/m^2 hat einen direkten Einfluss auf die Komplikationsrate nach Körperstraffungen bei postbariatrischen Patienten (Rosa et al. 2019).

Sensibilitätsstörungen im Operationsgebiet sind sehr häufig und zeigen nur langsame Verbesserung über einen Zeitraum von mehreren Monaten. Weitere mögliche Komplikationen sind in der Tab. 22.1 aufgeführt.

22.5 Klinikexkurs Plastische Chirurgie

Straffung der Bauchdecke – Abdominoplastik

Bei der körperlichen Untersuchung gilt es, auf bestehende Narben am Bauch, die auf abdominale Voroperationen hinweisen, zu achten. Bei Zustand nach offener Cholezystektomie oder einem Rippenbogenrandschnitt besteht das Risiko einer postoperativen Durchblutungsstörung, wenn die vaskuläre Anatomie bei der Unterminierung der Bauchdecke nicht berücksichtigt wird (Huger 1979).

Unverzichtbar ist eine Palpation des Bauches beim liegenden Patienten (in Ruhe und unter Anspannung der Rektusmuskulatur) zum Ausschluss einer Hernie oder zur Feststellung einer Rektusdiastase. Denn bei Anwendung additiver Operationsverfahren wie der Liposuktion und der Infiltrationsanästhesie der Bauchdecke (mittels langen Kanülen) kann eine unerkannte Hernie schwere Komplikationen nach sich ziehen.

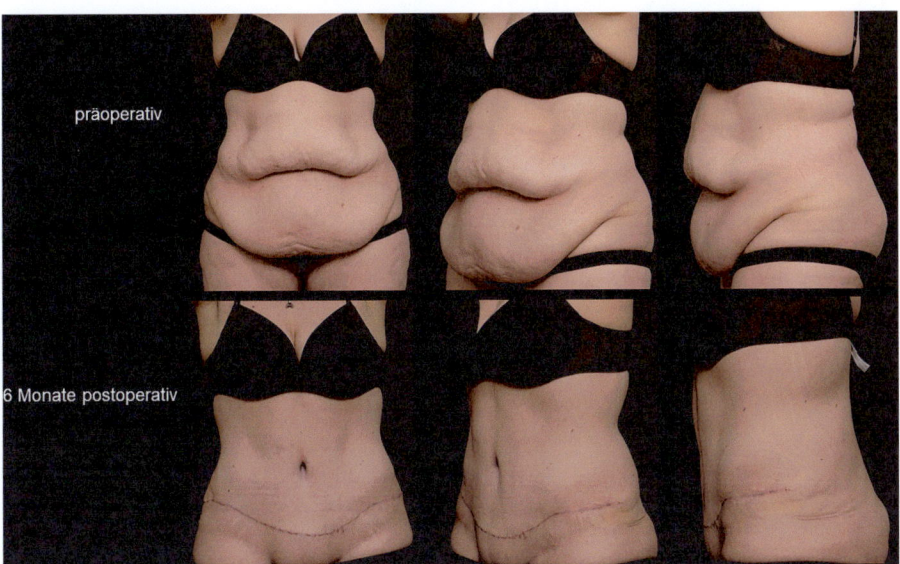

Abb. 22.2 Fallbeispiel einer Abdominoplastik mit Nabelneuinsertion und Rektusfaszienraffung

▶ **Merksatz** Bei ausgedehnten Bauchfettschürzen oder bei größeren Voroperationen sollte präoperativ ein zusätzliches diagnostisches Verfahren (CT-Abdomen) initiiert werden.

Die meist gewählte Schnittführung verläuft horizontal, leicht gebogen in der Bikinizone. In Fällen, in denen sich vor allem supraumbilical ein massiver Hautüberschuss zeigt, erfolgt eine zusätzliche vertikale Inzision in der Mittellinie des Bauches (umgekehrter T-Schnitt/Fleur de Lis). Dadurch entsteht ein zusätzlicher Straffungsvektor in Richtung Bauchdeckenmitte (Richter et al. 2006). (Abb. 22.2).

Straffung der Brust – Mastopexie
Die Bruststraffung bei Weight-loss-Patienten beinhaltet die Entfernung des überschüssigen Hautmantels, die Umformung der Brust, sowie die Neupositionierung des Areola-Nippel-Komplexes. Nach extremer Gewichtsreduktion findet sich in den oberen Brustpolen meist kein Volumen mehr und die Brust ist, umgeben von einem langen, schlaffen Hautmantel, weit unter die Brustumschlagsfalte abgesunken. Für die Wiederherstellung des Brustvolumens und einer formstabilen Brust haben sich Techniken bewährt, bei denen das gesamte noch vorhandene Eigengewebe (Drüse, Fett und Dermis) genutzt wird (Wolter et al. 2017). Bei einigen Patienten wird in Kombination zu der Bruststraffung zusätzlich ein Silikonimplantat verwendet. (Abb. 22.3 und 22.4).

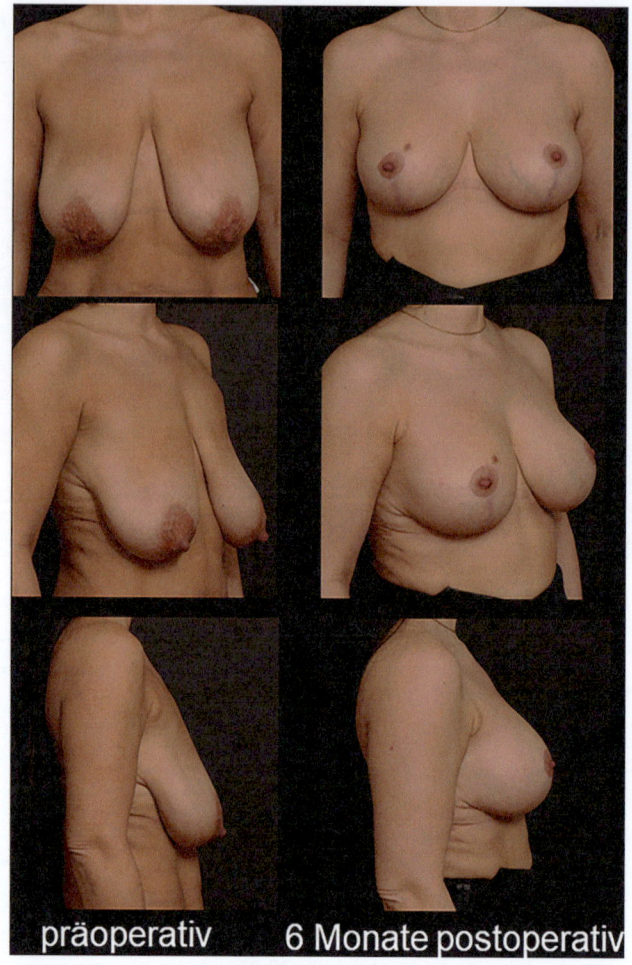

Abb. 22.3 Fallbeispiel einer Mastopexie unter Verwendung des residualen Brustgewebes ohne Implantat

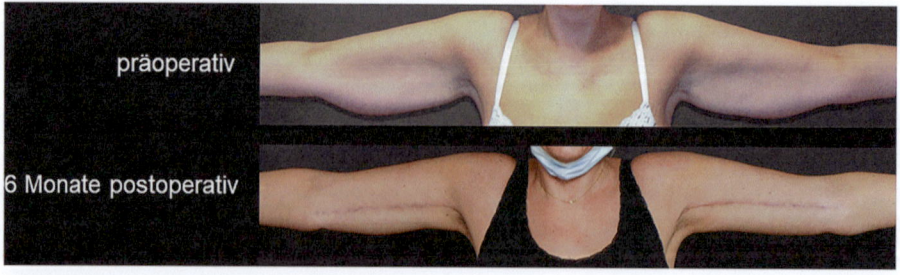

Abb. 22.4 Fallbeispiel einer Oberarmstraffung

Resümee

- Nach extremer Gewichtsabnahme kommt es zu residualen, hängenden Haut-Fettlappen, die zu psychosozialen und funktionellen Beeinträchtigungen führen.
- Aufgrund der weltweit zunehmenden Adipositasraten und der voranschreitenden Etablierung einer erfolgreichen bariatrischen Chirurgie werden auch immer mehr Patienten eine körperformende plastische Chirurgie benötigen.
- Gemäß der aktuellen S3-Leitlinie der DGAV sollte grundsätzlich jeder postbariatrische Patient, eine Überweisung zu einem Facharzt für Plastische und Ästhetische Chirurgie erhalten.
- Die präoperative Evaluierung bezieht aktuelle und präbariatrische BMI-Werte sowie die gegenwärtige Stoffwechsellage mit ein. Ein konstantes Gewicht (vorzugsweise bei einem BMI von <30 kg/m^2) sollte für die OP-Terminvergabe maßgeblich sein. Weitere Überlegungen, die präoperativ berücksichtigt werden müssen, beinhalten das Nebenerkrankungsprofil mit potenziellen Risikofaktoren, den Ernährungszustand und die psychische Verfassung des Patienten.
- Eine Kostenübernahme durch die Krankenkasse muss immer individuell geprüft werden.
- Wenn mehrere Körperregionen betroffen sind, wird mehrzeitig operiert. Über die hohe Komplikationsrate und die langen Narben müssen Patienten im Vorfeld, bei gleichzeitiger Minimierung der möglichen Risikofaktoren, ausführlich aufgeklärt werden.
- Die Schnittstelle zwischen den Fachbereichen Adipositaschirurgie und Plastische Chirurgie befindet sich in der hausärztlichen/internistischen Praxis. Eine enge interdisziplinäre Zusammenarbeit maximiert die Sicherheit und Zufriedenheit der postbariatrischen Patienten.

Literatur

Balagué N, Combescure C, Huber O, Pittet-Cuénod B, Modarressi A (2013 Oct) Plastic surgery improves long-term weight control after bariatric surgery. Plast Reconstr Surg 132(4):826–833

BAG: Urteil vom 29.02.1984, 5 AZR 92/82

Gohritz A, Vogt PM (2011) Körperkonturierung nach extremer Gewichtsabnahme. In Vogt PM (Hrsg) Praxis der Plastischen Chirurgie. Springer, Heidelberg

Golzarand M, Toolabi K, Farid R (2017 Nov) The bariatric surgery and weight losing: a meta-analysis in the long- and very long-term effects of laparoscopic adjustable gastric banding, laparoscopic Roux-en-Y gastric bypass and laparoscopic sleeve gastrectomy on weight loss in adults. Surg Endosc 31(11):4331–4345

Huger WE Jr (1979 Sep) The anatomic rationale for abdominal lipectomy. Am Surg 45(9):612–617

Marek RJ, Steffen KJ, Flum DR, Pomp A, Pories WJ, Rubin JP, Wolfe BM, Mitchell JE (2018 Nov) Psychosocial functioning and quality of life in patients with loose redundant skin 4 to 5 years after bariatric surgery. Surg Obes Relat Dis. 14(11):1740–1747

Modarressi A, Balagué N, Huber O, Chilcott M, Pittet-Cuénod B (2013 Jan) Plastic surgery after gastric bypass improves long-term quality of life. Obes Surg 23(1):24–30

Naghshineh N, O'Brien Coon D, McTigue K, Courcoulas AP, Fernstrom M, Rubin JP (2010 Aug) Nutritional assessment of bariatric surgery patients presenting for plastic surgery: a prospective analysis. Plast Reconstr Surg 126(2):602–610

Richter DF, Stoff A, Reichenberger M (2008) Abdominoplastiken. In Krupp S, Rennekampff HO, Pallua N (Hrsg) Plastische Chirurgie. Klinik und Praxis. ecomed MEDIZIN

Rosa SC, Macedo JLS, Casulari LA, Canedo LR, Marques JVA (2018) Anthropometric and clinical profiles of post-bariatric patients submitted to procedures in plastic surgery. Rev Col Bras Cir 45(2):e1613. Portuguese, English

Rosa SC, Macedo JLS, Canedo LR, Casulari LA (2019 Mar) Quality of life and predictive factors for complications in patients undergoing abdominoplasty after gastric bypass: A retrospective cohort. Surg Obes Relat Dis. 15(3):447–455

Sarwer DB, Fabricatore AN (2008 Jan) Psychiatric considerations of the massive weight loss patient. Clin Plast Surg 35(1):1–10

Sarwer DB, Thompson JK, Cash TF (2005 Mar) Body image and obesity in adulthood. Psychiatr Clin North Am. 28(1):69–87, viii

Schlosshauer T, Kiehlmann M, Jung D, Sader R, Rieger UM (2021 Jan 1) Post-bariatric abdominoplasty: Analysis of 406 cases with focus on risk factors and complications. Aesthet Surg J 41(1):59–71

Shermak MA, Chang DC, Heller J (2007 Apr 15) Factors impacting thromboembolism after bariatric body contouring surgery. Plast Reconstr Surg 119(5):1590–1596

Wang Q, Cao C, Guo R, Li X, Lu L, Wang W, Li S (2016 Dec) Avoiding psychological pitfalls in aesthetic medical procedures. Aesthetic Plast Surg 40(6):954–961

Wolter A, Scholz T, Pluto N, Diedrichson J, Arens-Landwehr A, Liebau J (2017 Dec) Mastopexie nach massivem Gewichtsverlust – Erweiterte Ribeiro-Technik und Einsatz der lateralen Interkostalarterien-Perforatorlappenplastik (LICAP-Flap) zur Autoaugmentation [Mastopexy in Massive Weight Loss Patients – Extended Ribeiro Technique and Usage of the Lateral Intercostal Artery Perforator Flap (LICAP Flap) for Autoaugmentation]. Handchir Mikrochir Plast Chir 49(6):380–389. German

Elektronische Quellen

BSG: Verhandlung vom 27.10.2020, B 1 KR 25/19 R https://www.bsg.bund.de/SharedDocs/Verhandlungen/DE/2020/2020_10_27_B_01_KR_03_20_R.html. Zugegriffen: 06. April 2021

DGAV (2018) S3-Leitlinie: Chirurgie der Adipositas und metabolischer Erkrankung. R 92/82 https://www.awmf.org/uploads/tx_szleitlinien/088-001l_S3_Chirurgie-Adipositas-metabolische-Erkrankugen_2018-02.pdf. Zugegriffen: 06. Apr. 2021

Hüttl PE und Hüttl TP (2010) Rechtsfragen der Adipositaschirurgie. Juristische Probleme einer „neuen" operativen Maßnahme. https://www.bdc.de/rechtsfragen-der-adipositaschirurgie/ Zugegriffen: 06.Apr. 2021

Anhang

Tab. A.1 Fragebogen zum Essverhalten analog der Yale Food Scale

	In den letzten 12 Monaten	Nie	1 mal pro Monat	2–4 mal pro Monat	2–3 mal pro Woche	≥4 mal täglich
1	Ich finde, wenn ich anfange bestimmte Nahrungsmittel zu essen, esse ich schließlich viel mehr als ich geplant hatte					
2	Ich ertappe mich dabei, bestimmte Nahrungsmittel weiter zu essen, obwohl ich nicht mehr hungrig bin					
3	Ich esse bis zu einem Punkt, an dem ich mich körperlich schlecht fühle					
4	Bestimmte Nahrungsmittel einzuschränken oder gar nicht mehr zu essen, ist etwas worüber ich mich sorge					
5	Ich verbringe viel Zeit, in der ich mich träge oder müde fühle, weil ich mich überessen habe					
6	Ich ertappe mich dabei, wie ich ständig bestimmte Nahrungsmittel über den Tag hinweg esse					
7	Ich finde, wenn ich bestimmte Nahrungsmittel nicht dahabe, scheue ich keine Mühen, diese zu beschaffen. Beispielsweise gehe ich in den Supermarkt, um bestimmte Nahrungsmittel zu kaufen, obwohl mir zu Hause Alternativen zur Verfügung stehen					

© Der/die Herausgeber bzw. der/die Autor(en), exklusiv lizenziert durch Springer-Verlag GmbH, DE, ein Teil von Springer Nature 2022
C. Stier und S. Chiappetta (Hrsg.), *Interdisziplinäre Langzeitbehandlung der Adipositas- und Metabolischen Chirurgie,* https://doi.org/10.1007/978-3-662-63705-0

	In den letzten 12 Monaten	Nie	1 mal pro Monat	2–4 mal pro Monat	2–3 mal pro Woche	≥4 mal täglich
8	Es gab Zeiten, in denen ich bestimmte Nahrungsmittel so oft oder in solch großen Mengen konsumiert habe, dass ich begann zu essen anstatt zu arbeiten, Zeit mit meiner Familie oder meinen Freunden zu verbringen oder mich mit anderen wichtigen Tätigkeiten oder Freizeitaktivitäten, die ich mag, zu befassen					
	In den letzten 12 Monaten	Nie	1 mal pro Monat	2–4 mal pro Monat	2–3 mal pro Woche	≥4 mal täglich
9	Es gab Zeiten, in denen ich bestimmte Nahrungsmittel so oft oder in solch großen Mengen konsumiert habe, dass ich Zeit mit negativen Gefühlen verbrachte, weil ich mich übergessen hatte, anstatt zu arbeiten, Zeit mit meiner Familie oder meinen Freunden zu verbringen oder mich mit anderen wichtigen Aktivitäten oder Freizeitaktivitäten, die ich mag, zu befassen					
10	Es gab Zeiten, in denen ich berufliche oder soziale Situationen vermieden habe, in denen bestimmte Nahrungsmittel zugänglich waren, da ich Angst hatte mich zu übergessen					
11	Es gab Zeiten, in denen ich berufliche oder soziale Situationen vermieden habe, weil ich bestimmte Nahrungsmittel dort nicht konsumieren konnte					
12	Ich hatte Entzugssymptome wie körperliche Unruhe, Ängstlichkeit oder andere körperliche Symptome, wenn ich das Essen bestimmter Nahrungsmittel eingeschränkt oder vollständig darauf verzichtet habe. (Bitte beziehen Sie keine Entzugssymptome ein, die aufgrund eingeschränkten Konsums von koffeinhaltigen auftraten.)					
13	Ich habe bestimmte Nahrungsmittel konsumiert um aufkommende ängstliche Gefühle, körperliche Unruhe oder andere körperliche Symptome zu verhindern. (Bitte beziehen Sie keinen Konsum von koffeinhaltigen Getränken mit ein.)					

	In den letzten 12 Monaten	Nie	1 mal pro Monat	2–4 mal pro Monat	2–3 mal pro Woche	≥4 mal täglich
14	Ich habe bemerkt, dass ich ein erhöhtes Verlangen nach bestimmten Nahrungsmitteln oder den Drang habe bestimmte Nahrungsmittel zu konsumieren, wenn ich diese einschränke oder vollständig darauf verzichte					
15	Mein Verhalten in Bezug auf Nahrung und Essen verursacht eine erhebliche Belastung					
16	Ich erlebe erhebliche Probleme in der Fähigkeit meinen Alltag effektiv zu bewältigen aufgrund von Nahrung und Essen					

	In den letzten 12 Monaten	JA	NEIN
17	Mein Essenskonsum hat erhebliche psychologische Probleme wie niedergeschlagene Stimmung, Ängstlichkeit, Selbstverachtung oder Schuldgefühle verursacht		
18	Mein Essenskonsum hat erhebliche körperliche Probleme verursacht oder ein körperliches Problem verschlimmert		
19	Ich habe die gleichen Nahrungsmittel oder die gleiche Menge an Essen weiterhin konsumiert, obwohl ich emotionale und/oder körperliche Probleme hatte		
20	Ich habe bemerkt, dass ich über die Zeit hinweg immer mehr essen musste, um das Gefühl zu erreichen, das ich wollte, wie z. B. verminderte negative Emotionen oder erhöhtes Wohlbefinden		
21	Ich habe bemerkt, dass die gleiche Menge an Essen meine negativen Emotionen nicht mehr so vermindert oder Wohlbefinden nicht mehr so erhöht wie früher		
22	Ich will bestimmte Nahrungsmittel nur noch eingeschränkt essen oder ganz darauf verzichten		
23	Ich habe versucht bestimmte Nahrungsmittel nur noch eingeschränkt zu essen oder ganz darauf zu verzichten		
24	Ich war erfolgreich diese Nahrungsmittel nur noch eingeschränkt oder gar nicht mehr zu essen		

	In den letzten 12 Monaten	Nie	1 mal pro Monat	2–4 mal pro Monat	2–3 mal pro Woche	≥4 mal täglich
	In den letzten 12 Monaten	≤1 mal	2 mal	3 mal	4 mal	≥5 mal
25	Wie oft haben Sie insgesamt im letzten Jahr versucht, bestimmte Nahrungsmittel nur noch eingeschränkt oder überhaupt nicht mehr zu essen?					

Dieser Fragebogen befasst sich mit Ihren Essgewohnheiten im vergangenen Jahr.

Wir bitten Sie die entsprechende Spalte anzukreuzen.

Folgende Beispiele gelten als „bestimmte Nahrungsmittel":

- Süßigkeiten, z. B. Eiscreme, Schokolade, Donuts, Kekse oder Kuchen
- Stärkehaltige Lebensmittel, z. B. Weißbrot, Brötchen, Nudeln oder Reis
- Snacks, z. B. Chips, Brezeln, und Cracker
- Fetthaltige Lebensmittel, z. B. Steak, Speck, Hamburger, Cheeseburger, Pizza oder Pommes
- Zuckerhaltige Getränke, z. B. Limonade, Cola

Tab. A.2 Auswertung der Yale Food Addiction Scale

Kriterium	Item	Kodierung
Kontrollverlust	1. Ich finde, wenn ich anfange bestimmte Nahrungsmittel zu essen, esse ich schließlich viel mehr als ich geplant hatte	0–3 = 0 4 = 1
	2. Ich ertappe mich dabei, bestimmte Nahrungsmittel weiter zu essen, obwohl ich nicht mehr hungrig bin	0–3 = 0 4 = 1
	3. Ich esse bis zu einem Punkt, an dem ich mich körperlich schlecht fühle	0–2 = 0 3–4 = 1
Unerfolgreiche Versuche Konsum einzuschränken	4. Bestimmte Nahrungsmittel einzuschränken oder gar nicht mehr zu essen, ist etwas worüber ich mich sorge	0–3 = 0 4 = 1
Zeitaufwand	5. Ich verbringe viel Zeit, in der ich mich trage oder müde fühle, weil ich mich überessen habe	0–2 = 0 3–4 = 1
	6. Ich ertappe mich dabei, wie ich ständig bestimmte Nahrungsmittel über den Tag hinweg esse	0–3 = 0 4 = 1
	7. Ich finde, wenn ich bestimmte Nahrungsmittel nicht da habe, scheue ich keine Mühen, diese zu beschaffen. Beispielsweise gehe ich in den Supermarkt, um bestimmte Nahrungsmittel zu kaufen, obwohl mir zu Hause Alternativen zur Verfügung stehen	0–2 = 0 3–4 = 1
Einschränkung von Aktivitäten	8. Es gab Zeiten, in denen ich bestimmte Nahrungsmittel so oft oder in solch großen Mengen konsumiert habe, dass ich begann zu essen anstatt zu arbeiten, Zeit mit meiner Familie oder meinen Freunden zu verbringen oder mich mit anderen wichtigen Tätigkeiten oder Freizeitaktivitäten, die ich mag, zu befassen	0–1 = 0 2–4 = 1
	9. Es gab Zeiten, in denen ich bestimmte Nahrungsmittel so oft oder in solch großen Mengen konsumiert habe, dass ich Zeit mit negativen Gefühlen verbrachte, weil ich mich überessen hatte, anstatt zu arbeiten, Zeit mit meiner Familie oder meinen Freunden zu verbringen oder mich mit anderen wichtigen Aktivitäten oder Freizeitaktivitäten, die ich mag, zu befassen	0–2 = 0 3–4 = 1
	10. Es gab Zeiten, in denen ich berufliche oder soziale Situationen vermieden habe, in denen bestimmte Nahrungsmittel zugänglich waren, da ich Angst hatte mich zu überessen	0–1 = 0 2–4 = 1
	11. Es gab Zeiten, in denen ich berufliche oder soziale Situationen vermieden habe, weil ich bestimmte Nahrungsmittel dort nicht konsumieren konnte	0–1 = 0 2–4 = 1

Kriterium	Item	Kodierung
Entzugssymptome	12. Ich hatte Entzugssymptome wie körperliche Unruhe, Ängstlichkeit oder andere körperliche Symptome, wenn ich das Essen bestimmter Nahrungsmittel eingeschränkt oder vollständig darauf verzichtet habe. (Bitte beziehen Sie **keine** Entzugssymptome ein, die aufgrund eingeschränkten Konsums von koffeinhaltigen Getränken wie Soft Drinks, Kaffee, Tee oder Energy Drinks, usw. auftraten.)	0–2 = 0 3–4 = 1
	13. Ich habe bestimmte Nahrungsmittel konsumiert um aufkommende ängstliche Gefühle, körperliche Unruhe oder andere körperliche Symptome zu verhindern. (Bitte beziehen Sie **keinen** Konsum von koffeinhaltigen Getränken wie Soft Drinks, Kaffee, Tee oder Energy Drinks, usw. ein.)	0–2 = 0 3–4 = 1
	14. Ich habe bemerkt, dass ich ein erhöhtes Verlangen nach bestimmten Nahrungsmitteln oder den Drang habe bestimmte Nahrungsmittel zu konsumieren, wenn ich diese einschränke oder vollständig darauf verzichte	0–2 = 0 3–4 = 1
Klinisch signifikante Beeinträchtigung	15. Mein Verhalten in Bezug auf Nahrung und Essen verursacht eine erhebliche Belastung	0–2 = 0 3–4 = 1
	16. Ich erlebe erhebliche Probleme in der Fähigkeit meinen Alltag effektiv zu bewältigen (Tagesablauf, Arbeit/Schule, soziale Aktivitäten, familiäre Aktivitäten, gesundheitliche Probleme) aufgrund von Nahrung und Essen	0–2 = 0 3–4 = 1
Gebrauch trotz negativer Konsequenzen	17. Mein Essenskonsum hat erhebliche psychologische Probleme wie niedergeschlagene Stimmung, Ängstlichkeit, Selbstverachtung oder Schuldgefühle verursacht	Primer
	18. Mein Essenskonsum hat erhebliche körperliche Probleme verursacht oder ein körperliches Problem verschlimmert	Primer
	19. Ich habe die gleichen Nahrungsmittel oder die gleiche Menge an Essen weiterhin konsumiert, obwohl ich emotionale und/oder körperliche Probleme hatte	0 = 0 1 = 1
Toleranzentwicklung	20. Ich habe bemerkt, dass ich über die Zeit hinweg immer mehr essen musste, um das Gefühl zu erreichen, das ich wollte, wie z. B. verminderte negative Emotionen oder erhöhtes Wohlbefinden	0 = 0 1 = 1
	21. Ich habe bemerkt, dass die gleiche Menge an Essen meine negativen Emotionen nicht mehr so vermindert oder Wohlbefinden nicht mehr so erhöht wie früher	0 = 0 1 = 1

Kriterium	Item	Kodierung
Unerfolgreiche Versuche Konsum einzuschränken	22. Ich will bestimmte Nahrungsmittel nur noch eingeschränkt essen oder ganz darauf verzichten	0 = 0 1 = 1
	23. Ich habe versucht bestimmte Nahrungsmittel nur noch eingeschränkt zu essen oder ganz darauf zu verzichten	Primer
	24. Ich war erfolgreich diese Nahrungsmittel nur noch eingeschränkt oder gar nicht mehr zu essen	0 = 1 1 = 0
	25. Wie oft haben Sie insgesamt im letzten Jahr versucht, bestimmte Nahrungsmittel nur noch eingeschränkt oder überhaupt nicht mehr zu essen?	0–3 = 0 4 = 1

Die Auswertung der Yale Food Addiction Scale entspricht der englischsprachigen Originalversion
Gearhardt, A.N., Corbin, W.R., and Brownell, K.D. (2008). Instruction Sheet for the Yale Food Addiction Scale.

Schritt 1: Umkodierung
- Die Items (Kriterium) werden zunächst dichotomisiert (siehe Tabelle)
- Die Items 17, 18 und 23 als „Primer" und werden nicht weiter in die Auswertung einbezogen
- Die Items 26 und 27 die der zusätzlichen Information

Schritt 2: Summierung pro Kriterium
- Die dichotomisierten Scores werden für jedes Kriterium (siehe Tabelle) aufsummiert.
- Bei einem Score von ≥ 1 gilt ein Kriterium als erfüllt.

Schritt 3: Berechnung der Symptomanzahl
- Die erfüllten Kriterien werden aufsummiert (OHNE klinisch signifikante Beeinträchtigung) und ergeben die Symptomanzahl (zwischen 0–7).

Schritt 4: Berechnung der Diagnose
- Liegen mindestens 3 Symptome vor UND eine klinisch signifikante Beeinträchtigung (Score von ≥ 1), wird eine Diagnose vergeben.

Nach: Meule, A., Vögele, C., & Kübler, A. (2012). Deutsche Übersetzung und Validierung der Yale Food Addiction Scale [German translation and validation of the Yale Food Addiction Scale]. Diagnostica, 58, 115–126.

Tab. A.3 Fragebogen zum Alkoholkonsum analog des AUDIT – Fragebogens

		Nie	Etwa 1 mal pro Monat	2-4 mal pro Monata	2-3 mal pro Woche	4 mal oder öfter pro Woche
1.	Wie oft trinken Sie Alkohol?					
			1 oder 2	3 oder 4	5 oder 6	7 oder 8	10 oder mehr
2.	Wenn Sie an einem Tag Alkohol trinken, wie viel alkoholhaltige Getränke trinken Sie dann typischerweise?					
		Nein	Ja, aber nicht im letzten Jahr		ja, im letzten Jahr	
3.	Wurden Sie oder jemand anders schon einmal verletzt, weil Sie Alkohol getrunken hatten?					
4.	Hat sich schon einmal ein Verwandter, ein Freund, ein Arzt oder jemand anders über Ihr Alkoholtrinken Sorgen gemacht oder Ihnen vorgeschlagen, weniger zu trinken?					
		Nie	Seltener als einmal pro Monat	Einmal im Monat	Einmal pro Woche	Täglich oder fast täglich
5.	Wie oft haben Sie an einem Tag mehr als 6 alkoholische Getränke getrunken?					
6.	Wie oft haben Sie im letzten Jahr festgestellt, dass Sie mehr getrunken haben, als Sie eigentlich wollten?					
7.	Wie oft haben Sie im letzten Jahr im Zusammenhang mit dem Alkoholtrinken eine Aufgabe nicht erledigt, die man eigentlich von Ihnen erwartet hatte?					
8.	Wie oft haben Sie im letzten Jahr morgens Alkohol getrunken, um in Schwung zu kommen?					

Anhang

		Nie	Etwa 1 mal pro Monat	2-4 mal pro Monata	2-3 mal pro Woche	4 mal oder öfter pro Woche
9.	Wie oft fühlten Sie sich im letzten Jahr schuldig oder hatten ein schlechtes Gewissen aufgrund Ihres Alkoholtrinkens?					
10.	Wie oft im letzten Jahr waren Sie aufgrund des Alkoholtrinkens nicht in der Lage, sich an Ereignisse der letzten Nacht zu erinnern?					

Ein **Glas Alkohol** entspricht:

- 0,33 L Bier
- 0,25 L Wein oder Sekt
- 0,02 L Spirituosen

Tab. A.4 Auswertungsschema des AUDIT-Fragebogens

		Nie	Etwa 1 mal pro Monat	2–4 mal pro Monat	2–3 mal pro Woche	4 mal oder öfter pro Woche
1	Wie oft trinken Sie Alkohol?	0	1	2	3	4
		1 oder 2	3 oder 4	5 oder 6	7 oder 8	10 oder mehr
2	Wenn Sie an einem Tag Alkohol trinken, wie viel alkoholhaltige Getränke trinken Sie dann typischerweise?	0	1	2	3	4
		Nie	Seltener als einmal pro Monat	Einmal im Monat	Einmal pro Woche	Täglich oder fast täglich
3	Wie oft haben Sie an einem Tag mehr als 6 alkoholische Getränke getrunken?	0	1	2	3	4
4	Wie oft haben Sie im letzten Jahr festgestellt, dass Sie mehr getrunken haben, als Sie eigentlich wollten?	0	1	2	3	4
5	Wie oft haben Sie im letzten Jahr im Zusammenhang mit dem Alkoholtrinken eine Aufgabe nicht erledigt, die man eigentlich von Ihnen erwartet hatte?	0	1	2	3	4
6	Wie oft haben Sie im letzten Jahr morgens Alkohol getrunken, um in Schwung zu kommen?	0	1	2	3	4
7	Wie oft fühlten Sie sich im letzten Jahr schuldig oder hatten ein schlechtes Gewissen aufgrund Ihres Alkoholtrinkens?	0	1	2	3	4
8	Wie oft im letzten Jahr waren Sie aufgrund des Alkoholtrinkens nicht in der Lage, sich an Ereignisse der letzten Nacht zu erinnern?	0	1	2	3	4
		Nein	Ja, aber nicht im letzten Jahr		ja, im letzten Jahr	
9	Wurden Sie oder jemand anders schon einmal verletzt, weil Sie Alkohol getrunken hatten?	0	2		4	

		Nie	Etwa 1 mal pro Monat	2–4 mal pro Monat	2–3 mal pro Woche	4 mal oder öfter pro Woche
10	Hat sich schon einmal ein Verwandter, ein Freund, ein Arzt oder jemand anders über Ihr Alkoholtrinken Sorgen gemacht oder Ihnen vorgeschlagen, weniger zu trinken?	0	2		4	
Gesamtzahl						

Auswertung: 1.)+2.)+3.)+4.)+5.)+6.)+7.)+8.)+9.)+10.)=GESAMTZAHL

- Der Verdacht auf eine alkoholbezogene Störung liegt bei einem Score Wert ab 8 Punkten vor.
- Mit höherem Score Wert steigt die Wahrscheinlichkeit der Abhängigkeit
- Kritischer Wert: 15–20

Tab. A.5 Fragebogen zur Tabakabhängigkeit analog des Fagerström-Tests

		nach 5 min	nach 6–30 min	nach 31–60 min	nach mehr als 60 min
1	Wann nach dem Aufstehen rauchen Sie Ihre erste Zigarette?	3	2	1	0
		31 und mehr	21–30	11–20	bis 10
2	Wie viele Zigaretten rauchen Sie im allgemeinen pro Tag?	3	2	1	0
				Ja	Nein
3	Finden Sie es schwierig, an Orten, wo das Rauchen verboten ist, das Rauchen zu unterlassen?			1	0
4	Rauchen Sie am Morgen im allgemeinen mehr als am Rest des Tages?			1	0
5	Kommt es vor, dass Sie rauchen, wenn Sie krank sind und tagsüber im Bett bleiben müssen?			1	0
				die erste am Morgen	andere
6	Auf welche Zigarette würden Sie nicht verzichten wollen?				

Tab. A.6 Auswertung des Fagerström-Testts

		nach 5 min	nach 6–30 min	nach 31–60 min	nach mehr als 60 min
1	Wann nach dem Aufstehen rauchen Sie Ihre erste Zigarette?	3	2	1	0
		31 und mehr	21–30	11–20	bis 10
2	Wie viele Zigaretten rauchen Sie im allgemeinen pro Tag?	3	2	1	0
				Ja	Nein
3	Finden Sie es schwierig, an Orten, wo das Rauchen verboten ist, das Rauchen zu unterlassen?			1	0
4	Rauchen Sie am Morgen im Allgemeinen mehr als am Rest des Tages?			1	0
5	Kommt es vor, dass Sie rauchen, wenn Sie krank sind und tagsüber im Bett bleiben müssen?			1	0
				die erste am Morgen	andere
6	Auf welche Zigarette würden Sie nicht verzichten wollen?			1	0
Gesamtzahl					

Die erreichte Punktzahl liefert eine zuverlässige Einschätzung der Stärke der Tabakabhängigkeit

0–2 Punkte sprechen für eine	geringe	körperliche Abhängigkeit
3–4 Punkte sprechen für eine	mittlere	körperliche Abhängigkeit
5–6 Punkte sprechen für eine	starke	körperliche Abhängigkeit
7–10 Punkte sprechen für eine	sehr starke	körperliche Abhängigkeit

Stichwortverzeichnis

24-h-Sammelurin, 135
36 Charrière, 40

A

Abflussbehinderung, 40
Ablation, thermische, 211
addiction transfer, 197
Aktivität, körperliche, 136
Alkalose, 88
alpha-Tocopherol, 102
Aminosäure, 223
Analgosedierung, 202
Anastomose, Y-förmige, 30
Anastomosendurchmesser, 33
Anastomoseninsuffizienz, 35, 205
Anastomosenstriktur, 36
Anastomosenulkus, 69
Angulusstenose, 28
Anpassung
    der Dauermedikation, 119
    der Dosierung, 180
Antidepressivum, 178
Anti-Faktor Xa, 117
Antihypertensivum, 179
Antikoagulation, 179
anti-oxidativ, 102
Antrum, 26
Apgar-Index, 172
Arbeitsunfähigkeit, 115
Area tegmentalis, 196

Arginin, 223
Aufnahme, enterale, 90
Azidose, 88

B

Balance, hypothalamische, 45
Barrieremethode, 162
Bauhin`sche Klappe, 16
Beatmungsparameter, 119
Behandlungsnotwendigkeit, 230
Belegzelle, 26
Belohnungs-Essen, 196
Belohnungssystem, mesolimbisches, 195
Beriberi, 104
Beri-beri-Syndrom, 216
Betreuung, diabetologische, 171
Bikinizone, 233
biliär, 105
Biliopankreatische Diversion, 16
Bioelectrical Impedance Analysis (BIA), 134
Bioverfügbarkeit, 177
Blutung, intrakranielle, 169
Blutzuckertagesprofil, 171, 175
BPD-Larrad, 191
Bridge-to-surgery-Verfahren, 210
Bridging-Verfahren, 202
Brunner`sche Drüsenzelle, 50
Bruststraffung, 233
Bypass, jejuno-ilealer, 11

C

Calcium, 77
Calcium-Homöostase, 85
Calcium-Pool, 85
Cardiac-Arrest, 36
Carotinoid, 99
Carriermechanismus, 104
Chaperon, 92
Chirurgie, körperformende plastische, 235
Cholecalciferol, 97
Cholecystokinin (CCK), 6
Choledocholithiasis, 123
Choledochus-Stein, 206
Cholelithiasis, 121
Cholesterol, 97
Cholezystektomie, 123
    simultane, 122
Cholezystolithiasis, 121
Chylomikrone, 100
Cobalamin, 109
Common Channel, 16
Cortison, 133
cross-addiction, 197
Cubam-Rezeptor-Komplex, 109
Cytochrome P450, 177

D

Darm-Hirn-Achse, 197
Dauermedikation, 118
Dehydratation, 117
Denaturierung, 70
de-novo-Reflux, 204
Depot-Wirkung, 47
Depression, 173
DEXA-Messung, 134
Diabetes mellitus Typ 2, 25
Diagnostik-Algorithmus, 111
Diagnostik, präoperative endoskopische, 201
Diffusion, passive, 104
Dilatation, 205
Dilemma, diagnostisches, 221
Dislokation, 174
Diversion der Nahrung, 210
DOAKs/NOAKs, 179
Dopamin, 5, 195, 199
Dosisanpassung, 119
Drucksteigerung, intraluminale, 26

Dumping-Syndrom (DS), 33, 47, 68, 139, 186
    chirurgische Therapie, 153
    medikamentöse Therapie, 152
    Postgastrektomie, 141
    Therapie, 150
Duodeno-jejunaler Bypass-Liner (DJBL), 53
Duodenum, 53
Dysphagie, 174

E

Ein-Anastomosen-Magenbypass, 36
Eingriff, primär-endoskopischer, 202
Einschränkung, funktionelle, 230
Eisen, 78
Eisenmangelanämie, 90, 228
Eisenpräparat, 92
Endoskopie, bariatrische, 201
endoskopisch-laparoskopische Rendezvous-
    Verfahren, 203
Endosleeve, 186
Endo-Sponge, 205
Energiehomöostase, 196
Enhancement der Restriktion, 186
Entbindung, vaginale, 172
Entbindungsklinik, 172
Entero-Entero-Anastomose, 16
Entleerung, sturzartige, 47
Entleerungsportion, 28
Erbrechen, 59, 117
    und Übelkeit, 216
Erbrechen, bandbedingtes, 168
Erlernen der kleinen Mund- und Schluck-
    portionen, 65
Ernährung
    postoperative, 63
Ernährungsfachkraft, 70
Ernährungstagebuch, 65
Ernährungszustand, kataboler, 218
Essen
    hedonisches, 5
    metabolisches, 5
    und Trinken trennen, 64
evidenzbasiert, 80
Exklusion, duodenale, 45
Extrazellularraum, 88
Exzessvolumen, 46

Stichwortverzeichnis

F
Familienplanung, 162
Fatigue, 189
Fehlbildung, fetale, 168
Fehlgeburtlichkeit, 160
Feindiagnostik, 172
Fertilität, 160
Fettverdauung, 95
Fistel, gastro-gastrische, 222
Fleisch, rotes, 70
Folat, 107
Folat-Homöostase, 108
Foregut-Theorie, 32, 50
Fragebogen, validierter, 198
Fruchtbarkeit, männliche, 160
Früh-DS, 142
    Ernährungstherapie, 151
Frühgeburtlichkeit, 166
Funktion, sexuelle, 161

G
Galenik, 118
Gallenreflux, 37
Gallensäure, 121
Gallensäuren-abhängig, 93
γ-Glutamyl-Carboxy-Peptidase, 108
gamma-Tocopherol, 102
Gasreservoir, 68
gastric accomodation, 32
Gastric Partitioning, 12
Gastrographin- Schluckuntersuchung, 184
Gastroplastie, vertikale, 13
GDM, 173
Geburtsgewicht, niedriges, 166
GERD, 32
Gerinnungsfaktor, 101
Gesamt-Dünndarmlänge, 17
Gesamttestosteron, 160
Gestagen, 162
Gestationsdiabetes, 159
Gewebeüberschuss, 227
Gewichtsabnahme, restaurierte, 186
Gewichtswiederzunahme, 23, 183
Gewichtszunahme, 184
Ghrelin, 6
GIP, 50
GLP-1-Agonist, 185
Glukagon, 218

Glukoseinfusion, 223
GLUT2-Transporter, 69
Grundumsatz, 7
Guidelines for Management of Refeeding
    Syndrome, 218
Gynäkologe/-in, 167

H
Haarausfall, 85, 119
Harnstoffzyklus, 223
Hauptresorptionsort, 85
Hautekzem, 230
Hauttyp, 97
Hedonismus, 4
Hepatomegalie, 122
Hernie, innere, 174
Herzinsuffizienz, 105
Hiatushernie, 204
High Pressur System, 26
High-Volume-Zentrum, 59
Hindgut-Theorie, 32, 50
His'scher Winkel, 26
Hochrisikopatient, 115
Holo-Transcobalamin (HoloTC), 110
HOMA-IR, 147
Homeostasis Model Assessment, 147
Homocystein, 110
Homöostase, 1
Hormonantwort, gastrointestinale, 53
Hunger, 5
Hungerhormon, 46
Hungerkur, 10
Hyperalimentation, 47
Hyperammonämie, 220
Hyperemesis gravidarum, 173
Hyperoxalurie, 127
Hyperparathyreoidismus, sekundärer, 133
Hypoalbuminämie, 189
Hypoglykämie, hyperinsulinärer, 141
Hypophosphatämie, 216
Hypothalamus, 1
Hypoventilation, adipositasbedingte, 202

I
Indikator-Elektrolyt, 219
Infertilität, 160
Inflammation, chronische, 160, 178

Inkretin, 50
Inkretin-Effekt, 219
Inkretin-Sekretion, 144
INR, 170
Insulinausschüttung, supprimierte, 218
Insulinsensitivität, 174
Insulintherapie, 180
Intertrigen, 230
Intrauterinpessar (IUP), 162
intrazellulär, 88
Intrinsic Factor, 109
iPTH, 134

J
Jod, 169

K
Kalibrations-Bougie, 28
Kalium, 219
Kalzium, 133
Kalziumcitrat, 136
Kalziumhomöostase, 136
Kapnometrium, 34
Karzinoidsyndrom, 150
Katabolie, 217
    intrazelluläre, 217, 219
Katecholamin, 218
Kind, gestilltes, 173
Klammernahtruptur, 14
Klammernaht-Undichtigkeit, 27
Knochenabbau, 132
Knochendichte, 131
Knochendichtemessung, 133
Knochenstoffwechsel, 131
Kohlenhydrate, nachquellende, 69
Kohlenhydratstoffwechsel, minimierter, 218
Kompensation, intrazelluläre, 218
Komplikation, 119, 139
Komplikationsmanagement, 202
Kompressionskleidung, 231
Konsum, 198
Kontinuierliches Glukose-Monitoring (CGM), 147
Kontraktion, retropulsive, 28
Kontrazeption, 162, 164
Kontrazeptivum, 178
Konturangleichung, 229

Konzeption, 165
Kooperation, 167
Körperbildstörung, 228
Körperformung, plastisch-chirurgische, 228
Korsakow-Psychose, 105
Kost, ausgewogene, 167
Kostaufbau, 64
Kostenübernahme, 235
Krähenfuß, 40
Krankheit, chronische, 56
Kreislauf, enterohepatischer, 108
Kupfer, 78
Kupfermangel, 92
Kurzdarm-Symdrom, 11
Kurzdarmsyndrom, iatrogenes, 43
Kurzscreening, 198

L
Laborkontrolle, 169
Laborwert, 112
Laktasemangel, 69
Laktulose, 223
Längsachse, 46
Langzeitbetreuung, 55
Laparoskopie, 21
L-Carnitin-Mangel, 222
Lebensqualität, 184
Leberversagen, 12, 49, 191
Leckage, 27
Lithogenese, 129
long-acting reversible contraception (LARC), 162
Lücke, therapeutische, 209
Lutschen der Nahrung, 68

M
Magenband, 15
Magenbypassoperation via naturalis, 123
Magendarmtrakt, 10
Magenentleerung, 32
Magenentleerungsgeschwindigkeit, 210
Magenentleerungsszintigrafie, 150
Magenfundus, 68
Magenkarzinom, 58, 204
Magenpouch
    kleinvolumiger, 32
    schlauchförmiger, 37

Magnesium, 77, 88, 219
Mahlzeitenfrequenz, 47
Makrosomie, 166
Malabsorption, 11, 45
Malassimilation, 189
Malnutrition, 189
Mangelerscheinung, 47
mechanisch, 10
Medikament, 177
    anorektische wirkendes, 185
Medikamentenaufnahme, 177
Medikamenten-Resorptionsrate, 33
mehrzeitig, 235
Menaquinon, 101
Methotrexat, 133
Methyl Malonsäure (MMA), 110
Micellenbildung, 95
Migration, 15, 208
Mikrobiom, 197
Mikrophthalmus, 169
Mikropille, 163
Mikro- und Makronährstoffe, 49
Milchprodukt, 70
Mixed-Meal Tolerance Test (MMTT), 150
Modifikation, 57
    anatomische, 63
Molekül, lipophiles, 95
Monitoring, 59
Monosaccharid, 69
Mortalitätsrisiko, 192
Mu-Opioid, 195
Myoglobinsynthese, 90

N
Nachsorge (NS), 55
Nadir, 57
Nahrungsrestriktion, 189
Nahrungsunverträglichkeit, 57
Nahtverfahren, endoluminales, 203
Narbenpflege, sanfte, 231
NASH, 178
National Institute of Health (NIH), 19
Natriumbenzoat, 223
Natriumphenylbutyrat, 224
Nephrolithiasis, 127
Neuroendokrine Regulationsstörung, 1
Nichthepatisch bedingte hyperammonämische Enzephalopathie (NHAE), 220

Nichtsteroidale Antirheumatika (NSAR), 180
Niederdrucksystem, 35, 39
N-Telopeptid, 135
Nucleus
    accumbens, 196
    arcuatus, 197

O
Obstipation, 118
Obstruktion, 47
Ödem, peripheres, 191
oGGT, 175
Omentum, 39
Operabilität, technische, 202
Operation, körperformende, 232
Oraler Glukosetoleranztest (OGTT), 144, 146
Ornithin-Transcarbamylase (OTC), 222
Osteocalcin, 135
Osteopenie, 133
Osteoporose, 132
Outcome, postpartales, 165
Ovulationsrate, 161
Oxalataufnahme, 127
Oxalat-Transporter, 128
Oxalatwert, 128
Oxalobacter formigenes, 128

P
Pankreasesterase, 95
Pankreasgang, 49
Panzytopenie, 189
Parathormon, 135
Patient, postbariatrischer, 228
Pepsin, 70
Phenprocoumon, 179
Phosphatase, alkalische, 134
Phylloquinon, 101
Physiologie des Duodenums, 23
Plastische Chirurgie, 227
Polyzystisches Ovarsyndrom (PCOS), 160
Poucho-Jejunostomie, 18
Pouchvolumen, 204
Prädiktor, 199
Präeklampsie, 159
präkonzeptionell, 169
Primäreingriff, 184
primary Non-Responder, 184

primary Responder, 184
Prophylaxe, 112
Protein, 64, 85
Proteinmalnutrition, 228
Proteinmangel, 49
Proteinshake, 68
Proteolyse, 222
PTT, 170
Pylorus, 47

R
Raum, intraabdomianler, 39
Refeeding, 191
Refeeding-Syndrom, 105, 216
Refluxösophagitis, 204
Regulierung, zentrale, 4
rektokolisch, 19
Rektusdiastase, 232
Remineralisierung, 135
Remission, 59
remnant stomach, 30
Rendevouz-Punkt, 37
Rendezvous ERCP, 124
Rendezvous-Verfahren, 206
Resorptionsleistung
    qualitative, 84
    quantitative, 84
Resorptionsstrecke, 48
Restmagendilatation, 35, 36
Restmagendilation, 40
Restriktion, 21, 45
Resurfacing, duodenales, 211
Retinol, 99
Retinol-bindendes Protein (CPBP), 100
Retinylester, 99
Revision
    endoluminale, 185
    endoluminaleder Gastro-Jejunostomie nach RYGB, 186
Revisionschirurgie, 186
Revisionseingriff, 186
Rezidiv, 59
Rifaximin, 223
Rippenbogenrandschnitt, 232
Roux-en-Y-Magenbypass, 154
Roux-Y-Magenbypass, 30

S
S3-Leitlinie, 55
SADI-S, 42
Sarkopenie, 85
Schenkel, biliopankreatischer, 18
Schenkellänge, 191
Schilddrüsenhormon, 133
Schlauchmagenbildung (SG), 24
Schlinge, biliopankreatische, 37
Schmerz, epigastrischer, 118
Schwangerschaft, 159, 165
Schwangerschaftsrate, 161
secondary Non-Responder, 184
Selen, 79, 93
Serotoninwiederaufnahmehemmer, 178
Serumphosphor, 134
SGA-Kinder, 171
SGLT1-Transporter, 69
Sigstad Dumping Score, 145
Sigstad-Score, 145
Silastic-Rings, 154
Slippage, 15, 208
Sonnenexposition, 97
Sonografie, 123
Sonografie-Intervall, 171
Spät-DS, 142, 144
Spätdumping, 174
Spermienzahl, 160
Spiegelkontrolle, 33
Spontanfraktur, 133
Spurenelement, 92
Stabilisierung, 60
Standardprophylaxe, 117
Staplernaht, 12
Statin, 179
Steatorrhö, 93
Stellatumzelle, 100
Stenose, 204
    funktionelle, 28
Stillen, 173
Stoffwechsellage, glykämische, 25
Stoma-Dilatation, 13
Störung, vasomotorische, 141
Striktur, 40
Subspezialisierung, endoskopische, 209
Success, 186
Suchtverschiebung, 195, 197, 199

Super-Adipositas, 24
Supplementation, 58
  lebenslange, 83
Supplementierungsempfehlung, 73
Surveillance, 80
Symptom
  neurologisches, 106
  peripher-neurologisches, 216
  zentral-neurologisches, 216
System, neuronales, 7

T

Teitz`sches Band, 16
Thiamin, 215
Thiaminmangel, 105
Thromboembolie, venöse, 116
Thromboserisiko, 163
Transcuprein, 92
Transitzeit, 177
Transorale endoskopische Revision der Gastroenterostomie (TORe), 153
Trimenon, 169

U

Überernährung, 27
Unverträglichkeit, 70
UÖS, inkompetenter, 39
Urinprofil, lithogenes, 128

V

Vakuumtherapie, 205
Verfahren
  antirefluxives, 204
Verlangsamung der Magenentleerung, 202
Verlust der Restriktion, 184
Verlust, kompletter des Übergwichts, 191

Vitamin
  A, 76, 99
  B6, 106
  D, 133, 136
  D_3, 133, 136
  E, 76, 102
  fettlösliches, 93
  K, 77
  K2, 136
Vitamin-C-Supplementation, 129
Vitamin-D-Mangel, 98
Vitaminmangelerscheinung, 189
Völlegefühl, 46
Vollwandnaht, endoluminale, 210
Volumenreduktion, 110

W

Weight Regain, 186
Wernicke-Enzephalopathie, 105
Wiederherstellung der Körperform, 228
Wiederherstellungseingriff, 230
Wirkung, teratogene, 169
Wundheilungsstörung, 228
Wundinfekt, 116

Z

Zahn, brüchiger, 135
Zeitabschnitte, trinkfreie, 68
Zelle, enteroendokrine, 211
Zink, 78
Zitrullin-Synthese, 222
Zusammenarbeit, interdisziplinäre, 235

If you have any concerns about our products,
you can contact us on
ProductSafety@springernature.com

In case Publisher is established outside the EU,
the EU authorized representative is:
**Springer Nature Customer Service Center GmbH
Europaplatz 3, 69115 Heidelberg, Germany**

Printed by Libri Plureos GmbH
in Hamburg, Germany